U0261981

本书为国家社会科学基金项目
"儒家情感主义视域下新型医患关系的伦理构建"
（项目编号:18BZX105）的结项成果

儒家情感主义视阈下
新型医患关系的伦理构建

谢 瑜 著

中国社会科学出版社

图书在版编目(CIP)数据

儒家情感主义视阈下新型医患关系的伦理构建／谢瑜著.— 北京：中国社会科学出版社，2022.10
ISBN 978 – 7 – 5227 – 0349 – 7

Ⅰ.①儒…　Ⅱ.①谢…　Ⅲ.①医院—人间关系—研究
Ⅳ.①R197.322

中国版本图书馆 CIP 数据核字(2022)第 097326 号

出 版 人	赵剑英
责任编辑	刘亚楠
责任校对	张爱华
责任印制	张雪娇

出　　　版	中国社会科学出版社
社　　　址	北京鼓楼西大街甲 158 号
邮　　　编	100720
网　　　址	http://www.csspw.cn
发 行 部	010 – 84083685
门 市 部	010 – 84029450
经　　　销	新华书店及其他书店

印刷装订	北京市十月印刷有限公司
版　　次	2022 年 10 月第 1 版
印　　次	2022 年 10 月第 1 次印刷

开　　本	710×1000　1/16
印　　张	13.5
插　　页	2
字　　数	236 千字
定　　价	88.00 元

前　言

　　近年来，我国医患暴力冲突呈"井喷式"爆发。愈演愈烈的医患矛盾既不利于患者的治疗、医患双方获得感与幸福感的实现，也极易破坏社会信任机制、引发各种社会群体性事件。为有效实施党的十九大提出"健康中国战略"，实现"增进人民福祉"的民生目标，必须破解医患关系紧张的困局，为构建"新时代"和谐医患关系提供现实可行的方案。

　　医疗卫生资源投入不足、分配不均、相关法律政策滞后与医院相关部门监管缺位都会导致医患关系紧张，但制度性因素的改善就能显著减少医患矛盾吗？来自澳大利亚、瑞典、英国和加拿大的医患关系研究表明，即使医疗资源投入充分、配置公平的地区仍然存在大量医患矛盾：病人抱怨医生冷漠、缺乏人情味；医生指责病人不合作、缺乏医疗依从性。研究表明，"冷冰冰医生"与"不合作病人"背后是医患双方缺乏沟通意愿，而良好的医患关系必须建立在医患之间良好沟通意愿的基础上。医患双方因信息不对称形成的认知落差、病人因疾病导致的身心痛苦和医疗不确定性引发的风险后果，共同作用导致医患之间呈现一种以坦诚互信为基础的伦理关系。因此，诊疗过程中保持良好的沟通可以确保医患在相互理解、相互信任的基础上，共同面对未知的挑战和未来的不确定性；反之，则可能导致医患陷入相互指责、猜忌与戒备的恶性循环中。

　　其实，医患沟通意愿缺乏背后是"去情感化""对象化"和"简单化约"的工具理性主义思维模式。该模式预设人的理性不该掺杂情感要素，因而医生应该努力克制自身情感的生发。该模式在寻求各种技术手段以实现技术目标的过程中，漠视了人的情感价值与意义，因而医生视病人为各种指标体系的数据来源，病人也把医生异化为实现自己健康目标的手段。该模式总是通过抽象化、数字化把复杂的人和事物进行化约还原，导致医患双方，特别是患者忽视自然万物的复杂性和不可知性，视死亡与疾病是"不正常"的。

如何纠正医患关系紧张背后的工具理性主义思维模式？目前基于西方情感主义伦理、美德伦理和关怀伦理的研究不同程度地提供了解决途径，但都存在着内生的、难以解决的问题——作为工具理性主义的衍生物或派生品，这些伦理资源要么因其带有工具理性主义情理二分对立的残余，要么因其源自感性自觉、缺乏理论融贯，而不能做到与工具理性主义彻底决裂。因此，为了抗拒隐藏在医患关系中的工具理性主义，不得不引入一种外生于西方工具理性主义的新的伦理资源。中国传统的源远流长的儒家情感主义思想因其固有的特质，而成为抗拒西方工具理性主义的可能的伦理资源，因为它始终强调人的主体地位、主张人的情感与理性的有机统一，这一伦理立场既符合感性直觉又具备理论的融贯。

本书分为六章。第一章是对医患关系和医患纠纷进行全面的阐释，以期对医患关系是什么、医患关系的影响因素及医患关系的时代变迁史形成一个概貌。第二章系统阐述了医患纠纷的定义、其内涵与外延，并指出医患纠纷中隐藏的情感与理性的冲突。第三章立足于当前医患关系中存在的去情感化、简单化和物化的趋势，分析其背后的工具理性主义思维模式。第四章是案例分析，具体分析了2019年以来新冠肺炎疫情期间所表现出来的医患间情感因素极大彰显的现象及其原因。第五章应用儒家情感哲学作为新的理论资源，去克服西方理性主义传统中根深蒂固的情感与理性的张力，较为详尽地挖掘了以仁为中心的儒家伦理思想中人的情感存在方式，人际间的情感流动和人与自然的情感共在的特点。第六章为医患关系优化提出具体的药方：拥抱情感，做有温度的医生；学会倾听，构建有温度的交流；理解与重塑，形成基于情感回归的大生命观、疾病观和死亡观；内省与超越，构建强调情感回归的医患情感共同体。

目　　录

第一章　医患关系：现状与演变

医患关系从广义医学诞生之始，就成为一种客观存在的社会关系。从中国先秦时期的"扁鹊见蔡桓公"告诫人们要尊重医学、不能讳疾忌医，到西方医学奠基人、古希腊医师希波克拉底在《希波克拉底誓言》中强调对医生职业操守的戒律，无不诠释着对医患关系的深刻思考。尽管关于医患关系的论述和分析古已有之，源远流长，但是究竟什么是医患关系？医患关系的内涵和外延、类别和特征依旧没有达成完全统一的共识。不同历史语境和发展阶段的医患关系通常具有差异性，不同研究者、不同学科视角也往往会给出不同的答案和解读。全面系统理清医患关系的内涵和外延、分析医患关系的特征、回溯中西方的医患关系的发展历程是理解医患关系以及医患关系中的情感的重要前提。与此同时，结合当下时代背景分析中国式医患关系的现状和特点，特别是医患关系中的情感与理性、医患伦理的解构与建构，有利于更好地理解医患关系的当代内涵。

第一节　医患关系的内涵与特征

明确医患关系的内涵与特征是研究医患关系伦理建构的基础。在经济社会快速变迁的背景下，医患关系不断被赋予新的内涵。综合借鉴不同学科对医患关系的定义，从不同维度剖析医患关系的内涵和要素、类别与特征，能够为寻找医患关系伦理的应然之美与理想状态提供必要参考。

一　医患关系：溯源与定义

明确医学的内涵是解决何为医患关系问题的基本前提。医学似乎并不需要认真去审视和反思，已有的答案告诉我们，"医学是人类认识疾病的学科，是专业处置（预防、治疗、康复）疾病与人类保健的职业技术与艺术"①。这一界定说明，医学无疑首先是功利的与工具的，技术导向是其重要特质，但它同时也是关于"人"的学问。无论是治疗还是求助，其基本的研究和服务对象依旧是人。因此，医疗交往应当包含具有丰富情感的人与人之间的身心求助，而不仅仅是人与机器、人与金钱的工具性故事。医学技术如何发展，都不能偏离医学的人文情怀。人道原则、人本立场、人性光芒应当是医学始终的价值所在。② 医学是科学属性、人文属性和社会属性的统一体。科学属性体现为医学的技术性、复杂性和不确定性。人文属性主要一方面是因为医学的价值既是客观的，又是主观的；另一方面在于医学不仅需要治病，还需要对患者的心理进行关怀。社会属性则体现在医学与经济发展紧密相关，同时需要顾及社会伦理。医学既是技术性的科学问题，又是人类情感和人性的表达，其目的在于维系人类自身的价值，保护自身的能力。③

随着现代医学的快速发展，医学产生了医学人文趋向和医学技术主义趋向。医学人文趋向的理念强调，医生不仅是救治他人，更重要的是扶助他人。医生在人们最脆弱的时候提供诊疗服务，同时也应当提供抚慰和希望。医学技术主义趋向反之，这种趋向试图将人性从医学中剔除出去，认为人本质上不值得信任，也无须信任，医学是一种技术的医学，医生具有至高无上的权威。根据真实故事改编的电影《心灵点滴》就讲述了医学人文趋向的场景。医生帕奇在自己的诊疗中心以近似"胡闹"的方式，践行医学的人文价值。在他的诊疗中心，帕奇时常用幽默的方式，例如穿戴得像只大猩猩、在病房里堆满气球，以此方式接触患者，让患者单纯地获得快乐，实现与患者共情和心灵相通，并认为这与医学的前沿技术同样不可或缺。④ 医学的技术主义场景，则强调的是技术化、标准化的诊疗，医生对病人就是单纯的技术运用。例如，将病人视为一系列指标的组合，医生需要做的就是运用技术手段将这些指标回归到正常的范围。

除了医学人文趋向和技术主义之外，消费时代的来临同样拷问着现代医学的价值趋向。在就医场景中，医生在判断患者疾病之后，往往会询问

① 王一方：《医学人文十五讲》，北京大学出版社 2020 年版，第 1 页。
② 王一方：《医学人文十五讲》，北京大学出版社 2020 年版，第 1 - 2 页。
③ 韩启德：《医学的温度》，商务印书馆 2020 年版，第 40 页。
④ 王一方：《医学人文十五讲》，北京大学出版社 2020 年版，第 19 - 20 页。

"带了多少钱?""有医保没?""公费还是自费?"等问题，并根据患者的经济状况可能采取差异化的诊疗方案。一方面，消费时代的医学需要发展，医生和医院的保障运转离不开经济的支撑；另一方面，消费要素成为医患关系的重要变量，影响着医患关系的建构。由此衍生出医学在消费时代是为了患者本身服务，还是为了经济收入服务的问题；就医是消费，还是单纯地为了恢复健康，以及医患双方的权利如何从伦理、法律方面进行界定等新的问题。

同时，医学无论如何发展，依旧无法做到对疾病百分之百救治。人之生老病死亦是改变不了的生物规律。医学的有限性和边界决定了人类始终要面对死亡的无力感。这就涉及医学如何面对疾病与疼痛的无奈、面对衰老与死亡的必然，如何引导患者接受医学有限性的现实，如何处理征服疾病与知生安命的关系，以及由此而来的健康和生命价值观的问题。

从医学的不同趋向中可以发现，医学既是技术的医学，也是人的医学。医学处理的不仅是人与技术的关系，也是人与人之间的关系。因此，医患关系的核心依旧是人与人之间的关系，技术、伦理、法律、经济、人文是其核心要素。实现医患中各个要素的平衡是保持医患关系和谐与平衡的重要基础，也是各个学科探讨医患关系的基本出发点。

何为医患关系？至今并没有统一的界定，不同学科对医患关系的界定均有所不同。从伦理学视角看，医患关系是在医疗过程中，医务人员与患者之间形成的特定人际关系，是以人道主义为原则建立起来的平等关系，其中道德关系是医患关系的核心。医患关系包含了以医疗技术为保证，以追求救死扶伤、尽可能保障患者生命健康权益为目标所形成的契约式信赖关系。与医学对医患关系的划分类似，伦理学认为医患关系可以分为技术方面和非技术方面。医患关系的技术方面是指在医疗措施的决定和执行过程中，医生和患者之间的相互关系。医患关系的非技术方面，强调在医疗过程中，医生和患者在社会、心理、经济等方面的影响下所产生的道德、利益、价值、法律、文化等方面的关系。非技术关系是医患关系最基本、最重要的方面，是医患关系的本质。多数患者对医方是否满意，并不在于对医生或者医院技术性处理的评价，技术性评价往往也超出普通患者的认知判断能力。因而患方的满意与否更多的在于医方是否抱有同情和尽最大努力，平等和信任是医患关系的根本性质。医患双方需要本着"应当如此"的精神相互对待，遵行既定的道德准则是双方行为是否符合规范的判定标准。伦理道德在调节医患关系中具有支配性作用，所以医患关系是一种道德关系。①

从法学视角来看，医患关系是一种建构在社会关系上的法律关系。法学研究者认为，医患关系既是一种服务关系，也是一种社会关系。人们在现实生活中，会因为患有疾病或者预防疾病而去寻找医学支持。因此，医院、医学或者医生在医患关系中存在是为不特定患者提供医疗服务，患者在医患关系中的目的在于获得医疗服务。为患者治疗疾病或者预防疾病是医患双方共同的目的，这种目的具有面向社会的服务性质，所以医患关系共同的基础在于医患供求关系中形成的服务关系和社会关系。此外，医患关系本质上也是一种法律关系，社会关系通过法律的调整和确认就会变成法律关系。法律通过调整和确认医疗服务关系，使医患关系上升为法律关系，医患服务关系派生出医患法律关系，并在特定形式下成为法律合同关系。与此同时，医患关系由于其具有救助的特殊属性，可以进一步分为医患合同关系、无因管理关系、强制医疗关系。由于医患关系的法律介入，国家强力规范运行和实际应用的法律关系成为医患关系的本质。②

在医患法律关系的基础上，医患关系将延伸到立法、执法、司法、普法等法治建设的全过程。只有建构起科学合理的立法，严格有效的执法，规范公正的司法、深入人心的普法，推动医患关系治理有法可依、有法必依、执法必严、违法必究，才能确保法律在引导和推动医患关系良性发展中发挥应有的保障作用。因此，法学意义上的医患关系是一种建构在法律和法治的框架上，明确医患双方权利、义务和责任，依靠法治力量给予保障的强制性法律关系。

从经济学视角来看，医患关系是在市场经济背景下，受医疗资源供需、经济利益驱动、医疗资源配置、医疗市场调控等要素共同作用的一种经济关系。在医患关系中，包括医院、制药企业、医生在内的医方通过提供医疗资源和医疗技术服务，获得资源供给收益和劳动报酬。患方通过付出医疗费用，获得医疗服务。医疗资源在利益驱动下，根据市场"无形的手"进行流通和配置，同时为了避免医疗资源供给的错位，促进医疗服务的公平，医疗资源也需要受到政府"有形的手"进行调控。经济要素推动下的医患关系有利于促进医疗资源的研发生产，提高医疗资源供给水平和效率，

---

① 边林：《医患关系论——医患矛盾与冲突的医学人文社会科学思考》，河北人民出版社 2018 年版，第 94 - 95 页。

② 陈一凡：《实用医患关系学》，中国政法大学出版社 2017 年版，第 11 - 14 页。

但也容易造成医患关系走向冰冷的经济关系，冲击医疗服务和医疗资源配置的公平性，增加医患冲突发生的概率。因此，经济学在赞同市场配置医疗资源、提高医疗效率和经济效益的同时，也强调医患关系中对公平和社会效益的兼顾。

社会学视角下的医患关系是一种包含社会互动、社会整合和社会冲突等要素综合构成的社会关系。医患关系既受到微观的个体性因素影响，也受到宏观的经济社会发展结构性要素的制约。在宏观的社会道德、规则、期待、文化等因素影响下，医患双方需要在诊疗这一社会互动行为中扮演好各自的社会角色，以确保医患关系符合社会期待、促进社会整合。当医患双方出现角色期待偏差，或者角色行为越轨时，则会产生医患关系失调或者冲突。例如，当患方认为医方在医疗过程中存在过错，或者没有积极治疗，即使这种认识是由于知识能力的局限，也可能与医方产生冲突，甚至越轨行为。此外，当发生医患纠纷时，患方可能在利益驱动下产生主动型越轨，演化为"医闹"等现象；医方在利益驱动下，也可能发生"过度医疗"的越轨行为。医方和患方的越轨行为都会加重双方的不信任，加剧医患关系紧张。

从医学视角来看，医患关系是指以医务人员为主体的群体与以病人为中心的群体之间所建立起来的医疗卫生保健供求关系。狭义的医患关系就是医生和患者之间的关系，广义的医患关系则包括了医方和患方两个群体在诊疗或缓解病人疾病过程中建立的相互关系，更广义层面上讲，医患关系就是医学团体和社会的关系。医方包括了医生、护士、医疗行政人员、后勤管理人员等在内的与医方有关联的所有群体，患方的关系也包括了与其有关联的所有社会关系方，包括了患者、家属、朋友、组织、单位等所有主体。由于医患双方受到生理、心理、社会、文化环境的影响，医患关系可以分为多种类型，技术关系和非技术关系就是典型的两种。医患关系中双方的目的是明确的、高度一致的，即解除疾病，恢复健康。医患双方在诊疗过程中，医生通过付出劳动，获得正当劳动报酬；患者付出医疗费用，获得健康利益。医患关系中双方在尊严上是平等的，但在医学知识上具有不对称性。医生通过为人民健康提供服务，履行社会责任，实现社会价值，体现了医患关系利益满足与社会价值实现的统一性。然而，由于医患双方的地位、利益、文化和道德修养，以及法律意识方面存在较大差异，对医疗行为和医疗效果的期待和认知必然存在差异，就不可避免地导致医患冲突。医患关系的实质是一种信托关系，是医务人员和医疗机构受病人的信任和委托，保障病人在诊疗、护理过程中的健康利益不受损害并有所促进的一种关系。①

从心理学视角来看，医患关系更多的是一种社会心理的人际关系。由一系列心理要素驱动的医方与患方的关系，具体表现为医生群体和患者群体之间的认知、沟通、互动，并以此产生的共情、信任、合作、冲突等不同类型关系。医患关系中医方和患方的有效沟通能够促使和谐医患关系的形成，也可能在压力情景下产生焦虑、不信任、防卫等心理，从而不利于良好医患关系的建构。

从管理学视角来看，医患关系是需要通过有效管理手段，以保障医患关系和谐的一个管理学命题。随着医患关系的发展，医疗服务供给质量的高低已经不再纯粹是医疗技术和医生本身所决定的。运用管理学的理论和方法，对医疗机构、医生、患者等医患关系的关联方进行科学合理的管理，是建构和谐医患关系的重要保障。与管理学类似，政治学视角下的医患关系是一个政府治理问题，医患关系是政府公共服务供给效率和公平性的直接表现，也是履行政府责任的必备内涵。如何运用行政手段，建立健全科学合理的医疗体制，平衡医疗产业和医疗事业，干预调节医患关系，缓解医患关系紧张，构建和谐医患关系是政治学研究者的切入点。②

尽管不同学科对医患关系的定义有略微差别，但是依旧具有以下共同点：一是医患关系的核心主体是医生和患者；二是医患关系是在一定经济社会背景下的社会关系，这种关系受到经济社会因素的影响。因此，本书认同医患关系可以有广义和狭义之分。狭义的医患关系特指医生和患者之间的关系；广义的医患关系是指包括医患双方及关联群体，包括医方的医生、医院、医生群体、医学生等，以及患方的家属、单位、朋友等主体在内的所有关系，涵盖与医患相关的规则、制度、伦理、经济等在内的多要素社会关系。本书采用广义的医患关系，即医患关系是在宏观经济社会背景影响下，涵盖了医患伦理、医患信任、医患心理、医患情感、医患法律、医患经济、医患制度、医患责任、医患角色等要素在内的医方与患方之间的内在和外在关系。内在关系是指医方与患方在诊疗过程中双方产生的人际互动关系；外在关系是指规定和影响医方和患方诊疗过程中关系应然状态的外在道德、制度、规则等。

---

① 陈鳃：《医学伦理学》，江苏凤凰科学技术出版社 2018 年版，第 38－39 页。
② 古津贤：《多学科视角下的医患关系研究》，天津人民出版社 2009 年版，第 155、221 页。

二　医患关系：内涵与要素

医患关系是一个复杂的综合体，既与微观的个体性因素紧密相关，又与宏观的道德、文化、法律、经济、制度等要素高度关联。医患关系在结构形态上是一种以医患双方为核心，医患双方关联主体为外围，根据既定医患制度规则和道德伦理规范，围绕权利、利益、情感、风险进行互动、交换、博弈的多重结构。因此，从医患关系的主体内涵上，主要可以分为医患关系的核心主体和次要主体。医患关系的核心主体主要有医方、患方、政府相关管理机构；次要主体主要包括在具体诊疗过程中狭义医患关系产生、发展、维护、结束等相关的行业团队、法律机构等其他主体，以及影响广义医患关系情况的新闻媒体、社会公众等。

一方面，医患关系中作为医疗服务供给主体的医方，由医疗机构、医生、护士、管理人员等医疗服务供给单位和人员构成。医方在医患关系中扮演着为救治和恢复患者健康提供服务的角色，在医患关系中处于技术上、心理上的相对优势地位。医方具有给予治疗方案、按规定实施治疗、获得劳动报酬、人身权不受损害的权利，同时也有尊重患者、按规定给予治疗方案、获取合理报酬的义务。医方医疗服务供给质量的好坏，特别是通过医疗手段救治和恢复患者健康的效果，在很大程度上构成了良好医患关系的重要基础。另一方面，患方在医患关系中作为医疗服务的接受者，也决定着医患关系好坏的走向。患方在医患关系中具有生命权、身体权、健康权、隐私权、知情权受到保护的权利，同时具有积极配合医方接受诊疗服务、尊重医方、如实陈述情况、按规定支付医疗费用的义务。医方和患方是否准确理解应当享有的权利和履行的义务，达成遵守医患关系中的制度规定、伦理守则等共识，并以此为基础形成相应的心理预期和行为，相互配合完成医疗过程是医患关系能否良性发展的关键所在。

此外，作为医患关系相关制度和规则的制定者与监管者，政府相关管理部门应当是医患关系中除医方和患方的另一核心主体，也是医患关系的监管和引导主体。医患关系的相关法律规范和制度准则是医患关系良性发展的重要支撑。政府相关部门具有制定医患关系相关制度、监督执行相关制度、保障医患双方权利与义务、兼顾医疗效率与公平、促进医患关系良性发展的责任和义务。政府部门制度设计本身是否科学有效、制度规则执行是否到位决定着医患关系的发展方向。

医患关系中的次要主体指的是影响着医患关系走向的其他团体、组织和个人等，特别是与医患关系直接关联的医疗行业团体、法律机构、新闻媒体、社会公众等。医疗行业团体包括以医方为主体的相关行业的社会组织，也包括医生等群体组成的正式或非正式团体组织。正式的医疗行业团体在医患关系中具有维护医护人员正当利益、促进医护人员遵守职业准则、调节医患关系的正向功能。非正式的医疗行业团体除了具有正式行业团体的正向功能以外，也可能在医患冲突中促进医护人员信息交流，提升行业团体内部自我保护意识，从而具有加剧医患冲突的负向功能。

法律机构是运用法律手段调节医患关系的重要主体，特别是在医患关系走向冲突时扮演着重要角色。法院、检察院、公安、律师事务所等法律相关机构，在推动医患双方以法律为手段调节医患关系中具有重要作用。然而，在一定情境下，法律机构可能因为法律本身的漏洞，以制度合理性推翻实质合理性，加剧医患紧张关系。例如，以营利为目的的律师事务所，在医患纠纷处理过程中，就可能利用法律规则的漏洞，促使医患纠纷的形式合理性压倒实质合理性。

新闻媒体是引导社会舆论、发挥媒体监督作用的主体，是影响医患关系的重要力量。医患关系一直以来都是社会舆论关注的焦点，也是新闻媒体报道的重点。新闻媒体在引导舆论对医患关系的态度时具有放大的作用。随着经济社会的快速发展，媒体业已经渗透到了社会的各个角落。新闻媒体在医患关系中对于监督医方行为、满足社会知情权等方面扮演着重要角色。媒体正面的报道有利于提升医患双方形象，增强医患信任，进而改善医患关系。然而，媒体在医患关系报道中也可能出现偏差，且在媒体竞争日益激烈的当下，由于利益驱动而迎合受众需要进行有失偏颇的报道，对医方或者患方形象产生负面影响，从而加剧医患关系紧张。例如，对医患冲突的负面报道，既可能加剧医患的互不信任和关系紧张，引起社会对医患关系的焦虑，还可能通过媒体引导的社会舆论压力干扰正常医患关系的处理，特别是医患纠纷的正常解决，给社会造成不良的示范效应，助推"医闹"等行为。①

普遍意义上的社会公众是除了医方和患方之外，医患关系的间接参与者和评判者。社会公众对医患关系的普遍认知，既会作用于自身就医时的心理和行为，也会对医患关系中医方和患方造成社会压力，左右着政府机构、新

---

① 简海燕：《医患危机与媒体关系研究》，东南大学出版社 2014 年版，第 3 页。

闻媒体对医患关系的判断，影响着医患关系的基本状态。一般情况下，社会公众对医患关系的讨论和参与，有利于加强对医方和患方的道德和社会监督，迫使双方更加遵守社会公德，为建立和谐医患关系提供社会心理支持。但是当典型医疗纠纷发生时，社会公众的态度通过社会舆情，特别是网络舆情表现出来，从而为医患双方关系的处理带来社会舆论压力。社会公众对医患关系的间接参与，致使决策者和媒体不得不考虑医患关系处理时的社会影响，也容易将医患双方矛盾扩大化，加剧医患关系紧张。因此，社会公众也是医患关系的另一次要主体。

医患关系内涵除了从主体维度进行区分，还可以从与其紧密相关的制度维度分析其不同的规则内涵。制度规则是调节医患关系的基础支撑，是维护医患关系保持程序正义与实质正义的基石。邓小平在《党和国家领导制度的改革》中指出"制度好可以使坏人无法任意横行，制度不好可以使好人无法充分做好事，甚至会走向反面"①，这一论断在医患关系中同样适用。从医患关系的规则内涵上看，医患关系主要体现在医患经济、医患法律、医患管理等制度规则内容之中。

医患经济规则是指在医患关系中与经济要素相关的制度规范体系。一方面，经济规则在调节医疗资源配置、促进医疗技术和服务水平整体提升方面不可或缺。医患关系在供需层面是一种经济关系。市场主导和政府调节的科学经济规则，有利于发挥市场要素在优化医疗资源配置、提升医疗服务总体水平中的积极作用，对于医患关系的良性发展至关重要。例如，由国家和省级层面出台的药品集中采购制度、健康扶贫相关政策规定、全民医保的基本医疗卫生制度的施行，就降低了患者，特别是低收入患者群体的就医成本和经济负担，自然对构建良好的医患关系具有促进作用。另一方面，在纯经济理性指导下的医患规则，会产生医患资源错配、医疗资源浪费与不足并存、医院过度追求经济指标、医生过度医疗等现象，从而加剧医患关系紧张。例如，医疗市场化中医生绩效考核制度、"以药养医"相关制度，就增加了过度医疗等现象发生的概率，进而加剧患者对医生的不信任，为构建良好医患关系造成制度阻碍。

医患法律规则是对医患关系进行规范的法律制度体系，是调节医患关系的法治保障。在全面依法治国背景下，医患关系作为社会关系的一种，必须

---

① 《邓小平文选》（第 2 卷），人民出版社 1994 年版，第 333 页。

以法律规范为基本准绳和判断标准。对医患关系调节的法律制度规范，既有专门医疗领域的《医疗事故处理条例》《中华人民共和国药品管理法》《中华人民共和国执业医师法》《医疗纠纷预防和处理条例》《中华人民共和国医师法》等专门法律，也有散布在《中华人民共和国民法典》《中华人民共和国刑法》《中华人民共和国侵权责任法》《最高院关于人身损害赔偿司法解释》《中华人民共和国治安管理处罚条例》等综合性和专门性法律规范中的不同情境下对医患关系处理的相关规定。这些法律规范为调节医患关系、保障医患双方合法权益、维护医患秩序提供制度支撑。值得注意的是，法律对医患关系的调节是一个动态的过程，只有根据形势需要不断完善法律规范，才能实现医患关系领域的良法善治。例如，一定时期内"医闹"现象较为突出，造成医患关系紧张。随着《中华人民共和国刑法》中对"医闹"行为入刑，"医闹"现象得以遏制。又如，针对医务人员非法收受患方红包等现象，《中华人民共和国执业医师法》《加强医疗卫生行风建设的"九不准"禁令》等法律规范针对性打击。以上案例均说明了法律规范对打击影响医患关系负面因素的重要作用。

医患管理规则是指在不同层面、不同主体对医患关系具有影响的一系列管理制度规范，包括地方政府出台的各种管理规定、医院制定的管理办法、医师行业协会制定的守则等。这些制度规范规定着医患双方，特别是医方在诊疗过程中需要遵守的内容，是建立和谐医患关系的重要前提。管理规则对促进医患关系和谐既具有积极作用，也可能产生消极效应。例如部分地方卫生健康管理部门出台的医患沟通制度，对医患沟通的内容形式和要求，医患沟通的技巧与方法等进行明确，对于医方严格遵守医患沟通程序倾听患者诉求、减少医患冲突、促进医患关系良性发展具有积极意义。又如，医院普遍实行的知情同意签字制度，要求治疗方案，特别是手术等具有风险性的治疗方案需要患方知情同意并签字。这一管理规则有利于更好地让患方知晓治疗风险，让治疗预期回归理性，也有利于在后期发生医患纠纷时为法律的介入提供证据，从而为防止患方无理取闹，造成医患冲突提供支持。然而，在一些情境中，患方并不具备选择治疗方案的能力，可能延误治疗时机，从而为医患关系紧张埋下隐患。再如，通常情况下医院实行的先缴费后治疗的规则流程，虽然对于维护医疗机构的正常运行至关重要，但是对部分经济困难群体而言，往往会带来巨大的精神和经济压力，也会给社会造成医方存在"唯利是图"的冰冷形象，对良好医患关系的建构造成阻碍。

　　除主体内涵，规则内涵以外，道德要素是医患关系的核心组成部分。从医患关系的道德内涵上，主要体现在医患伦理、医患情感、医患文化、医患价值观等道德相关要素对医患关系的调节作用。

　　医患伦理是医患双方在处理相互关系时应当遵行的伦理道德规范，是明确医患双方应当遵行的权利义务准则。医患伦理从道德上告诉医患双方在处理医患关系时什么可为、什么不可为，是构建与维持良性医患关系的重要纽带。医患伦理包括了医方需要遵守的医学伦理、医务人员的职业伦理、医学的技术伦理，医患双方需要共同遵守的道德伦理等在内的伦理规范。医学伦理、医务人员职业伦理、医学技术伦理规定了作为专业领域的医方，在对待患者时需要秉持的道德准则。道德伦理从普遍意义上引导医患双方应当以基本社会道德为价值和行为倾向，并以此为标准处理医患关系和对待彼此。医方伦理包括了以救死扶伤为宗旨，以医者仁心为取向，遵守医务人员职业规范，以尊重、诚信、同情、耐心的态度对待患者等内容。医患共同遵守的道德伦理包括了相互尊重、真诚沟通、相互配合，维护医患公共秩序、换位思考、助人自助等内容。值得注意的是，医患伦理本应在调节医患关系中发挥主要作用，但是在市场经济思维中进行利益博弈，在风险社会规避风险，在工具理性主义逻辑的多重冲击下，逐渐受到挑战，有所式微。

　　医患情感是医患关系中的重要因素，医者有情、医患共情是处理医患关系的道德升华。医患关系中的情感是指对医患关系本身，以及如何处理医患关系的基本认知、价值判断、心理认同和情绪体验，尤其是对医患伦理道德规范的认知、判断、认同和体验。医方和患方如何看待和处理医患关系，是医患双方的行为动机来源，影响着医患关系的状态和医患在诊疗过程中的心理体验。医患情感以遵守医患道德伦理为基础，以追求价值理性为导向。医方在诊疗过程中，将患者视为平等主体，以恢复患者健康为己任，将尽最大努力救治患者作为自身存在的价值体现。除了用医疗技术本身尽最大可能恢复患者健康之外，还注重对患者的尊重、倾听和保护，设身处地考虑患者的困难，并给予同情，与患者共情。患方充分信任、理解和尊重医方，主动配合诊疗，并对医方的付出予以感激。情感作为医患关系的重要纽带，推动医患双方围绕如何帮助患者恢复健康进行心理和行为互动。医患情感是建构良性医患关系的必备内容和应有内涵。

　　从医患关系的社会内涵上，主要包括医患文化、医患价值观、医患信任、医患舆情等社会文化性因素对医患关系的内在和外在作用。

医患文化是内置于文化大环境的亚文化。医患文化既影响着医患关系的走向，也是医患关系本身的应有内涵。在不同的文化环境下，医患关系往往表现出不同的特征，并产生不同的医患关系符号和价值观，并反作用于医患关系本身。在西方理性主义文化的影响下，西方医患关系就表现出明显的工具理性特征。我国长期在儒家情感主义文化熏陶下，医患关系则更多地表现出情理的统一性。然而，在中西文化交流过程中，以及市场经济文化、风险社会文化的影响下，我国医患关系的工具主义倾向也变得日益明显。医患信任是在医患文化影响下，医患双方以及整个社会对医方和患方的信任状态，影响着医患双方在关系处理中的心理和行为。当整个社会处于低信任度时，在医患关系本身的脆弱性双重作用下，医患信任也会处于较低水平，从而加剧医患关系的隔阂和紧张。当整个社会的信任水平都较高时，医患信任的水平也往往会得到提升，从而为良性医患关系建构提供社会信任的基础。

医患价值观是医患双方对医患关系本身、医患关系伦理道德、制度规范的看法，以及与医患关系紧密相关的健康、生命、死亡的价值观点。医患价值观告诉人们在医患关系中如何区分对与错、好与坏、违背意愿或者符合意愿的态度和行为。医患价值观作用于医患双方处理医患关系的心理和行为倾向。例如，当医者仁心、以尽最大努力救治患者和恢复患者健康为己任成为医方主流价值观时，医方在处理医患关系时就更可能表现出对患者的尊重、倾听和共情。当患方将恢复和维持健康视为不仅是医方的责任，也是自己的责任时，患方在处理医患关系时就更可能采取积极配合的态度和行为。又如，医方和患方都认为每一个生命都应当得到尊重，同时医疗技术在一定范围内具有局限性，死亡不可避免时，医患双方都更加可能慎重对待诊疗过程，对死亡也更加释怀，而非将死亡归因于医方的责任，从而为构建和谐医患关系达成价值共识。医患舆情是医患价值观的整体外在表现，是社会对医患关系的普遍舆论观点和态度，是医患双方看待和处理医患关系的社会性压力源。良好的医患舆情和氛围是良性医患关系发展的必要外部环境。当社会舆论普遍认为医方唯利是图、只讲利益、不讲道德占据主流时，患方就会倾向于选择不信任的态度和行为对待医患关系。当社会普遍舆论或者医方群体性舆论认为患方总体上容易胡搅蛮缠时，医方就会采取规避风险和谨慎的策略对待医患关系。医患舆情成为左右医患双方互动博弈和策略选择的一种前置性条件，影响着医患关系的走向。

技术是决定诊疗效果的关键性因素，也是决定医患关系好坏的重要方面。

医患关系的技术内涵并不局限于医疗技术本身，还可延伸到医疗服务水平、医疗管理水平、医疗保障水平等与技术性要素相关的方面。一方面，医疗技术本身直接作用于救治患者和恢复其健康的能力，也直接影响着患方对医方的能力信任和满意度。医疗技术本身水平的高低是建构良性医患关系的重要前提。例如，基层医疗机构由于医疗技术薄弱，往往招致患方的负面评价，甚至为医患纠纷和冲突埋下隐患。另一方面，医疗技术本身以外的其他技术性因素对医患关系同样具有重要作用，医疗服务、医疗管理、医疗保障等配套性技术服务影响着患方对医方的评价，也影响着医务人员的工作压力和工作态度。例如，由于医疗技术资源集中于大型医疗机构，大量的患者涌向大型医疗机构，导致医疗服务、管理、保障等配套性技术性服务过载，患者就医体验和医务人员执业体验均会受到负面影响，医患双方难以有效沟通和倾听，也会对医患关系造成消极影响。

明确医患关系的内涵，能够更好地理解医患关系的实质及其影响因素。从医患关系的内涵中可以发现，良性医患关系的构建需要医患主体的一并努力，以医患伦理道德为基础，以医患制度规则为保障，以医患社会文化环境和医疗技术服务为支撑，多种要素共同发挥作用。

三 医患关系：类别及特征

根据不同的标准和情境，将医患关系划分为不同的类型，对医患关系进行类型学研究，有利于更好地把握各种情境下的医患关系结构，明晰建构良性医患关系的方向。

从技术应用上，医患关系可以分为技术性关系和非技术性关系。医学伦理学认为，技术关系主要是在医疗过程中实施技术性操作时与患者建立的相互关系，例如制订诊疗方案、征求病人及家属意见等。技术属性是医疗关系的主要特征，决定着诊疗效果的好坏，是良好医患关系的重要基础，技术关系构成了医患关系的核心和纽带。非技术关系主要是指医疗过程中产生的医患双方在社会、心理、伦理、法律等非医学技术性要素构成的人际关系，是在技术性关系基础上所形成的，其好坏主要通过医患双方的态度、心理、情感等要素体现，对医疗效果具有无形的作用。[1]

从医患互动、医生与患者地位、医患主动性情况综合划分，医患关系可

---

[1] 陈勰：《医学伦理学》，江苏凤凰科学技术出版社 2018 年版，第 39 页。

以分为主动与被动型医患关系；指导与合作型医患关系；共同参与型医患关系。主动与被动型医患关系是指由于医生和患者在地位上的不对等，患者就医过程中，寻找医生给予诊治，往往处于被动地位，而医生在诊疗过程中处于技术上的绝对优势地位，给患者诊治过程中，通常扮演着主动者的角色，患者只能被动接受医生的诊疗，无法发挥主动作用。在这种关系模式中，虽然在患方无法自我表达或者不愿意表达的情况下具有一定的适用性，但是总体来说，患方意见往往无法得到有效的充分倾听，个人情感被压制，容易引起不好的就医体验，从而造成医患关系紧张。

指导与合作型医患关系是指在医患双方关系处理过程中，患者具有一定的主动性，被视为有思想、有意识、有情感的人。医生在关系处理中虽然依旧占据主导地位，但是也注意调动患者自身的主动性，将患者作用视为参与诊疗的重要方面。患方的主动性被调动起来，更加配合医方共同完成诊疗方案，提高诊疗效果，有利于加强医患双方的互动合作和沟通理解，从而构建良性的医患关系。这种关系模式的形成需要以医方愿意让患方参与诊疗过程、同时患方积极配合、执行医生的意志为前提。

共同参与型医患关系是现代医学发展后产生的一种新型模式。在此种关系中，患者不再是被动地接受的角色，而是主动与医生合作，参与诊治活动，提供各种情况帮助医生做出正确诊断，甚至共同商讨和决定治疗方案的角色。医生主动认真听取患者意见，注重双方积极性和共同作用的发挥，致力于构建一种相互信任的真诚关系。这种关系模式对于提升诊疗效果、融洽医患关系具有积极作用，特别适用于慢性病、心理疾病等的治疗。值得注意的是，不同医患关系类型具有各自的特点，并无绝对的优劣之分，需要根据不同的医患情境进行适用。①

从关系性质或状态划分，医患关系可以分为冲突型与合作型医患关系，或者和谐型与矛盾型医患关系。冲突型医患关系主要是指一种处于医患双方矛盾，甚至处于纠纷和冲突状态中的关系。在冲突型医患关系中，医患双方互不信任、互相提防、互不理解、沟通不良。患者就医体验差，对医方满意度低，医生职业成就感不高，规避风险意识强。在冲突型医患关系中医患双方通常站在各自立场上，各执一词，处于"医说医有理的委屈，患说患有理的胶着"状态，并容易形成恶性循环。如果冲突型医患关系不能及时调节，

---

① 刘云章：《医学伦理学理论与实践》，河北人民出版社 2014 年版，第 71 - 72 页。

医患冲突强度就可能迅速提升，造成更大的医患冲突，损耗医患关系良性发展的基础。合作型医患关系反之，即医患双方在诊疗过程中处于和谐合作状态的一种关系。合作型医患关系中医患双方主动沟通、彼此信任、相互配合、真诚互动、积极合作，医生执业体验和患者就医体验都处于一种良性状态，医患关系融洽。在诊疗实践中，冲突型医患关系会加剧医患双方的不信任，影响医患伦理道德作用的发挥，伤害整个医患公共秩序。因此，社会各界应当积极努力建构合作型医患关系，推动医患关系整体走向良性发展。

从医患价值体现的维度上划分，医患关系可以分为亲密型与疏远型关系。亲密型或疏远型关系是指在医患关系中，患方和医方，或者其中一方选择亲密或者疏远的价值倾向对待医患关系，并以此为基础选择相应的行为。著名医史学家和医学社会学家西格里斯（Sigerist）认为，每一个医学行动都要涉及医师和病人，他们之间的关系是人类社会最亲密的关系之一。亲密型医患关系以实现自身价值为导向，医方以救死扶伤为核心价值和宗旨，这种价值通过尽可能救治患者，也必须通过救治患者，恢复患者健康来体现。医院存在的价值就是救治患者，通过不断提高医疗水平和服务质量，为更多的患者提供服务。医院以患者为本位和工作对象，提升医疗和服务水平，在体现医院价值的同时，提高了医方的声誉；患方也因此获得更好医疗服务，提高对医院的满意度和亲密感。患方在亲密型医患关系中，也以最大限度配合完成医方救治工作为价值目标。医方的价值体现离不开患者，患者的救治和健康恢复也离不开医方，二者成为一种难舍难分的亲密关系。[1]

疏远型医患关系是与亲密型医患关系相对应的一种关系类型，是指在价值倾向上，医方并不是以救治患者为体现自身存在的唯一或者主要价值，而是以通过医疗服务赚取收益为目的，其医疗水平提升和医疗服务的扩大再生产，以及为更多患者提供服务的动力来源是利益，而不是救死扶伤的价值。在这种关系类型中，患者虽然可通过支付更多金钱得到更多更好的医疗服务，但只是被医方作为一种实现自身经济利益的手段，更大程度上被视为消费者，而非迫切需要恢复健康的人。此时，医方和患方容易因为利益冲突产生关系疏离。当患方无力支付医方要求的费用时，就可能被医方抛弃；当医方无法满足患方的救治期望时，就可能招致患方的不满，导致医患冲突。

从情感与理性的程度划分，医患关系可以分为情感型和工具型关系。在

---

① 王冬秀：《医患关系：多重博弈和亲密相依》，《中国医院》2013 年第 3 期。

纯粹工具型医患关系中，患方希望以最小的代价恢复和维护自己健康，医方提供诊疗服务只是单纯为了最大化地获得报酬。在绝对工具理性的主导下，医方和患方均视对方为实现自己目的的"工具"，具有明显的物化特征。医患关系以利益和风险作为博弈、交换、互动的核心，这也是联结医患双方的桥梁。工具型医患关系更多体现出一种医患双方根据各自利益需求开展博弈的关系结构。情感型医患关系是一种医患双方以医患伦理道德为首要规则，医患双方以相互信任、真诚沟通、相互尊重为基础的关系类型。在这种关系中，医方以尽最大努力恢复和维护患者生命健康为目的，患方尽全力配合医方完成诊疗过程，医患关系以伦理道德和情感作为纽带。

从心理倾向上划分，医患关系可以分为信任型与怀疑型关系、依赖型与主动型关系。信任型医患关系是指医患双方在诊疗过程中，信任的心理倾向大于怀疑的心理倾向，并作用于医患互动的行为之中。在信任型医患关系中，医患双方彼此信任，患方相信医方会秉持医疗道德规范和制度要求，给予其最大限度的救治。医方相信患方不会因为医疗水平的客观限制，而对医方产生不满。怀疑型医患关系反之，医患双方以互不信任为心理倾向，并以此为导向作用于诊疗过程中的医患行为。医方因为不信任患方，将患方道德风险作为诊疗过程中的重要因素进行考虑，从而设置一系列规避风险的措施，例如风险告知、知情同意的签字、诊疗方案不同意即不实施治疗、尽可能多的技术性检查、减少主观经验诊断等。患方同样以怀疑的心理倾向，选择对医方的不信任，对诊疗方案、费用、技术水平等医方要素持有怀疑态度。信任型医患关系有利于增进医患双方的情感交流，融洽医患关系，降低医患双方制度和经济等成本。虽然怀疑型医患关系有利于患方对医方的监督，医方采用技术和制度性手段规避风险，从而减少由信任本身的道德风险而来的医疗纠纷，但是会极大增加医患双方的诊疗成本，降低道德情感在调节医患关系中的重要作用。随着医患关系受市场化、工具理性、风险社会的冲击，信任型医患关系不断受到挑战，怀疑型医患关系逐渐普遍。医患信任的缺失，医患怀疑的增长成为医患冲突的重要来源。

此外，对于依赖型和主动型医患关系，前者是指医患双方在诊疗过程中，双方具有依赖对方的心理倾向，并由此作用于处理医患关系的行为。患方对医方持依赖的态度，完全指望医方为自己提供医疗服务和恢复健康，从而消极配合。医方信赖患方积极主动配合诊疗，将患方配合的作用过度放大，甚至超出诊疗本身。主动型医患关系反之，主要是指在医患关系中双方都主动地配合对方，将治疗作为双方的共同责任。

从医患关系的具体内涵和对象划分，可以细分为医患法律关系、医患技术关系、医患利益关系、医患人际关系、医患伦理关系、医患文化关系、医患合同关系、医患契约关系等不同类别。值得一提的是，由于医患关系本身的复杂性，医患关系的分类是相对划分，并不具有绝对性。在具体实践中，医患关系的类型具有相对程度上的划分，或者同时展现出几种类型同时在场的状态。然而，根据不同的划分标准，不同的情境对医患关系进行理论类型学研究，对于剖析医患关系的内部结构，了解医患关系的状态依旧具有重要意义。

医患关系在不同时期具有不同的特征。随着经济社会的快速发展，医学的不断进步，除了传统的社会性、伦理性特征之外，还表现出敏感性、复杂性等特征。

其一，医患关系的社会性。首先，医患关系本是一种客观的社会存在。医患关系自医学诞生以来就是一种客观存在的社会关系，内嵌于宏观社会环境中，同时受社会环境的影响。一方面，社会环境对医患关系具有至关重要的作用。经济发展水平、社会阶层结构、医患群体特征、政策法规、社会保障体系、社会控制体系、社会舆论等因素均对医患关系具有或多或少的影响。另一方面，医患关系本身具有客观性。医患不平等、医患和谐与医患冲突、医疗技术水平等与医患关系紧密相关的要素均是客观的现实存在，在一定时期、一定程度上不以人的主观意志为转移，在较长时期内稳定存在于社会环境之中。其次，医患关系是社会变迁的一部分，反映着时代的变革。医患关系是一个时代社会关系的缩影，反映着一个时代的社会信任、经济状况、治理水平、道德状况和科技水平。医患关系的变迁必然具有明显的社会时代性特征。最后，医患关系是一种社会互动关系。医患关系中医方和患方均是具有主观能动性的社会人，也是处于复杂社会关系网络中的人。医方与患方的互动不是纯粹自然人之间的互动，而是一种社会互动。

其二，医患关系的伦理性。道德伦理在古今医患关系中都具有不可或缺的作用，道德伦理对医患关系的调节作用不可小觑。良性医患关系离不开道德伦理的调节和约束。一方面，遵守职业道德规范、尊重患者，以医者有情、医者仁心为守则是医方在处理医患关系时的道德要求。相互尊重、真诚相待、平等待人、实事求是等是医患双方需要共同遵守的道德伦理。道德规范通过引导人们遵从社会共识的伦理准则，对医患关系中的越轨行为进行控制。在医患双方互动中，医患双方在技术上的不平等。认知水平和价值观的差异，往往会使医患双方产生分歧。为了促使医患双方良性互动，必须用道德伦理这一方式促使双方达成共识，从而形成良性医患关系。另一方面，作为良性医患关系重要前提的医疗技术和医疗服务，其自身就需要道德伦理要求。医疗技术和医疗服务具有明显的公共属性，必须在道德伦理规范引导下发展。医疗行业应当是一个良心的行业，而不是一个纯粹逐利的产业，具有治病救人的内在伦理道德要求。医疗行业应当本着人道主义精神，在利益与公共性之间寻找平衡，道德伦理就是平衡这一关系的核心和基础。

其三，医患关系的敏感性。由于医患关系在宏观社会层面涉及面广。关注度高，在中观规则层面需要道德规范和法律制度的调节，在微观个体层面关乎生命健康等切身利益。因此，医患关系容易牵动社会和个体的敏感神经，表现出敏感性特征。首先，医患关系具有社会敏感性。医患关系往往是社会的焦点，医患关系纠纷或者冲突一直以来都是社会舆情关注的重要领域，也是媒体争先报道、经久不衰的社会议题，同时还是政府管理机构关注和治理的重要对象。关于医患关系的重要事件通常会出现牵一发而动全身的效应，引起社会关于医患关系中的道德规范、制度规则等要素的大讨论。其次，医患关系具有情感敏感性。医患双方在互动过程中，患方在医患关系中对诊疗效果、医疗服务、医疗态度、治疗费用等医方要素十分敏感，且容易引发患方不信任心理和不满情绪。当发生医患纠纷时，容易引起社会对作为相对弱者的患方的同情，增加对医方的不信任，同时引起医方内部群体的情感共鸣和自我保护意识，导致医患关系紧张敏感。最后，医患关系具有道德敏感性。医患关系本身的道德内涵，决定了医患关系的好坏都是对道德本身或者道德有效性的拷问。医患关系中道德是否彰显、道德伦理规范是否被遵行，往往是医患双方和社会各界关注的重点。

其四，医患关系的复杂性。随着医学技术的快速发展，医患关系呈现出越来越多的复杂性特征。医患关系的物化、医患关系的分解化、病人与疾病的分离、自然人与社会人的分离就是近现代医学快速发展后，医患关系复杂性特征的主要表现。随着医学技术对物理、化学、计算机等仪器设备依赖程度的加深，传统医患直接沟通治疗的方式很大程度上被改变，对疾病的诊断依托于仪器设备。医患双方相互交往、思想交流不断减少，仪器设备在医患关系中扮演着越来越重要的角色，表现出明显物化的特征。现代医疗技术的发展，更加强调对疾病的细分，医疗分科越来越细，医务人员分工更加专业化，一个医生或者医务人员只对某一种疾病或者某一个环节负责，且在这个过程中医务人员可能会不断更换，患方在处理医患关系时可能面对的是众多医生、护士、检验员、药剂员等各类医务人员。医生也需要同时对几个或者几十个病人负责，传统稳定的一对一医患关系被分解，呈现出分解化的特征。医疗技术的发展，也促使了病人与疾病的分离。当医疗被分为连续的环节、不同科室时，患者的疾病被分解到不同的环节里，处在不同环节的医务人员看到的只是以患者身份符号为标记的细胞、组织、器官、分子等作为生物人的客观变量，而逐渐忽略患者作为社会人的存在。疾病与病人的分离，促使多数环节的医务人员在处理医患关系时并不直接面对患者。医务人员在处理疾病时，只是从医学、生物学的角度对人的自然属性进行分解，根据生物躯体的需要给出诊疗方案，而忽视作为社会人的患者背后的心理、社会因素，不关注患者的精神、心理关怀，因此对医患关系的处理也难以实现有效沟通、带入主观情感，与患者产生共情，从而加剧医患关系的工具理性和冷漠，推动医患关系的复杂化。①

第二节　中外医患关系发展历程

自医学诞生以来，医患关系就一直是人们关心关注的议题。无论是博大精深的中国医学体系，还是历久弥新的西方医学体系，都从不同的层面对医患关系有着自己的实践和思考。

一　中国古代医患关系

五千年中国医学源远流长，伴随而来的是古代先贤和人们对医患关系的思考。这种思考散布在中国史学、哲学、医学等典籍著作中，以哲学语录或经典故事呈现，但都充分体现了中国医学对医患关系的深思。

古今欲行医于天下者，先治其身；欲治其身者，先正其心；欲正其心者，先诚其意，精其术。此可谓医者仁心。中国古代医学一直以仁爱为价值追求，特别是在儒家"仁""礼"思想作用下，行医者以"仁""礼""情"作为行医法则的思想影响至今，形成了以"医乃仁术"为行医宗旨和道德要求的基

---

① 古津贤：《多学科视角下的医患关系研究》，天津人民出版社 2009 年版，第 3 页。

本原则。"仁术"出自孟子"无伤也，是乃仁术也"（《孟子·梁惠王上》）的论述。"医乃仁术"即指称医学是奉行"仁"道的术业，强调医者应当以治病救人为己任，以仁义道德作为处理医患关系的情怀。在医疗行为中尊重"仁"，是古代医方伦理精神的核心要义。明末清初著名医家喻昌在其著作《医门法律》中直言"医，仁术也。仁人君子，必笃于情"。在"仁"的思想引导下，中国传统医患关系强调医者应当对患者忠诚不欺，无论患者高低贵贱，均应当以负责的态度救治。同时由于古代医疗手段和缓解病痛的局限，需要注重对患者施以同情、关心、安慰，给予患者情感关照。① 明代著名医家龚廷贤在其著作《万病回春》中强调儒家思想在医学中的重要地位，并写入"医家十要"告诫世人，"医家十要"即"一存仁心，乃是良箴，博施济众，惠泽斯深。二通儒道，儒医世宝，道理贵明，群书当考……十勿重利，当存仁义，贫富虽殊，药施无二"，足可见儒家"仁"的思想对古代医学和医患关系的深刻影响。

史学记载中关于医者仁心、以仁行医的故事不胜枚举。东汉末年被称为"医圣"的张仲景，为受灾害而得伤害病的患者倾力治病，并出资将做成耳朵状的"祛寒娇耳汤"送给穷人，使无数穷苦患者得到救治，也成为吃饺子的风俗流传至今的来源之一。三国时名医董奉行医时，要求病家栽种杏树以抵医药费，再将收获的杏子变卖成稻谷粮食救济穷苦人家。晋代葛洪在《神仙传·董奉》中记载"奉居山，不种田，日为人治病，亦不取钱，使栽杏五株，轻者一株，如此数年，得十万株，郁然成林……奉每年货杏得谷，施以赈救贫乏"，"誉满杏林"因此成为称颂医术高明、医德高尚的成语典故。② 唐代孙思邈在论述大医精诚时直言："凡大医治病，必当安神定志，无欲无求，先发大慈恻隐之心，誓愿普救含灵之苦。"强调大医治病不仅需要有神志专一、心气平和的专业精神，更重要的是应当具有恻隐仁爱之心。"若有疾厄来求救者，不得问其贵贱贫富，长幼妍媸，怨亲善友，华夷愚智，普同一等，皆如至亲之想，亦不得瞻前顾后，自虑吉凶，护惜身命。""见彼苦恼，若己有之，深心凄怆，勿避险巇、昼夜、寒暑、饥渴、疲劳，一心赴救，无作功夫形迹之心……自古名贤治病，多用生命以济危急，虽曰贱畜贵人，至于爱命，人畜一也。损彼益己，物情同患，况于人乎！"，认为医者应当珍视生命，平等

① 彭红：《中国医患关系的历史嬗变与伦理思考》，《中州学刊》2007 年第 6 期。
② 王晓波：《我国和谐医患关系的建构》，西南交通大学出版社 2014 年版，第 19 页。

尊重地对待患者，尽心尽力地救治患者，并对患者施以同情，与患者共情。[①]元代享誉四方的名医朱震亨在为病人出诊时，始终以急病人之所急，不远百里，不畏风雪为病人诊治，史料记载："四方以疾迎候者无虚日，先生无不即往，虽雨雪载途，亦不为止。……虽百里之远弗惮也"，并告诫劝说其仆从："病者度刻如岁，而欲自逸耶？"进一步印证了古代医者以仁之心对待患者，对患者的关爱、体恤和同情。[②]

　　总体而言，中国古代医学名家以尊重生命、践行仁爱为行医价值取向，实际上就是中国古代以"仁"为核心的儒家思想，辅之以"道"为核心的道家思想、佛家"慈悲为怀"的观念在医学领域的集中体现。因此，古代医患关系受到儒家仁义道德的影响甚巨，医患关系，特别是医方在处理医患关系时表现出明显的儒家仁爱思想的特征。这种特征在儒家思想占据主流思想的古代中国，贯穿于医患关系始终。

　　在医学刚从巫术宗教中解放出来的春秋战国时期，医学发展水平不高，且不成建制体系。此时，医学与巫术往往混为一谈，且往往巫术占据更大优势。除了王室成员有职业医生为之诊病之外，总体而言巫术宗教往往占据着疾病治疗领域的主导地位。巫术往往导致治疗效果不佳，干扰了患者对正统医学的信任，此时医术是否高明就成了影响医患关系的重要因素，疗效是打消患者及其亲友疑虑的关键。患者倾向于信任医术高明的医生，医生的责任和患者的信任是良性医患关系建构的基础，在权贵患者主导下的春秋战国时期的医患关系，患者往往是处于优势的富贵之人，患者对医生的不信任往往是医患矛盾的导火索，也容易导致一些医生逃避医疗责任，《扁鹊见蔡桓公》《扁鹊见秦武王》等经典故事均说明了患者的不信任是医患冲突的根源。与此同时，古代医患关系也是一种交换关系，患者在请医生治病时会给予医生有形的酬金，医生同时也会获得无形的名声、声誉等。然而，酬金超过患者支付能力与预期，医患双方认为彼此交换关系存在不对等的情况时有发生，从而产生患者认为医生"好利"，医生认为患者"重财"，彼此给双方造成不良形象，加剧医患关系冲突。[③]

　　与此同时，在以经验为主导的中国古代医学中，医方难以具有绝对的职业权威，患方并不屈服于医方，更多是看实际疗效。当疗效不佳或者令患者

① ［唐］孙思邈：《千金方》（上）（备急千金要方），吉林人民出版社 1994 年，第 2 页。
② 潘新丽：《传统医德思想探析》，《南昌大学学报》（人文社会科学版）2011 年第 4 期。
③ 吕金伟：《春秋战国时期医患关系初探》，《南都学坛》2017 年第 6 期。

心生不满时，医患双方极有可能产生冲突，甚至掌握着权势的患者伤医杀医事件也时有发生。《吕氏春秋·仲冬纪·至忠》记载了齐王请文挚治病，病愈却杀死文挚的故事，"齐王疾痏，使人之宋迎文挚，文挚至"，当"疾乃遂已"时，却"王大怒不说，将生烹文挚"，将文挚生煮于鼎中。一代神医华佗被曹操赐死的故事，同样是古代医患关系冲突的典型缩影。《三国志·华佗传》记载："后太祖亲理，得病笃重，使佗专视"，佗曰："此近难济，恒事攻治，可延岁月"，并以"当得家书，方欲暂还耳"，"到家，又辞以妻病，数乞期不反。太祖累书呼，犹不上道。太祖大怒，使人往检"，最终因为华佗不愿成为曹操专职医生而陷入"遂考竟佗"的境地，被曹操赐死。① 《资治通鉴》《旧唐书》等记载了唐懿宗李漼的掌上明珠同昌公主因病不治，最终迁怒诛杀众多医官的故事，"秋，八月，乙未，同昌公主薨。上痛悼不已，杀翰林医官韩宗劭等二十余人，悉收捕其亲族三百余人系京兆狱"（《资治通鉴·唐纪六十八》）。类似的医患关系冲突事件在史书中多有记载，不一而足。尽管史书记载可能有所偏误，但是仍然说明了古代医患关系确有冲突的一面。

史学中对古代医患关系的记载，主要散布于对王侯将相等权贵的事件之中，对民间的医患关系记载不多，而民间医患关系才是古代医患关系的主流。虽然医患冲突为古代医患关系画下了令后人警醒反思的一笔，但是医患冲突更多地表现在权贵患者和医生之间的冲突，这种冲突主要来源于医患双方的地位不对等和医学的局限性。古代上层社会普遍存在的试医、择医现象，说明了在关系权力不对等的情境下，权贵患者及其家属才是掌握医患关系主导权的一方。作为绝大多数的下层普通民众，却在医患关系中并不拥有与上层权贵一样的话语权。古代医学在市场竞争和患者主动的过程中，医者重视个体疗效和技术保密，医者在与下层民众接触的医患关系中往往占据主导。② 因此，在医者仁心、医者仁爱的行医宗旨影响下，医患冲突并不是古代医患关系的主要方面，医方和患方，特别和作为普通百姓的患方之间的和谐关系是古代医患关系的主流。

中国古代医学强调以人命至重、济世活人的生命观，对医患和谐达成了共识。中国最早的医学典籍之一的《黄帝内经》所言"天覆地载，万物悉备，莫贵于人"，唐代医学名家孙思邈亦指出"人命至重，有贵千金，一方济之，

① 吉丽君等：《中国古典文学作品中的医患关系》，《医学与哲学》2017 年第 8 期。
② 于康哲：《汉宋之间医患关系衍论——兼论罗伊·波特等人的医患关系价值观》，《清华大学学报》（哲学社会科学版）2014 年第 1 期。

德逾于此"，都强调了医者要把尊重患者的生命作为行医的重要准则。医方对生命的尊重和患方的惜生之道，为医方尽力救治患者、患方尊重医方和积极配合提供了共识，从而为促进医患和谐打下了价值基础。古代医学除了对医方的道德要求之外，同样强调患方的责任，即要求医者仁慈，患不猜鄙。宋代药物学家寇宗奭在《本草衍义》中指出："夫不可治者有六失：失于不审，失于不信，失于过时，失于不择医，失于不识病，失于不知药……非只医家之罪，亦病家之罪也。刻又医不慈仁，病者猜鄙，二理交驰，于病何益？由是言之，医者不可不慈仁，不慈仁则招祸。病者不可猜鄙，猜鄙则招祸。"这说明了在古代医学之中，医患双方和谐关系的构建离不开医者的仁慈、患者的信任。医者基于仁慈，进而衍生出普同一等、诚意正心、重义轻利的行医法则，在行为和态度上均对病家施以同情、尊重。"医者仁心"的道德信念、"术业专攻"的敬业精神、"普同一等"的服务态度成为古代医方处理医患关系的准则，"患不猜鄙"的信任则成为患方对待医方的基本要求，这共同构成了古代医患双方处世的重要基础，也造就了总体和谐的医患关系。①

从战国时期关于中华"医祖"扁鹊的《扁鹊见蔡桓公》《扁鹊见秦武王》等史学经典论述中，即可发现古代医患关系是一种直接的医患关系。古代社会无论是王公贵族还是平民百姓，由于社会流动性和地域封闭性、医疗资源的稀缺性等多种原因，医者与患者都相对直接且稳定。以经验为主导的古代医学，强调直观的观察和思辨，中医经典的"望闻问切"治疗之术，无不是医者直接面对患者进行诊治。在古代交通和经济不发达的客观环境中，直接的医患关系也促使医患关系具有相对稳定性。位于上层的权贵阶层往往有自己的专属医生，下层的普通民众主要依赖于周围十里八乡的有名望的少数医生。患者往往对医生给予信任，医者为了个人声誉也尽力救治患者，对其健康负责，进一步增强了医患关系的稳定性。② 医患关系的直接和稳定，促使医生与患者关系交往密切，彼此互动。医生既从疾病本身出发，又会关心患者的家庭、心理、社会背景等其他要素，患者对医生给予充分信任，和谐医患关系随即建立。

古代医患关系是直接的和稳定的，也推动了医患关系衍生出主动性和依

---

① 徐荣绘、刘燕：《中国古代医患和谐思想述略》，《辽宁医学院学报》（社会科学版）2015年第1期。

② 边林：《医患关系论——医患矛盾与冲突的医学人文社会科学思考》，河北人民出版社2018年版，第29－30页。

赖性。一方面，患者生病后，会主动地寻求医者帮助，依赖于医者的诊疗；另一方面，在直接稳定的医患关系中，医方秉持"医乃仁术""医者仁心"的职业准则，加之医者自身声誉依赖于对患者的治疗效果，往往医者也会主动关心患者的情况。《扁鹊见蔡桓公》《扁鹊见秦武王》等先秦关于医患关系的经典故事均告诫和教育患者在处理医患关系时需要主动为之，而不能讳疾忌医。《扁鹊见蔡桓公》中桓侯不听扁鹊"君有疾在腠理，不治将恐深"等反复告诫，而认为扁鹊"医之好治不病以为功"，说明了患者在医患关系中对医者的不信任，最终导致"桓侯体痛，使人索扁鹊，已逃秦矣。桓侯遂死"（《韩非子·喻老》）的结局，扁鹊劝说蔡桓公及时医治疾病的故事，告诫世人在处理医患关系时有病早治，主动尊重医方的重要性。《扁鹊见秦武王》曾述"医扁鹊见秦武王，武王示之病，扁鹊请除"（《战国策·秦策二》），"武王示之病"说明了在古代医患关系中，患者在求医过程中的主动性和依赖性，"扁鹊请除"则说明了医者的主动性。

二 中国近现代医患关系

近现代以来，随着医学技术本身的发展，以及西方医学的引入，中国医患关系除了延续古代医患关系的多数传统之外，也产生了许多新的变化。一方面，医方在医患关系中延续了"医乃仁术""医者仁心"的伦理准则，依旧将这种价值取向奉为圭臬；另一方面，由西方医学主导技术性要素在医患关系中越来越占据主导地位，医疗领域的市场化改革影响下的医患关系中经济理性愈发明显，推动了近现代医患关系的技术化、理性化和复杂化，表现出与传统中国社会医患关系诸多不一样的特点。

随着古代社会经验医学向近现代技术医学的转变，医患关系逐渐由以经验医学为主导转向了以技术医学为主导，医患关系呈现出明显的技术化特征。以生物学、化学、物理学为基础的近现代医学，技术是其核心。医学在技术的作用下，患者和疾病相分离，患者的自然人属性得以不断放大，但作为社会人的属性被弱化。古代医患关系的直接性和依赖性被消解，技术成为医生和患者关系的连接桥梁。医生眼中的患者被异化成技术主导下的一系列生物化学指标，而不是具有复杂因素围绕的社会人，患者的社会、心理需求往往被忽视。由于医疗过程技术环节的细分，许多医务人员直接面对的不再是活生生的人，而只是单纯的技术性问题。最终导致传统古代医学要求的"仁爱"精神弱化，主导传统医患关系的道德伦理被单纯的技术性因素所冲击。

市场虽然导致了古代中医技术传承的保密性，但是对于促使医者珍惜声誉、尽心行医具有积极效应，在医患关系中具有一定的调节作用。近现代以来，随着市场要素在医患关系中扮演着越来越重要的角色，特别是在市场经济思维主导下，医疗资源逐渐通过市场要素进行配置，医患关系表现出明显的市场化特征。一方面，市场在促进医患关系和谐中能够发挥一定的积极作用。古代由于医疗资源本身的稀缺性，医疗资源的分配主要受权势和地域交通等要素的影响，市场并不起决定性作用。近现代以来，随着医疗资源流通外在条件的便利，医疗资源可以充分地受到市场配置。同样在市场的引导下，医疗相关技术的研发突飞猛进，医学技术水平不断进步。这对于通过市场手段，把医疗资源配置到需要的地方，以更好的技术服务于患者具有积极作用，也可以缓解由医疗资源紧张和医疗技术落后导致的医患关系紧张。另一方面，市场也会导致医患关系过度经济理性，产生医疗资源的两极分化和"马太效应"，以及医者逐利、患者重财、医患互不信任的情形，从而为医患关系紧张埋下隐患。

在市场思维影响下，医患关系更加具有工具理性特征，金钱成为医患双方博弈和衡量彼此的重要变量。医方为患方诊疗时，会将患者的疾病标签为多少钱可以治好，按照多少钱、多少疗效的经济规则进行计算；患方同样会对治疗患者疾病需要多少费用进行衡量。在经济理性主导下，医方和患方甚至会围绕是否尽全力救或者不救、治或者不治进行选择。医疗市场化改革后，大量私立医疗机构出现，以企业化运营的思路，表现出明显的逐利特征，少数医疗机构为了牟利不择手段，侵犯患方利益，加剧了医患关系紧张。不少患者由于经济压力，无法获得优质的医疗资源，甚至放弃治疗。在医疗领域市场化进程中，道德情感逐渐弱化，工具理性越来越成为影响医患关系的重要变量。

在技术和市场的双重冲击下，道德情感伦理在调节医患关系中的作用越来越弱。为了弥补医患关系中道德调节的弱化，运用法治的制度化手段对医患关系进行规定成为必然选择。一方面，工具理性主导下的医患关系，医患双方容易为了自身利益和规避风险，产生越轨行为和消极行动的现象。法治作为调节社会关系的底线保障，对于防止医患关系中的越轨行为和消极行动具有基础性作用。另一方面，法治化是社会发展的必然趋势，运用法治手段对医患关系进行规定和调节具有必然性。近现代以来，随着法治的不断健全和推进，民众法治意识的持续提高，以法治为底线和规则开展社会治理，处理社会关系逐渐成为社会各界的共识。医患关系作为一种重要的社会关系，涉及面广，社会关注度高，必然需要在法治框架下运行。法治化成为近现代医患关系的主要特征。

近现代以来，经济、政治、社会、文化快速发展，特别是改革开放以后，我国经济建设取得举世瞩目的成就，社会建设不断突飞猛进，文化建设持续繁荣发展，推动了整个社会的复杂化和多元化。医患关系作为内置于社会大环境下的社会关系，在内部因素和外部环境的共同作用下，古代传统的直接稳定的医患关系被打破，医患关系呈现出复杂化和多元化。医患关系演变出了不同的类型，分布于不同的环节，并受社会各种外部因素影响。医患关系的主体不再局限于医方和患方，还包括相关的政府部门、社会团体等。医患关系类型不再局限于传统的和谐和冲突、亲密和疏远、主动和依赖等主要类型，还可以细分为技术型医患关系、非技术型医患关系、合作型医患关系、冲突型医患关系、医患法律关系、医患合同关系、医患理性关系、医患情感关系等多种类型。医患关系的环节不再局限于单一的诊疗过程，还包括医疗资源配置、医疗配套服务、医药检测检验、医务人员管理、医疗保障体系建设等诸多环节。

三 西方医患关系演变

由于理论基础、治疗方式、哲学源流等方面的差异，国内对医学的划分通常会被分为中医和西医。因为同样的原因，中医和西医在处理医患关系时具有一定的差异性，表现出不同的关系特征。

尽管西方医学最初也源于宗教和神学，但是在文艺复兴之后，以具有现代意义的解剖学、生物学、化学为基础的西方医学逐渐占据主流。西方医学不再局限于神学和哲学，理性思维渐渐成为西方医学的核心。在医学理性的主导下，医患关系的理性色彩较为浓厚。

西方医学在宗教和神学的影响下，理性与非理性的因素相互交织。在福柯（Michel Fucault）的《疯癫与文明—理性时代的疯癫史》论述古典时期的医生与病人中就可窥见一二。福柯认为，医院的主要宗旨是隔离或者"教养"，治疗疯癫的方法在医院并未推行。对疯癫治疗的目的是医治整个人，疯人的身体被视为明显而确实的疾病显现部位，由此产生了物理疗法，但是其意义则借鉴自关于肉体的道德观念和道德疗法。物理疗法包括了强固法、清洗法、浸泡法、运动调节法，强固法的依据是扶持精神元气，清洗法主要目的在于清除体内的不利因素，浸泡法是为了净化身体，运动调节法是为了实现体内平衡。这些物理疗法既具有一定的生物学理性的因素，又具有道德伦理的影响。道德疗法或者心理疗法包括唤醒法、戏剧表演法、返璞归真法。道德疗法认为采用或者拒绝一个伦理原则会直接改变人的机体运作过程，对伦理道德的越轨是导致其疯癫的原因。在道德疗法中，让病人服用苦药，并不一定具有生理学意义，只是因为心灵或者肉体需要清洗。因此，古典时期的西方医学在一定程度上具有理性的启蒙因素，认为疯癫就是非理性，医生应当让病人回归理性，同时又具有宗教学、神学的色彩，充斥着非理性的内容。[①] 在这种医学哲学思想的指导下，古典时期的西方医患关系也表现出理性和非理性共存的特征。医生对待病人既可能工具理性地将对方视为一个纯粹的自然肉体，冰冷甚至暴力地对待病人，也可能非理性地将其视为伦理道德的暂时偏离，以道德教化的方式让其回归正常。

文艺复兴和启蒙运动之后，特别是以追求理性为核心思想的启蒙运动之后，西方社会对理性的推崇达到阶段性的历史高峰，天文学、物理学、化学、社会科学均取得突破性进展。在启蒙运动的影响下，西方医学尽管落后于同一时期的天文学和物理学所取得的跨越式成就，但是医学也逐渐从宗教和神学中祛魅，以化学、解剖学、生理学为基础的现代西方医学的早期形态逐步形成，迈入了以理性为主导的西方现代医学的大门。[②] 在社会理性和医学理性风靡整个社会的作用下，医患关系理性化特征愈加明显。医生对待病人，往往从科学理性和技术性角度将患者视为一种病态的存在，从而采取技术性的手段对待患者，忽略患者作为具有社会属性的人。来自启蒙运动的理性对西方医学和医患关系的影响延续至今，促使了西方医患关系具有明显的理性色彩。

以卢梭《社会契约论》为代表的契约精神深深地影响着西方世界，契约理性渗透到了西方社会的方方面面，影响着西方医患关系的发展和走向。在医患关系中，契约精神强调对病人和医生权利的界定，并要求运用制度性或者法律手段进行明确和规定。近现代以来，契约关系在西方医患关系中更是处于重要的中心位置。医生对待患者、患者对待医生均需要按照契约合同规定，并由契约和法律规范调节。在资本主义经济社会形态的契约精神综合作用下，西方医患关系被置于市场经济和法治调节的规则框架之中。医患双方

---

① ［法］福柯：《疯癫与文明》，生活·读书·新知三联书店出版社 2012 年版，第 152－185 页。

② 翟宇：《现代理性的成长：科学革命与启蒙运动》，长春出版社 2010 年版，第 129 页。

需要履行医患关系契约中的要求，不管这种契约是直接的合同，还是间接的法律规定，抑或是社会约定俗成的责任和义务。例如，医务执业人员需要经过严格的考试，接受政府和行业监管，并在法律框架和行业规范中开展医疗实践，以确保给予患者医疗服务的质量，这是医务人员的责任和义务，同时具有获得相应劳动报酬的权利。患者需要遵守就医过程中的基本道德准则，给予医方相应报酬，应用法律和规则处理医患矛盾等。

与此同时，职业伦理一直贯穿于西方医患关系的演变历程。医生在古代西方通常被认为是神圣的职业，需要具有较高的道德水准，遵守相应的职业伦理。"西医之父"希波克拉底所留下且被传颂和影响至今的《希波克拉底誓言》就是对医生职业伦理的经典诠释。誓言指出："我愿尽余之能力与判断力所及，遵守为病家谋利益之信条，并检束一切堕落及害人行为，我不得将危害药品给予他人，并不作此项之指导，虽然人请求亦必不与之。……无论至于何处，遇男或女，贵人及奴婢，我之唯一目的，为病家谋幸福，并检点吾身，不做各种害人及恶劣行为……凡我所见所闻，无论有无业务关系，我认为应守秘密者，我愿保守秘密。"该誓言较为全面地说明了西方医学对医生职业伦理，以及蕴含的医患关系伦理的职业操守。古罗马著名医学家盖伦指出："我将全部时间用在行医上，整天思考它"，阿拉伯医学家迈蒙斯《祷文》中指出："无分爱与憎，不问富与贫。凡诸疾病者，一视如同仁"[1]。近现代以来，西方医学对医患关系的思考同样具有明显的职业伦理倾向。著名生命伦理学家汤姆·比彻姆和詹姆士·邱卓思合著的堪称"圣经级"的书籍《生命医学伦理原则》中就指出，医学伦理应当具有四个中层的道德原则，即不伤害原则、施益原则、公平原则、尊重自主原则，强调这些原则应当成为医学相关执业人员的道德行为准则，是医学实践中处理医患关系应当遵守的基本应用伦理。[2]

第三节　中国式医患关系的现状与特点

医患关系是政治经济社会文化共同作用的结果，既具有厚重的历史文化烙印，又受到当代各种社会性因素的影响。中国历史文化源远流长，中国医

① 王晓波：《我国和谐医患关系的建构》，西南交通大学出版社 2014 年版，第 19 页。
② 陈琼霞：《西方生命医学伦理"施益原则"与当代儒家生命伦理"仁爱原则"之对话》，《现代哲学》2017 年第 5 期。

学纵贯古今。中国医学在国家现代化和中西方医学交流碰撞的历史进程中，展现出诸多新的特点。在此背景下，分析中国式医患关系的现状、特点，以及医疗改革事业的发展为医患关系带来了的改变，可以为医患关系的伦理构建提供经验和启示。

一 从传统情感到现代理性

不管是传统中国社会的医患关系，还是近现代社会以来中国的医患关系，医患总体和谐都是医患关系的主流。首先，受传统医者仁心职业道德伦理的影响，按照以仁爱为核心价值理念行医占据了医务人员中的绝大多数。在医者仁心的作用下，医务人员对待患者往往施以仁心，从而为医患关系和谐奠定了基础。其次，随着近现代以来法律制度和行业规范的完善，医患关系和谐具有了外部制度支撑。法律制度对医患双方在医疗过程中的不可为的行为进行了明确规定，对医患双方的越轨行为进行打击，为医患双方在法律制度框架范围内行使权利和履行义务提供了底层保障，也为防止医患关系冲突给予了底线支撑。最后，医患双方和谐关系的外部整体环境趋势性向好。在此背景下，和谐占据了中国式医患关系的主流。

尽管医患关系总体和谐，但是由于医患关系的复杂性，矛盾冲突依旧客观存在于医患关系之中。首先，医疗技术的有限性决定了医疗水平和医疗服务永远无法让所有患者满意。医疗技术并非万能，生老病死亦是生物规律使然。当患方难以接受医疗技术无法达到使其满意的结果时，医患关系紧张冲突难以避免。其次，市场化的医疗改革在一定程度上加剧了医患关系的紧张。医院的市场化改革和经济绩效考核，造成了医方道德伦理和经济理性的张力，也为患方对医方的不信任埋下了伏笔。再次，医患矛盾关系外溢，往往会将医患冲突扩大化和复杂化。随着以社交媒体为代表的网络舆情的发展，医患关系往往成为社会关注的痛点和焦点，将医患关系的显著性信息，特别是负面的显著性信息放大，从而形成医患关系不良的社会氛围和复杂的社会外部环境，加剧医患关系紧张。最后，无论是道德伦理的软约束还是制度规范的硬约束，都无法完全杜绝医患双方个别越轨行为的发生。例如，医方职业贪腐、收受贿赂、过度医疗，患方暴力伤医、"医闹"等事件时常见诸报端，难以完全杜绝，进一步加剧了医患双方的不信任，促使医患关系紧张。

情感是医患关系的核心要素，"医者有情"是传统中国式医患关系的显著特征。近现代以来，在中西医学交融互动、市场经济、风险社会的多重冲击下，技术、利益和风险分配的逻辑成为主导医患关系的重要方面，促使医患关系中的情感渐弱。首先，随着医疗技术的发展，特别是西方医学技术的引入，医患关系受技术性因素影响越来越明显，促使情感渐渐消失在繁杂的技术环节和指标之中。医疗技术的发展，促进医患关系被分解到问诊、检查、化验、治疗等多个技术环节，传统的医生和患者直接的关系转换为由技术作为中介的间接关系。患者在处理医患关系时，不仅仅是面对医生这一主体，而是面临由技术分解的整个医疗体系。医务人员在处理患者时，也不再面对具有社会属性的人，更多的是冰冷的技术指标。医方无法为患者过多地倾注情感，患者也难以在医患关系中融入情感。因此，医患关系中技术的强势入驻，迫使情感在医患关系中渐渐消退。

其次，在市场经济环境下的工具理性和经济理性的盛行，进一步推动了医患关系中的情感退场。随着中国市场经济体制改革的全面推进，医疗市场化改革全面施行，医疗机构和医务人员经济属性更加突显，创收和绩效考核成为医疗机构发展和医务人员工作的重要组成部分。当经济理性占据医方主导思维时，患者一定程度上就成了医方创收的工具。医疗机构为了创收而开设的挤占有限医疗资源的"豪华病房"，与人满为患的普通门诊同时存在。医院根据经济能力和支付意愿设置不同的诊疗方案、提供不同的诊疗服务，直接将消费主义思想带入医患关系，刺激了医患关系的情感让位于经济理性。患方在经济理性的影响下，会将花销作为就医主要考量因素，希望以尽可能低的付出获得优质的医疗服务。医患双方的经济理性与道德伦理形成张力，将医患关系转换为由工具理性主导的创收和消费的关系，医患双方的情感因此受到冲击。

最后，在风险社会规避风险行为逻辑下，情感在医患关系中式微。德国社会学家乌尔里希·贝克（Ulrich Beck）认为随着人类社会的发展，特别是工业社会的来临，风险社会成为社会共识。在风险社会的主导下，人类社会的运作由风险分配的逻辑所主导，其核心就是如何规避风险。风险规避逻辑在医患关系中同样适用。近现代以来，越来越多的风险被嵌入医患关系之中。医方为了规避患方质疑和与之发生纠纷的风险，尽可能地让患方知情同意；患方为了规避对医方技术和道德的信任风险，尽可能前往信誉好的大型医疗机构就医，并采取多方打听和求证的策略。在风险社会的逻辑主导下，医患双方为了降低对自身的风险，而采取对双方不信任的策略，不敢或者不愿将情感要素融入医患关系，迫使传统医患关系中的情感渐衰。

二　医患伦理的解构与建构

中国式医患关系除了具备医患关系的一般特征以外，还由于特殊的政治、经济、社会、文化环境，具有其独特的一面。在中国医患关系发展史上，传统的医患关系模式依旧对近现代医患关系具有深刻影响，但是随着经济社会和医学本身的发展，传统医患关系中的感性因素逐渐减少，具有现代性的理性崛起。医患关系表现出解构与建构交织、稳定与变迁同在、理性与感性互构、信任与怀疑相伴的特点。

传统医患关系在经济社会发展、文化观念变迁的冲击下不断解体，由技术、市场、风险、制度主导的新型医患关系持续建构。首先，医患关系伦理的解构与建构。主导中国传统社会医患关系的道德伦理，受近现代以来医疗外部环境和内部情境变化而逐渐消解，让渡于工具理性、技术要素、制度规范和契约规则。医患关系中的道德、情感逐渐弱化，取而代之的是繁杂的技术环节、规避风险的严密制度规范和操作程序、互不信任的利益博弈。其次，医务人员职业内涵的解构与建构。传统中国社会对医生职业内涵的界定具有救死扶伤、医者仁心、大医精诚等积极评价，医生往往被贴上仁医、国士、良医的高尚职业标签。但是近现代以来，医疗机构在市场化的冲击下，逐利动机不断强化，导致唯利是图、嫌贫爱富等负面评价部分出现在社会对医务人员职业和医疗行业的评价之中，庸医、贪医等职业标签时常出现在公众视野。最后，患者形象的解构与建构。在社会与患者对医务人员职业内涵进行解构与建构的同时，患者形象同样被医务人员解构与建构。传统社会中患者总体来说是尊医爱医信医的形象，但这种形象在近现代医患冲突事件频发，特别是在"医闹"等事件的冲击下，患者形象也被重新定义，加入了多疑、惜财、逐利等负面标签。

中国式医患关系历史悠久，在长期的历史文化积淀中，医患关系表现出较大程度的稳定性。与此同时，在现代理性、技术进步、市场经济的冲击下，医患关系逐渐发生变迁。一方面，医患关系状态总体稳定。由于中国社会文化环境总体来说长期稳定，医患关系的外部社会文化环境变化缓慢，关于医患关系的道德伦理和价值观念一旦形成，往往不易改变，影响医患关系的医疗技术和服务水平的提升同样是一个缓慢的过程。因此，长期以来，不管是医患关系本身的状态和特征，还是调节医患关系的道德伦理、价值观念和医疗技术都具有一定的稳定性。另一方面，医患关系随着时代的变迁而不断演化。医患关系作为一种重要的社会关系，受外部社会文化环境和内部自身演化的影响。中国社会的变迁既有长期稳定的时期，也有急剧变迁的年代，文化观念和伦理道德均会随之发生改变。特别是近现代以来，西方医学理性的引入，中国市场经济的腾飞，迅速增强了技术、制度、利益等因素对医患关系的作用，传统的医患伦理道德亦受到挑战，医患关系的状态和特征，医患关系的影响因素持续变迁。

理性与情感是调节医患关系的思想基础，左右着中国式医患关系的发展和走向。理性与情感在中国医患关系的发展历程中扮演着重要角色，理性与情感的对立统一和相互作用成为中国式医患关系的重要特征。一是传统医患关系中情感居于核心。情感在以仁爱为核心价值理念的传统医患关系中不可或缺，医者有情、医者仁心等源远流长的传统观念说明了情感在医患关系中的重要作用。二是近现代医患关系中理性的强势崛起与情感的渐行渐衰，迫使情感在医患关系中让位于理性。近现代以来，情感对医患关系的调节作用的负面效应逐渐显现，医患关系的情感过载、道德捆绑、共情疲劳，以及情感对医患越轨行为约束的无力等问题有所显现，促使情感在医患关系中的地位和作用饱受争议。因此，以理性为基础的技术、制度、规范、利益、风险等医患关系逐渐占据主流。三是理性与情感趋于融合。由理性主导的医患关系同样带来了许多负面的效应，致使医患关系变成一种风险和利益博弈的关系，消费主义、虚无主义、功利主义侵蚀着医患关系的健康，医患信任和道德伦理崩塌。医患关系陷入表面看似和谐，实则心理距离遥远，医患缺少温情，相互提防的状态。在这种情况下，社会各界和医患双方再度渴望和呼吁医患关系中情感的回归。

三 医改的重要作用

新中国成立之初，面对百废待兴的国情，医疗基础薄弱。为了更好地推动医疗卫生事业发展，我国不断进行医疗卫生改革的艰辛探索。这一系列改革措施的落地推动了医疗卫生事业的长足发展，但依旧面临诸多难题。改革作为基础性的制度设计，是引导医疗卫生事业发展的动力来源。医疗卫生改革对于医疗资源分配、医疗技术水平提升、医药市场健康发展、医疗保障体系等与医患关系息息相关的要素均具有重要作用，重塑着医患关系中的情感与理性，深深影响着医患关系的发展和走向。总体而言，分为三个阶段。

第一阶段，计划经济时期的医改。新中国成立之初，尽管受制于国家整体社会生产力水平低下的影响，但是通过政府的统一规划和投入，医疗卫生事业总体上取得了显著成就。城市建立了市、区两级医院加街道诊所，农村建立了县医院、乡（镇）卫生院和村卫生室的三级诊疗体系。各类医疗卫生机构的服务目标和定位就是提高公众健康水平，不以营利为目的。医疗卫生机构主体为政府部门直接创办或者城乡集体经济所有的公立机构，医疗机构通过计划经济管理投入资金，提供卫生服务收入，这些和医务人员的经济利益没有关系。虽然在计划经济时期，由政府计划管理主导的医疗卫生体制依旧存在运转效率不高，医务人员积极性不强，城镇公费医疗、劳保医疗和农村合作医疗导致资源浪费与互济功能不足等问题，但是计划经济时代对医疗机构公益性的强调和公共投入，确保了绝大部分居民能够病有所医。①

计划经济时期的医疗改革，确切地说是医疗卫生体制和医疗保障体系从无到有的过程。这一过程以政府的主导和投入为基础，坚持医疗卫生事业公益性的原则，以提升公众健康水平为目标，确保了医疗卫生体系运转的公益性。在政府投入和公益性目标的双重结构之上，医疗机构和医务人员没有直接创收的压力和任务，其收入也不与患者支付费用关联。因此，在计划经济时代，尽管面临医疗资源紧缺和医疗技术落后的困境，但是医患关系中医者尽其心救治患者，患方亦不会因为费用问题质疑医方。医患双方的经济利益彼此分离，对于医患双方的相互信任具有积极作用，医患关系总体较为和谐。

第二阶段，改革开放后医改的艰辛探索。改革开放后，我国在推动医疗卫生改革方面进行了探索，新型农村合作医疗和城镇居民基本医疗保障逐步建立，医疗卫生改革成效明显。与此同时，在市场经济浪潮下，为了提升医疗卫生服务的效率，开启了市场化的医疗卫生事业改革。市场化医疗卫生改革极大提升了医疗机构的积极性和服务效率，为推动医疗卫生服务质量和技术水平提升、增加医疗资源供给发挥了不可磨灭的积极作用。然而，市场经济逐利的负面效应在医疗卫生领域同样难以避免，对医患关系也造成了不可逆的损害。2005 年以来，由于市场化医疗改革，人民群众对医疗健康需求增长等多重因素共同作用下导致的"看病贵、看病难"问题成为中国主要的社会问题之一，医疗卫生体制改革成为民生事业改革与发展的主要挑战之一。②为了规避市场化医疗卫生改革带来的弊端，又希望保留其应有优势，社会各界对医疗改革的方向开展了大量的理论争辩和实践探索。2006 年，我国确立

---

① 葛延风等：《中国医改：问题·根源·出路》，中国发展出版社 2007 年版，第 2－4 页。
② 顾昕：《民生中国·新医改的公益性路径》，云南教育出版社 2013 年版，第 1 页。

了"政府主导"的指导原则，成为医改的转折点。这一方向性原则的确立，既是对之前 20 多年医疗改革经验教训的总结，也是解决当时社会矛盾的现实需要。2006 年，对宿迁医改模式的褒贬不一，医疗体制模式的如何选择，"全民医保"可行性的争论此起彼伏，平价医院、社区医疗、新农合等医疗改革措施的试点为新一轮医改开展了先期尝试。① 2009 年 4 月，为了有效减轻居民就医费用负担，切实缓解"看病难、看病贵"的目标，《中共中央国务院关于深化医药体制改革的意见》颁布，《医药卫生体制改革近期重点实施方案（2009—2011）》也随后出台，成为新一轮医疗卫生改革的标志，被社会各界称为"新医改"。

"新医改"再次明确了坚持公共医疗卫生的公益性质，强调坚持以人为本，把维护人民健康权益放在第一位；坚持立足国情，建立中国特色医药卫生体制；坚持公平与效率统一，政府主导与发挥市场机制作用相结合；坚持统筹兼顾，把解决当前突出问题与完善制度体系结合起来的基本原则。新医改强化公共医疗卫生的公益性，促进公平公正的同时，注重发挥市场机制作用。新医改采取建立健全公共卫生服务体系、医疗服务体系、医疗保障体系、药品供应保障体系，建立覆盖城乡居民的基本医疗卫生制度，保障医药卫生体系有效规范运转等举措，在兼顾医疗服务效率的同时，强化医疗卫生服务的公益性。这说明了医疗卫生改革针对市场化改革的重新审视和反思，是针对影响医患关系和谐的"看病难、看病贵"症结的纠偏。新医改系列措施的落地，有力推动了医疗卫生服务体系运转效率的提升，强化了医疗保障体系能力，增强了人民群众的获得感，对缓和由"看病难、看病贵"而导致的医患关系紧张具有积极作用。然而，面对人民群众对医疗卫生服务的急剧增长，完全依靠政府主导，会面临医疗资源供需能力矛盾和效率不优的问题；完全依靠市场主导，则会面临医疗资源供需错位，医疗卫生公益性目标背离。医疗资源的供需矛盾、供需错位都会为和谐医患关系构建造成负面影响。与此同时，医疗卫生服务能力的增长是一个缓慢的过程，医疗卫生改革亦不可能一蹴而就。新医改为强调医疗卫生的公益性，缓和医患关系紧张具有积极作用，但也没有完全解决"看病难、看病贵"等基础性问题，难以彻底消除医患关系紧张的潜在因素。

第三阶段，党的十八大以来医改的深入推进。党的十八大以后，为进一

---

① 李玲、江宇：《2006：我国医改的转折点》，《中国卫生经济》2007 年第 4 期。

步提升人民群众的健康水平和获得感，党中央、国务院将医药卫生体制改革纳入国家全面深化改革的大局之中。2013 年，党的十八届三中全会审议通过的《中共中央关于全面深化改革若干重大问题的决定》明确指出要深化医药卫生体制改革，统筹推进医疗保障、医疗服务、公共卫生、药品供应、监管体制综合改革。深化对基层医疗卫生机构、城乡基层医疗卫生服务的改革。对公立医院改革要求落实政府责任，建立科学的医疗绩效评价机制和适应行业特点的人才培养、人事薪酬制度。同时指出，要完善合理分级诊疗模式，促进优质医疗资源纵向流动，加强区域公共卫生服务资源整合，取消以药补医，理顺医药价格，建立科学补偿机制。健全全民医保体系，加快健全重特大疾病医疗保险和救助制度。党的十九大报告在实施健康中国战略部分，提出深化医药卫生体制改革，全面建立中国特色基本医疗卫生制度、医疗保障制度和优质高效的医疗卫生服务体系，健全现代医院管理制度。加强基层医疗卫生服务体系和全科医生队伍建设。全面取消以药养医，健全药品供应保障制度。

为深化医药卫生体制改革落地落实，完善药品价格形成机制，国务院于 2019 年 1 月印发了《国家组织药品集中采购和使用试点方案的通知》，对药品开展试点集中采购，并以此为基础逐渐在全国铺开。国家或者区域以药品的"带量采购＋集合竞价"方式，将药品由卖方市场定价的主动权，转向了由政府主导的买方定价主动权，极大地推动了药品价格的下降，为防止医药中的暴利、推动医药分离、减轻患者负担具有重要作用，为解决"看病贵"的难题提供了有效解决方案。带量采购药品的模式充分应用了计划经济与市场经济相结合的思维，规避了计划经济低效和市场经济过度逐利的负面效应，为打破"看病贵"的魔咒找到了突破口。总体而言，党的十八大以来，国家层面对医疗卫生体制的改革，特别是对医疗卫生领域市场作用和政府调节的再次平衡，对公平和效率兼顾，加大医疗保障体系建设力度系列改革措施，对于保障人人病有所医，切实增强人民群众的获得感具有积极作用，为构建和谐医患关系提供了有力的外部支撑。

值得注意的是，医疗市场和医疗服务始终在医疗改革中扮演着重要角色。医疗的公共性决定了医疗改革不能走绝对市场化的道路。市场要素进入医疗领域引发的负效应饱受诟病，功利主义、消费主义、价值虚无主义等现象不断侵蚀中国医疗的健康发展，成为医患关系紧张的重要来源。医疗市场是一个不完全竞争的市场，加上医患双方在技术上的不对等，过度的市场化极可能产生医患关系的工具理性主义，导致经济学意义上的市场竞争的失效。

首先，由于医患双方处于医疗技术事实上的绝对不平等，市场化可能导致患者付出巨大成本，却无法获得相应的医疗服务，导致医患关系紧张。例如，2016 年震惊全国的"魏则西事件"，由于患者魏则西家属在网络平台上搜索治疗医院，被引导至民营医疗机构，花费甚多后治疗无效去世，引起了公众对逐利性强的网络搜索平台进行医疗机构的广告竞价排名和导流、民营医疗机构疑似夸大宣传的大力声讨。"魏则西事件"真正的根源就是资本逻辑的盛行，资本和资本、资本和技术相互合谋，以资本和技术上的绝对优势绑架了正义，在制度正义缺场的情况下，引起了社会对民营资本过度逐利的不满，激化了社会矛盾。① 医疗卫生领域本身技术要素密集，医患双方处于技术上不对等，当逐利资本进入医疗领域时，资本和技术的合谋往往会考验医方的道德伦理坚守和医疗卫生制度正义的有效性，必然影响医患关系的和谐。

其次，市场化的医方在逐利动机的影响下，冲击着传统道德伦理。医疗机构逐利过强，对医务人员的经济绩效考核，会造成经济利益与公益性、绩效指标与道德伦理的张力，从而影响医患关系和谐。民营医疗机构在短期利益刺激下，很可能保留利润丰厚的诊疗服务，对利润较差甚至亏本的疾病诊治没有兴趣，对成本高昂的医疗技术服务提升同样缺少动力。然而，不管医疗机构提供的诊疗服务是否营利，对患者来说却是不可或缺，甚至关系着其健康和生命。医疗技术服务的整体提升关系着整个医疗事业体系的健全、医疗卫生事业的长远发展。因此，绝对的市场化医疗改革必然为医患关系紧张埋下隐患。例如，江苏宿迁市为了提升医疗服务质量和效率，在 1999 年开始将本市的公立医院全部改制，全市所有乡镇以上公立医疗机构进行产权转换，变为股份制、混合所有制、个人独资等多种类型的民营机构，实行民有民营。宿迁改制的模式并没有有效解决市场垄断，医生、医院和患者之间信息不对称等问题，难以有效化解患者"看病难、看病贵"等难题，甚至被有的学者直言是不可行的。② 宿迁这一"卖光式"医改随即引起了社会各界的巨大争议，肯定者有之，反对者亦有之。批评者如北京大学中国经济研究中心医疗卫生改革课题组认为：宿迁医改违背社会和经济发展的客观规律，并没有解

① 王治东、马超：《再论资本逻辑视阈下的技术与正义——基于"魏则西事件"的分析》，《南京林业大学学报》（人文社会科学版）2016 年第 2 期。

② 王宁：《中国医疗卫生改革的出路——对江苏宿迁医改的反思》，《湖北社会科学》2007 年第 7 期。

决"看病贵"的问题；赞誉者如清华大学公共管理学院专家认为：宿迁医改为落后地区医改提供了宝贵经验。两家知名高校学者对宿迁医改的基本评价大相径庭。① 宿迁医改后期，也不乏批评反对的声音，事实也侧面证明了宿迁医改存在失误的一面。宿迁医改过后，民营医疗机构在利益的驱动下，并没有完全遵守医疗卫生服务公益性原则，医疗服务质量和水平受到当地公众和社会各界的争议。为此，宿迁市政府拟回购改制医疗机构，重新回归医院公立性质，却因为出售医院已成为企业的重要利润来源，难以获得企业的支持。2013 年开始重新建设公立的宿迁市第一人民医院，并在市内兴建多所公立医疗机构。

再次，患者治病并不能等同于理性消费。消费式的医患关系必然以损害整体医患关系和谐为代价。绝对的市场经济思维必然会对医疗卫生体系造成损害。医疗机构在市场经济中的"自由竞争"会造成无序医疗，从而产生乱办医、乱收费、乱开药、乱检查等问题，病人被当作"商品"倒卖，医疗机构分级分区诊疗机制被破坏，医疗资源向"有钱的"大城市集中，医疗卫生事业公有制属性受到冲击。② 从而造成"看病难、看病贵"的顽疾，导致医患关系紧张。一方面，医疗卫生服务不仅具有经济属性，更加具有公共品属性，剥离医疗卫生服务的公共品属性，必然冲击医患关系的和谐。在经济属性主导下的医患关系，患者如果愿意且能够付出足够的报酬，即可能获得高质量的服务，但是受制于医疗技术的有限性，也并不必然会促使医患关系和谐，甚至会加剧医患冲突。例如，患者付出了高昂成本，医疗效果却难以令其满意时，往往会质疑医疗机构的能力和诚信，造成医患冲突。更不用说当患者不愿意或无力支付费用时，在经济理性主导下的医患关系中，患方则更大可能遭受冷漠和歧视，医患更大概率上会面临冲突和压力。另一方面，在非对称性市场特征明显的医疗卫生领域，以消费和市场竞争的手段来解决医疗难题，往往会产生事与愿违的"市场失灵"现象。医疗市场化难以有效解决"看病难、看病贵"等问题，却容易带来医疗资源的贫富分化，大型医疗机构人满为患，小型医疗机构门可罗雀，处于社会底层的公众的基层医疗权益难以保障，社会优势阶层医疗资源浪费，"过度医疗"滋生等问题，进而产生"效率没有，公平丢了"的负面效应，从而加剧医患关系紧张。

---

① 李玲：《北大课题组宿迁医改调研报告》，《中国卫生》2007 年第 1 期。
② 张自宽：《论医改导向：不能走全面推向市场之路》，中国协和医科大学出版社 2006 年版，第 5 页。

最后，医疗市场化改革导致医患关系中的情感丢失。情感是医患关系的必备要素，是构建和谐医患关系的基石。由医疗市场化改革而来的工具理性主义、功利主义、消费主义、价值虚无主义等价值取向，越来越促使医患关系中情感与理性的冲突，道德与利益的对立，信任与风险的同在，经济效益与公共利益的失衡。在经济理性和工具理性的主导下，传统的医者仁心，患者尊医爱医的价值理念受到冲击，情感在医患关系中的调节作用让位于工具理性，导致医患关系中的情感渐行渐远。

总体来看，医疗卫生事业改革趋势性向好，对构建和谐医患关系产生了积极的作用。然而，医疗卫生事业改革进程中的部分内容和某些阶段，亦对医患关系的和谐构建造成了压力和冲击。当然，医疗卫生改革具有高度复杂性和时代性，效率与公平往往难以兼得，情感与理性通常无法彼此彰显。如何通过医疗卫生事业改革促进医患关系和谐，依旧考验着改革者的智慧。

综合本章对医患关系内涵与特征、中外医患关系发展历程和中国式医患关系的现状和特征的分析，可以发现医患关系本身具有复杂性和动态性。医患关系既受到理性色彩浓厚的制度规则、经济发展等要素的影响，又离不开道德伦理、价值追求等情感要素的作用。医患关系和谐有序与情理合一是古今中外和社会各界对医患关系的追求，也是医患关系的应然与理想。然而，由于在经济社会发展和医学技术的有限性等各种因素的综合影响下，医患纠纷依旧客观存在于现实之中。应然和理想的医患关系建构依旧任重道远。

第二章　医患纠纷：表现与实质

　　回溯医患关系发展简史，可以发现医患纠纷是与医患关系相伴而生的。纠纷作为关系的一种状态，是医患关系的基本维度。从古代医学诞生以来，医患纠纷就一直存在。尽管医患纠纷是一种客观存在，但是在价值层面上防止医患纠纷、追求医患和谐一直是古今世人所努力的方向。结合医患纠纷的典型案例，全面分析医患纠纷的内涵，明确医患纠纷的类型，抓住医患纠纷的特征，可以为剖析医患纠纷的深层原因提供参考。医患纠纷具有复杂性，既受个体性因素的影响，又受社会性因素和制度性因素的制约。医患纠纷既具有工具理性的利益博弈，又具有价值理性的情感交织。情感作为一种心理表达和行为动机，对于化解医患纠纷、推动医患关系中工具理性与价值理性的平衡具有积极意义。系统透视医患纠纷中的情感与理性，有助于寻找到医患纠纷中的情感要素，为缓解工具理性过度张扬而来的医患关系紧张提供支撑。

第一节　医患纠纷及特征

　　医患纠纷作为医患关系的一种紧张状态，其内部结构具有复杂性。从不同视角剖析医患关系的内涵，分析医患纠纷的类型和典型案例，总结医患纠纷的特征，可以更好地理解医患纠纷背后的发生机制、影响因素，以及医患纠纷中深层次的情感与理性。

一　何为医患纠纷

　　医患纠纷是医患关系的重要方面。虽然医患纠纷是医患关系中的一种客观存在状态，总体上具有不可避免性，但是尽最大可能预防和减少医患纠纷，是建构和谐医患关系的努力方向和必要选择。什么是医患纠纷？正如对医患关系的界定一样，不同学科或者研究者往往会给出不同的答案。

法学研究者从法律关系的视角出发，认为医患纠纷广义上讲是指医疗服务活动产生的所有医患争执，狭义上讲是特指医疗服务活动中产生的关于是否应当承担或者如何承担民事责任的医患争执。从法律责任出发，区分医患纠纷与医患之间的其他纠纷在于争执是否是在法律认可的医疗服务过程中产生的。例如，医务人员与患者之间因私人借贷产生的纠纷，或者医务人员与患者之间因恋爱关系而发生的纠纷，因为与医疗服务的法律责任无关，也无须医院等医方主体的替代责任作为担保，因此不属于医患纠纷。同时，无执业资格或者许可的医疗人员、医疗机构与患者之间产生的纠纷，也不在医患纠纷的范畴。例如，有人去做美容，遇到无医疗资质的美容机构做手术而产生纠纷，也不属于医患纠纷。此外，在法学研究者看来，如果只是道义上的争执，而不是民事责任上的争执，也不在医患纠纷之列。例如，医生对有的患者态度友好，对有的患者态度恶劣，而被患者质疑或者抱怨嫌贫爱富、没有医德产生的争执，在没有进一步上升到法律责任层面的争执时也不是医患纠纷。据此，从法律视角下，医患纠纷可以分为医疗纠纷和一般纠纷。医疗纠纷就是医疗行为中产生的民事责任争执，指向于是否存在医疗过失，从而追究医方民事责任，包括医疗侵权纠纷、医疗违约纠纷等，具体包括病因诊断、医疗检查、医疗修复等专业医疗过程产生的纠纷。一般纠纷则是诊疗服务一般行为中产生的医患纠纷，指向于双方一般行为是否存在过失，从而追究双方民事责任的争执，具体包括医疗服务态度、开具医学证明、医疗费用缴纳等一般行为中产生的医患纠纷。①

法学研究者对医患纠纷的界定更多的是结果导向的，即医患纠纷发生后如何界定和处理医患纠纷中的权利和责任，预防和打击医患纠纷中的失范行为。与法学研究的结果导向不同，伦理学从医患纠纷发生的原因出发，认为医患纠纷是医患伦理失范的外在表现。如果医患双方都严格遵守医患伦理，医者尽其心，以仁爱之心对待患者，患者会其意，能够理解信任医者，那么医患纠纷就失去了发生的土壤。正是因为医患关系中道德、情感、仁爱等伦理追求的丧失，才导致工具理性在医患关系中的张扬，为医患纠纷埋下种子。当然，相对于法律对医患纠纷处理的底线保障，医患伦理对避免医患纠纷具

---

① 陈一凡：《实用医患关系学》，中国政法大学出版社 2017 年版，第 211－212 页。

有更高的现实要求，即法治是保障，德治是基础。

有学者从患者认知满意视角出发，认为广义的医患纠纷是指病人及其亲属在因病就诊过程中与医疗机构及工作人员因矛盾而产生的分歧与争议。这种纠纷包括因为医患双方对诊疗护理行为认识不一致产生的纠纷，也包括对一些非诊疗护理行为所产生结果的认识不一致而引发的争议。狭义的医患纠纷就是患者对诊疗结果及其原因不满意而产生的争议。患者及家属对诊疗护理过程和结果不满意，认为医务人员在提供诊疗服务过程中存在过失，从而导致诊疗效果达不到预期，甚至加重，由此产生的矛盾和争议是医患纠纷的常见情况。①

根据医患关系紧张的强度，有学者认为医患纠纷是医患矛盾和医患冲突的中间地带。医患矛盾、医患纠纷和医患冲突是不同性质、状态与阶段的概念。医患矛盾在一定意义上本身就是对医患关系的表述，医患双方实质上就是一种矛盾关系，是医患关系的初始状态。医患矛盾的核心就是以医生为主体的医疗群体，和以患者为主体的患方群体之间的矛盾关系，两个群体围绕诊疗目标而形成的各种关系。这种矛盾关系是多维度、多层次、多领域的，在不同的阶段和情境中会表现出不同的状态。医患关系形成后，在具体实践中会产生不同的情形，既可能形成沟通合作的状态，医患矛盾得以解决，也可能产生分歧不断加大的状态，医患矛盾深化为医患纠纷，甚至医患冲突。从程度上讲，医患纠纷和医患冲突都是医患矛盾升级的不同阶段和状态，三种关系状态没有绝对的界限。医患矛盾、医患纠纷和医患冲突是一个动态的过程，在具体实践中应当防止医患矛盾深化为医患纠纷和医患冲突，将医患分歧遏制在矛盾的初级阶段，构建和谐的医患关系。②

尽管对医患纠纷的各种界定有所差异，但是可以发现其共通点，都是认为医患纠纷是医患双方关系的一种矛盾紧张和冲突状态，同时具有广义和狭义之分。从过程上讲，狭义医患纠纷主要是指医疗服务和诊疗过程中的医患关系紧张和矛盾冲突；从广义上看，医患纠纷包括了诊疗过程，以及前后相关环节导致的医患关系紧张和矛盾冲突。从程度上讲，狭义的医患纠纷就是医患关系矛盾的状态，这种状态介于医患矛盾和医患冲突之间；广义的医患纠纷则包括了医患矛盾、医患纠纷和医患冲突。本书采用广义的医患纠纷，

---

① 简海燕：《医患危机与媒体关系研究》，东南大学出版社 2014 年版，第 21 页。

② 边林：《医患关系论：医患矛盾与冲突的医学人文社会科学思考》，河北人民出版社 2018 年版，第 66 – 67 页。

即医患纠纷主要是指医患双方围绕医疗服务、患者救治，以及相关环节，而产生的医患双方的信任丢失、情感对立、利益错位，并由此导致的矛盾、纠纷和冲突，是医患关系紧张的直接外在表现。

二 医患纠纷类型及典型事件

医患纠纷从不同的维度可以划分为不同的类型。从程度上，可以划分为轻度医患纠纷、一般医患纠纷、严重医患纠纷。从责任界定上，可以划分为侵权责任医患纠纷、医疗违约纠纷、一般医患纠纷。从主体上，可以划分为患方主导型医患纠纷、医方主导型医患纠纷，或者个体性医患纠纷、群体性医患纠纷。从医患纠纷发生的直接原因和表象上，医患纠纷可以分为沟通理解型医患纠纷、功利型医患纠纷、风险规避型医患纠纷、宣泄报复型医患纠纷。从医患纠纷发生的深层性原因上，可以进一步分为个体性医患纠纷、制度性医患纠纷、社会性医患纠纷。虽然依据理论和现实，每一种划分视角不同，但是不管哪一种类型的划分，都离不开医方和患方两个主体的直接对立性，且不同划分方式往往会产生交叉和边界模糊。尽管由于医患纠纷发生的复杂性和过程性，任何一起医患纠纷都难以从直接归因上进行完全意义上的类型划分，但是为了更好地呈现不同类型医患纠纷的原因和特征，从医患纠纷发生的直接原因进行类型学解读依旧具有必要性。

其一，沟通理解型医患纠纷。沟通理解型医患纠纷主要是指因为医患双方沟通不到位，医方缺少同情和共情，医患双方的理解和预期以及生命价值观的差异，直接导致的医患争执和纠纷。尽管这种纠纷深层次原因可能来自医疗资源错配、医疗服务供给错位，导致的医患供需矛盾和医生工作量过载，医方用于单个患者的时间精力较少，但是其直接原因依旧是医患双方的沟通理解缺失或失败。

医患沟通是在医疗卫生保健工作中，医患双方围绕疾病、诊疗、健康及相关要素为主题，以医方为主导，通过全方位信息的多途径沟通交流，科学地指引患者接受诊疗，使医患双方达成共识，并由此建立信任合作关系的交流方式。中国历代医家都十分重视医患沟通，认为"上知天文、下知地理、中知人事"是成为优秀医生的必备素质，特别是"中知人事"，强调医方要将患者作为一个人来与之交流。按照医乃仁术、善待生命、善待病患、善待社会的行善原则，对生命珍重、对社会履行医学使命是医患沟通的基本原则。在沟通中将患者视为人加以尊重，以《大医精诚》所述的"夫为医之法，不得多语调笑，谈谑喧哗，道说是非、议论人物，炫耀声名，訾毁诸医，自矜己德"为守则，尊重患方的人格、隐私和选择。以"无分爱与憎，不问贫与富，凡诸疾病者，一视如同仁"为准则，实现沟通中的公正平等。更值得注意的是，在医患沟通中，需要坚持无伤原则，即沟通中应当避免语言不当、态度恶劣等对患方造成伤害。在此基础上，以真诚之心向患方传达医生的关切，以换位思考理解患者处境，以主动沟通建立信任，以详尽沟通推动诊疗，以谨慎沟通防止误解，以守法沟通明确权利和义务，均是医患沟通需要注意的基本原则。①

　　医患沟通对于构建和谐医患关系、减少医患纠纷具有重要影响。医患沟通不理想往往是医患纠纷产生的重要原因。医患关系中医患双方在专业上和地位上处于事实上的不平等，对专业的理解往往存在不对称现象，加之诊疗过程具有一定的动态性和不确定性，如果医方和患方沟通时间少、沟通不到位，患方所需要的信息医方不能及时告知，并让其充分理解，医方所需要的信息亦没有全面准确地掌握，往往导致医患双方对诊疗效果理解和预期产生差异，从而为医患纠纷埋下隐患。尤其是当医疗效果不尽如患方满意时，沟通不到位则更大可能促使医患纠纷的发生。医患双方沟通不到位，既有沟通技术和沟通经验的原因，也有医方是否对患方抱有同情或者共情的因素。患者及家属就医时往往处于焦虑、担心或者各种压力状态之下，患者受到疾病或者身体不适的折磨。正如某大学第三医院一位经历过失败抢救的医生所言："一次失败的抢救过后，家属为何谢你？又比如在几乎以不出医疗纠纷为一切工作要务的今天，把病人当'假想敌'，力求万事都做得天衣无缝，是否能在保护自己的同时，让病人满意？如果不能感受到你的用心与努力，谁又会真心感激；如果不事事设身处地为病人着想，想人所急、急人所急，医患双方又怎能毫无嫌隙地共同面对疾病。"② 如果医方只是把患者当作一系列技术指标的医学实践，而不是从同情或者更高级别的共情出发，倾听患者的难处，换位思考患方的不易，那么就可能塑造出冷漠的医方形象，以及缺乏对患者的社会家庭处境和疼痛的感受，从而造成医患双方互相缺少理解，产生医患纠纷。

　　2017 年，陕西榆林曾发生一起引起全国关注的产妇因为疼痛难忍跳楼的事件。一名产妇因为疼痛难忍，从医院产妇中心五楼跳下，抢救无效死亡。

---

① 余小萍：《医患沟通理论与实践》，中国中医药出版社 2016 年版，第 1、10 - 13 页。

② 中国医学论坛报社：《死亡如此多情》，中信出版社 2019 年版，第 187 页。

该事件的社会伦理、法律，特别是广受争议的医学中的知情同意制度问题，引起了社会舆情的普遍关注，在互联网上轰动一时。作为该事件的医方主体的医院认为，医方已经尽到了常规检查、家属签字同意，以及跳楼后及时尽力救助的义务，并且认为产妇跳楼是因为家属不同意签字剖腹产所致，因此并不负有法律意义上的医疗侵权责任。家属则认为，产妇跳楼的原因在于医院疏于管理和求助不力，而不是家属拒绝签字。后经卫生部门调查，结论认定医院在患者安全监护和管理上存在一定的失职，对事故的发生应承担一部分责任，并责成医院和患者家属就事故责任认定初步达成一致。在该事件之前，2007年北京同样发生过一起因为孕妇难产，丈夫拒绝在手术同意书上签字，导致手术延迟而最终致死的事件。类似事件的发生，引起了社会和学术界的巨大争议，特别是对医疗自主权与患者家属决定权、医院特殊干预权等的广泛讨论。① 虽然类似医患纠纷中具有深层次的法律和伦理问题，但是依旧不可回避医患沟通、医方同情和共情的问题。如果医方当时换位思考孕妇的疼痛，设身处地地同情孕妇，乃至于考虑到孕妇对疼痛感受的个体化差异，从而加强与患者家属的沟通，加强对孕妇的关怀监护，实现医患双方的理解，让患者家属在事件发生前充分理解孕妇疼痛的处境，也许就能减少一起悲剧的发生。

除了因为知情同意导致的沟通理解失败而引起的医患纠纷，还有在医患双方专业知识的鸿沟、相互不信任等因素共同作用下，导致医患沟通失败而发生的医患纠纷。2010年广东深圳发生了一起震惊一时、以罗生门模式呈现，且持续三年的"缝肛门"事件。一名产妇在生产后，其丈夫怀疑助产士嫌弃手术中送的红包太少，而缝掉产妇肛门，并与肛门处止血结扎联系起来，以为是报复行为。后经媒体的渲染式报道，特别是部分媒体秉持为弱者维权、反医疗腐败的先验立场，进一步放大了医患纠纷。后经官方调查，助产士并没有"缝肛门"，只是正常的在手术中处理止血的手段。法院判决患方赔偿助产士3万元。后经权威中央媒体调查，正是部分媒体偏颇的报道将这一事件推上了舆论风口。患者误认为助产士正常的多次查房是暗示索要红包，又嫌弃送的红包太少将肛门止血后退回了红包。这一事件引起了社会各界对医患共识、医患信任、医患共情的讨论，其背后的逻辑依旧是医患双方在基础信

---

① 余燕、黄胜开：《医疗自主权与患者家属决定权、医院特殊干预权的冲突与协调——以陕西榆林孕妇跳楼事件为视角》，《西部法学评论》2018年第1期。

任不够的情境下，产生的沟通理解的失败。①

此外，医患双方对生命观、健康观的价值取向是沟通理解型医患纠纷的来源。由于作为生物有机体的人的死亡具有不可避免性，在医疗技术有限性的作用下，不可能每个患者进入医院都能够实现健康恢复和生命挽回。在面对诸如恶性肿瘤等当下医疗技术手段无法治愈的疾病时，医生同样束手无策。然而，中国传统社会对死亡一向是比较忌讳的，公众对待死亡并不一定持有接受的态度，特别是在医院救治过程中的突然死亡，通常会激起患者家属的激烈情绪和强烈不满。

当患方认为患者的死亡或者健康损害是医方存在过错时，不管患方认为的过错是否真实存在，往往都会引起医患纠纷。当患者在医院中死亡，特别是突然死亡或者病情加重时，患方时常会以"好端端的人，怎么就没了呢？""明明是好的，怎么越治越严重了？""为什么钱花了人没了？"等口吻质疑医方。正如某中医院肿瘤科医生所述，她在抢救一位年轻的姑娘时，那位姑娘的父亲不断辱骂威胁着医生，最终导致抢救无效，患者父亲对抢救医生拳脚相加，所幸被周围人拉住。虽然最后医生收到了患者家属的道歉，也理解患者家属是"多么可怜的父母，女儿刚刚培养出来，却患上了绝症……他们剩下的人生也许只有无尽的痛苦，无法责怪这个可怜的父亲，他当时是那么害怕失去女儿"②。但是，这实际上是反映了家属在死亡价值观上的普遍性不接受，不愿意正面理性看待患者病情加重或者死亡的事实。尽管患者病情加重或者治疗过程中死亡，患方在情感上一时难以接受可以理解，医方应当给予患方情感和人文关怀，但是并不能因为不能正视死亡或者医疗技术的有限性，而罔顾客观事实依据、过度苛责医方，甚至以此为由进行"医闹"。因此，医患双方对生命观、健康观的价值取向差异，导致了医患双方无法互相理解，成为沟通理解型医患纠纷价值观的来源。

其二，功利型医患纠纷。功利型医患纠纷主要是医患双方为了谋取各自的利益，从而导致医患双方的利益对立，偏离诊疗服务和恢复患者健康的核心目标，医方将患方作为谋取利益的工具，以及患方在发生医疗争议时，为了谋取利益胁迫医方，从而导致医患双方发生纠纷。功利型医疗纠纷的深层原因既有制度性的医疗市场化改革、医保报销制度比例限制，也有市场经济背景下整个社会对物质的过度追求，导致的消费主义、价值虚无主义等思想

---

① 王一方：《临床医学人文纲要》，湖北科技出版社 2019 年版，第 57－59 页。
② 中国医学论坛报社：《死亡如此多情》，中信出版社 2019 年版，第 190－192 页。

的影响。一方面，在市场经济背景下，不管是作为市场经济主体的医疗机构，还是作为具体社会人的医务人员和患方，都具有谋取利益，或者减少利益损失的动机。另一方面，医保报销门槛和比例、医疗市场化改革的制度性因素，也从客观上推动了功利性因素在医患关系中的负面作用。在诸多因素的共同影响下，利益成为医患关系的纽带，也成为医患纠纷的重要来源。在医方逐利、患方惜财的利益双重对立下，产生了大量功利型医患纠纷。

功利型医患纠纷的直接表现就是"过度医疗""医闹"等现象。2014 年四川绵阳发生了全国关注的"走廊医生"事件，引起了社会各界对过度医疗的声讨和反思，也点燃了公众对过度医疗的不满情绪。"走廊医生"被公众视为唐·吉诃德式的、向过度医疗挥动着长矛的代表，作为医疗行业利益的反叛者和正义的化身出现在公众视野，引发了公众对过度医疗的痛斥和对"走廊医生"的同情。虽然最后经相关部门的专业调查和判断，并无"走廊医生"所述的过度医疗行为，只是"走廊医生"的个人主观臆断，但是这并不影响公众平时就医时产生的对过度医疗的质疑和不良体验，以及对医疗机构逐利积压的不满。① 尽管"走廊医生"事件是医方内部的纠纷，但实际上公众在某种程度上已经作为了患方的代表，从社会舆论的通道对过度医疗表达了不满，实际上也是功利型医患纠纷的社会缩影。当然，过度医疗也并不完全是由医方逐利所导致的。随着经济的快速发展和生活水平的提高，我国民众对健康的关注与需求越来越多，可用于支配的收入也越来越多。当发生健康不适或者疾病时，患方也可能要求医方提供更多的非必要医疗服务，或者从怀疑的视角，到不同的医疗机构诊治确认，以及为了达到医保报销比例门槛而选择不必要的治疗方式，从而产生过度医疗和医疗资源浪费。但是医疗作为专业技术，是否过度医疗的主导权掌握在医方手中。由医方逐利，而非患方主导的过度医疗才是导致功利型医患纠纷的常态。

2016 年，同样引起全国高度关注的"魏则西事件"激起了社会各界对医院科室承包、莆田系民营医院、百度医疗搜索广告竞价排名、医疗监管、医疗体制改革的反思和讨论，也引发了对个人如何对待疾病、进行医疗决策等伦理问题的探讨。据报道，魏则西本来是一所高校的大学本科生，因在 2014 年被查出患有一种严重的恶性软组织肿瘤，当时除了正在研发或者临床实验的技术，并没有有效的治疗手段。每次求医，魏则西及其父母均被告知治疗

---

① 雅婷：《谁导演了"走廊医生"悲情剧》，《人民日报》2014 年 5 月 9 日第 13 版。

希望不大，但是他们并没有放弃，最终通过百度医疗搜索到了某总队第二医院。该院的医生介绍有一种肿瘤生物免疫疗法对其治疗有效，于是魏则西在该院接受治疗，但是依旧没有挽回其年轻的生命。其父母遭受了严重的精神打击和经济压力。魏则西在网上记录了自己求医的经历，其中关于就诊医院和搜索引擎导流的内容引发广泛关注，引起了公众对医院科室被民营资本承包、百度医疗搜索广告竞价排名的持续讨伐。①

魏则西自述中充斥着逐利动机过强的医疗搜索和被民营资本承包了相关科室的医院，他直言："百度，当时根本不知道有多么邪恶，医学信息的竞价排名，还有之前血友病吧的事情，应该都明白它是怎么一个东西"，"见到了他们一个姓李的主任，他的原话是这么说的，'这个技术不是他们的，是斯坦福研发出来的，他们是合作，有效率达到百分之八九十……'。事实是这样的，这个技术在国外因为有效率太低，在临床阶段就被淘汰了，现在美国根本就没有医院用这种技术，可到了国内，却成了最新技术，然后各种欺骗……写这么多，就是希望大家不要再受骗了，这段时间有很多肿瘤病人和家属联系我问这个医院，这个治疗的人相当不少，希望不要再有更多的人受骗"。魏则西事件发生之后，国家相关监管机构介入调查，医疗服务网络推广进行了整改。魏则西事件是典型的因为医疗机构、医疗服务推广机构在逐利动机的驱使下，产生的功利型医患纠纷。医疗机构为了更多的逐利，与医疗服务网络推广企业合作；这些企业同样在利益的驱使下，引导患者到所推广的医疗机构就医；该医疗机构又被逐利性强的民营资本承包，缺少对患者的人文关怀，甚至具有误导患者的动机和嫌疑。民营医疗机构为了追求利益，易产生虚假宣传、承包科室等不当行为，而承包科室很容易滋生大量的过度诊疗行为，最后导致医疗事故的多发。② 在这种层层逐利的共同作用下，作为弱势的患方往往难以有效、自主、科学地抉择，也为医患纠纷埋下了隐患。

值得注意的是，功利型医患纠纷并不全然表现在医方，患方亦可能在逐利动机下，与医方产生纠纷。以谋取利益为目的的"医闹"，就是典型的主要由患方所引起的功利型医患纠纷。当发生医疗争议或者纠纷时，患方以干扰医疗正常秩序、威胁医方人员、引起媒体舆情关注等为手段，对医方施压，

---

① 田孟：《医疗体制、临床医学与患者的伦理困境——"魏则西事件"的问题与启示》，《云南社会科学》2017 年第 2 期。

② 李仪：《医疗专业利益自给与扩张中的国家角色——从魏则西事件切入》，《中国卫生事业管理》2018 年第 1 期。

企图以此表达相应的利益诉求、谋取利益。在利益的驱使下，除患方以外的职业"医闹"群体的加入，更是加剧了"医闹"的复杂化。诚然，部分"医闹"并不是完全意义上的谋利，也存在为了维护自身权益的不正当表达，但多数"医闹"均是在具有医患争议的情境下，患方希望得到其满意的赔偿，实际上是医患纠纷的升级和扩大化表现，且具有了谋求利益的特征。2009年6月，福建省某市第一医院，一名患者被施行手术后突发变症，经抢救无效后死亡，家属拒不移尸，将参与抢救的相关医生扣留在病房，提出高额赔偿要求，到医院门诊大楼打横幅、摆花圈、烧纸钱，封堵大门通道。最后演化为医患双方大打出手，多人受伤。2016年1月，某大学第三医院一名产妇因抢救无效死亡，医院妇产科遭遇十几名不明人员围攻，患者家属提出高达1000万的"天价"赔偿要求。在很长一段时间，发生医疗死亡事件时，患方在利益驱使下，往往会以各种方式要求医方进行赔偿。面对部分胡搅蛮缠的患方，医方为了尽快平息事态，往往满足患方的不合理要求。医方和政府相关部门在息事宁人的思维作用下，助长了类似事件中患方要求不合理赔偿的气焰，产生不良示范效应和恶性循环，并催生了"职业医闹"群体。随着国家法律层面对"医闹"的大力打击，政府部门在处理医患纠纷时更加客观理性，"医闹型"纠纷逐渐减少，或者游离在法律的边界，变得更为隐蔽，但仍然威胁着和谐医患关系的构建。

其三，风险规避型医患纠纷。风险规避型医患纠纷主要是指医方或者患方出于规避责任风险、时间风险、健康风险的原因，而采取不信任的策略而导致的防御性医疗、多方问诊等行为时，产生的医患争议和纠纷。风险规避型医患纠纷包括医方出于风险考量，采取防御性医疗策略，导致的过度检查，从而引发的纠纷，以及患方对就诊医疗机构技术水平、能力的不信任，出于规避诊疗时间风险和健康风险，而采取自行转诊到其他医疗机构，或者多方问诊时导致的医患纠纷。

文献上关于防御性医疗主要采用美国技术评定办公室的界定，即防御性医疗主要是指："医生由于担心承担意外医疗事故责任，而采取的一些医学检查、治疗过程，或规避某些高风险的患者和高风险的医疗手段；医生对于意外医疗事故的担心，使得他们对治疗过程中的不确定性容忍程度较低，因此所采取额外的治疗手段的收益很小，但是成本却很高。"[①] 防御性医疗思维实

---

① 王贞：《医患矛盾和医疗费用增长：防御性医疗动机的解释》，《世界经济》2021年第2期。

际上就是一种医方规避风险的思维，在这种思维作用下，产生一系列防御性医疗检查，从而增加了患者就医时间和经济成本，损害了患者的就医体验，也为导致医患纠纷埋下了隐患。研究表明，防御性医疗检查与医患纠纷具有显著的相关关系。[①] 然而，一系列"医闹"事件的发生，加剧了医生群体的风险规避意识，医务人员更可能采取防御性医疗策略开展诊疗活动，这也成为其规避风险和自我保护的效用最优选择。但是，防御性医疗又将加剧医患纠纷发生的概率，形成恶性循环。与此同时，对风险的防御并不局限于医方，患方在接受诊疗过程中同样可能会采取风险防御的策略，出于对就诊时间风险、技术风险、健康风险的规避考虑，患方时常会多方打听、多方问诊或者转诊，患方的防御性医疗策略同样会增加医患纠纷发生的概率。2011 年 1 月，一名患者因风湿性心脏病，在安徽做手术时邀请了上海市某医院的医生会诊，后转院到上海该医院，最后因全身感染死亡。随后家属在急诊楼及门口设灵堂、拉横幅，并且约 20 名家属冲进心胸外科病区，刺伤 10 名医护人员，其中 6 位医生伤情严重需住院治疗。[②]

其四，宣泄报复型医患纠纷。宣泄报复型医患纠纷的直接表现是医患矛盾激化之后，患方往往出于宣泄报复心态或者在情绪失控状态下，对医方进行人身伤害，产生暴力伤医、杀医的恶性纠纷。宣泄报复型医患纠纷最为典型的是 2013 年震惊全国的"10·25 温岭杀医案"。2013 年 10 月 25 日，温岭市某医院发生一起患者刺伤医生案件，3 名医生被刺伤，其中耳鼻喉科主任医师抢救无效死亡。该事件引起了国家层面的关注，并引发了医务人员的抗议，要求严惩凶手，保障医务人员安全。最后经调查，行凶患者连恩青此前为该院患者，2012 年曾在该医院做鼻内镜下鼻腔微创手术，连恩青在术后时常感到鼻子通气不畅，从而对手术结果持有异议。2012 年 12 月 28 日，连恩青第一次到该医院医务部投诉，此后又陆续投诉多次。医院组织医生为其两次会诊，但未找出原因。连恩青又前往台州市某医院、浙江省某医院就诊，但几家医院的诊疗医生都表明无须再做手术。2013 年 5 月，温岭市某医院邀请浙江大学邵逸夫医院专家诊断，确认手术良好，不需再做手术。2013 年 10 月，连恩青到温岭市卫生局反映情况，"从事实来看，这连医疗事故都算不上"，据接待投诉的工作人员回忆，连恩青自己也承认，多家医院的复诊结论都说

---

① 孙刚：《防御性医疗检查与医疗纠纷关系》，《中国公共卫生》2020 年第 5 期。
② 卢文刚、王雅菅：《基于危机生命周期和 PR 理论的医患群体性事件应急管理研究——以 10 起典型个案为例》，《广州大学学报》（社会科学版）2019 年第 2 期。

手术没问题，但他坚持认为，是多家医院串通一气在骗他。"10·25温岭杀医案"将本来紧张的医患关系推向了顶点。实际上促使患者做出暴力杀医和伤医行为的，既是积压已久的医患争议的集中爆发，也是患者对医方的情感宣泄和报复。以暴力伤医、杀医为标志的宣泄报复型医患纠纷危害性大，对医患关系往往会造成巨大的负面冲击。

三　医患纠纷的特征

由于医患关系的特殊性，医患纠纷不同于一般意义上的纠纷，具有其特殊性。首先，医患纠纷冲击着和谐医患关系，影响正常诊疗秩序。追求和谐、信任，以及具有情感的关系状态是医患关系的应然。促进医患心理上相互信任、行为上相互合作、情感上彼此支持是构建医患关系的重要支撑条件，也是推动诊疗服务正常或者有效进行的必要基础。如果医患双方处于纠纷状态，必然导致医患双方互不信任、相互提防，医务人员提供诊疗服务时缩手缩脚、瞻前顾后，患者接受诊疗服务时疑虑重重，必然影响诊疗效果。医患纠纷在医疗技术的有限性、医患双方理解的差异性等多种因素的综合作用下，在某种程度上难以避免，但是尽可能地减少或者消除医患纠纷，避免医患纠纷对正常医疗秩序与和谐医患关系的冲击，应当是医患纠纷的首要特性。

其次，医患纠纷具有专业性强的特点。医学诊疗服务的专业性，决定了医患纠纷必然存在专业性。对医患纠纷的处理既需要医学专业领域的准确因果关系和性质的判断，也需要法学等专业领域的支撑裁决，还涉及伦理学对道德正义的判断，社会学对形式正义与实质正义的解读等专业性问题。多数对诊疗结果预期不一致的医患纠纷的解决，往往依赖于专业的医疗鉴定，对纠纷的处理和责任划分则依赖于法律的判决。医患纠纷处理专业性强的性质，决定了非专业人士，特别是作为普通人，难以进行有效的、科学合理的判断和分析。尽管医患纠纷的发生具有普遍性和一般性，但是医患纠纷的发生原因和判断裁决是一项具有强专业性的事项。[①]

再次，医患纠纷的对立性与不对称性。当医患关系成为纠纷状态时，医患双方尽管围绕着如何帮助患者恢复健康的共同目标而努力，但是这种医患共同体的状态已在逐渐消解，更多的质疑和对立进入医患双方的关系之中。当医患双方关系彻底崩溃，陷入冲突之时，医患双方的对立性则走向了高点。

---

① 简海燕：《医患危机与媒体关系研究》，东南大学出版社2014年版，第22页。

医患双方，特别是患方会采用对立的态度和行为对待医方，医方在对待患方时也会更加小心翼翼，为加强自我保护，也更加可能会采取防御性医疗的策略。与此同时，医方在专业知识上具有绝对的话语权，患方在理解医方专业知识时具有信息和理解的不对称性，从而导致医患双方在理解和预期上的差异。医方在地位上也拥有绝对的权威，患方往往只能听从医方，医患双方地位上存在事实上的不对称性。在不对称性作用下，医方和患方如果缺少有效沟通，产生医疗结果预期上的认知偏差，则会为医患纠纷的对立埋下隐患。

最后，医患纠纷的敏感性和困难性。同医患关系的社会敏感性一样，医患纠纷作为医患关系的一种负面状态，更加会牵动社会的敏感神经。社会心理学关于认知过程中的信息显著性原理告诉我们，人们总是会关注具有显著性的信息，特别是负面的显著性信息。从社会认知的角度看，医患纠纷就是医患关系的负面显著性信息。这种负面性显著度越高，社会关注度和敏感性越强。例如，医患纠纷中的极端案例，不管是暴力伤医还是患者跳楼自杀，这些极端案例往往会成为社会公众舆论和媒体关注的焦点，成为影响医患关系走向、造成医患关系敏感的重要变量。医患纠纷是敏感的，但是医患纠纷的解决却是非常困难的。造成医患纠纷的原因纷繁众多，既具有普遍性饱受诟病的医疗市场化、医疗风险责任规避制度、医保报销限制性条件等普遍性因素，也有医患沟通不畅、医方缺少同情共情、患方多疑不配合等个体性差异。可以说每一例医患纠纷都是多种因素共同作用的结果，对每一例医患纠纷的有效解决也具有一定的差异性。哪怕是在世界著名的梅奥医院，病人的生与死并不是病人、家属或者医院任何一方可以单独决定的，而常常是三方博弈的结果。[①] 因此，医患纠纷的解决具有困难性，在相当长一段时间内，医患纠纷将是医患关系中的一种必然和常态。

第二节　医患纠纷的影响因素

作为医患关系的一种紧张状态，医患纠纷的发生与医患内部个体要素和外部社会环境紧密相关，受到微观个体、社会环境和制度规范等要素的综合影响。从个体、社会和制度层面，明确医患纠纷发生的影响因素，可以为剖

---

① 中国医学论坛报社：《死亡如此多情》，中信出版社 2019 年版，第 22 页。

析医患纠纷发生的机理，分析医患纠纷之后的情感与理性打下基础。

一 医患纠纷中的个体性因素

医患纠纷的主体主要由个体性的人组成，包括医方的医生、护士、行政后勤等人员，也包括患方的患者、家属、朋友、同事等人员。医患纠纷的个体性因素，既有来自医方的，也有来自患方的，以及医患双方共同的，这些因素相互交织，一并促使了医患纠纷的发生。

影响医患纠纷的医方个体性因素，主要有职业压力、职业角色、职业道德和职业情感。首先，医务人员既是医疗行业的从业者，也是具体的社会人，时常会面临职业压力和角色冲突。既面临着来自职业的压力，也面临着来自社会生活的压力。一方面，以医生和护士为主体的医务人员，本身就处于一种高压的职业状态。例如，一个医生一天的门诊量是 100 个就诊，与 50 个就诊的压力状态相差甚远。当医生超负荷工作时，用于单个病人的时间精力将会大大减少，医患沟通的时间和效果也将大打折扣。此时，即使医生愿意为每一个病人付出足够的时间精力，倾听患者意见，与患者沟通，但是现实的压力状态也会导致医生产生职业角色的冲突，产生"友爱温情的医生"和"冷冰冰的医生"的双重角色冲突。医生和医院的高负荷运转，导致患者排队就医现象普遍，就医时间成本高，就医体验不佳，产生"看病难"的问题，从而增加患者对医方不理解的可能性，为医患纠纷，特别是沟通理解型医患纠纷埋下隐患。另一方面，医务人员作为具体的社会人，医生护士从本质上也是一份职业。医务人员通过付出诊疗的职业劳动获得相应的报酬理所当然，但是患方并不一定理解医务人员获得报酬的正当性。加之患者所需要付出的不少费用是医疗技术和药品的费用，在患方就医面临高昂医疗成本时，产生普遍性的"看病贵"问题，而患方往往会将这种不愉快的体验归咎于医生，认为医生谋利，从而为医患纠纷埋下隐患。

其次，医方的职业道德和职业情感是影响医患纠纷的重要因素。个别医务人员职业道德的缺失，成为造成医患纠纷的直接性因素。由过度医疗、牟利性医疗产生功利型医患纠纷，与医方的职业道德不无关系。在医方占据主导地位的医患关系中，如果医方职业道德缺失，患方往往处于弱势地位，难以进行专业判断，但这会侵蚀患方对医方的信任。当诊疗效果不佳时，患方往往会因为付出巨大成本，却难以达到预期，从而产生医患纠纷。与此同时，医方的职业情感同样影响着医患纠纷的发生和走向。医生从情感的角度对患者给予同情，或者实现与患者共情，设身处地地为患者着想，与患者真诚沟通，必将极大地降低医患纠纷发生的概率。

作用于医患纠纷的患方个体性因素，主要有道德素质、生命健康的价值观、信任水平等。患方作为医患纠纷的另一主体，其在医患纠纷中具有至关重要的作用。首先，患方的道德素质是否符合社会共识是医患纠纷能否发生的重要因素。如果患方的道德素质低于社会的基本要求，发生医患争执时，以胡搅蛮缠、不通情理的态度对待，以逾越道德和法律底线来实现个人意图，那么医患纠纷的发生则成为必然。由患方引起的"医闹""暴力伤医"等突破道德和法律底线事件，实际上就反映了患方在医患关系中具备基本道德素质的重要性。其次，患方关于生命，关于健康的价值观也是引起医患纠纷的来源。患者对健康丢失的痛苦，对死亡的恐惧和忌讳，与医疗技术的有限性具有难以愈合的张力。当患者面临疾病的折磨，死亡的威胁，当患者家人亲友不得不面对患者遭受病痛折磨，甚至离开这个世界之时，如果在生命观念上不能够接受，并以这种痛苦和死亡的事实为由责怪医方，医患纠纷就极有可能发生。最后，患方对医学和医方的信任水平影响着医患纠纷发生的概率。良好的医患关系，离不开医患双方共同经营。医患相互信任，而非彼此提防，是防止医患纠纷的重要支撑。患方对医方、对医学本身的信任程度，影响着患方对医方在思想和行动上的配合。在现有知情同意等制度框架下，一旦缺少患方的信任和理解，不仅会影响对患者的诊疗效果，还极有可能造成医患纠纷。例如，当医生明确告知患方采取某种治疗手段的必要性时，患方依旧不予书面同意，导致延误治疗，甚至患者死亡，往往成为医患纠纷的典型案例。

二　医患纠纷中的社会性因素

医患纠纷作为医患关系的重要方面，客观存在于经济社会文化的大环境中，必然受到各种社会性因素的影响。首先，医患纠纷受社会结构性因素的作用。随着经济社会的快速发展，社会由传统追求物质生产利益分配的行动逻辑，走向了风险社会规避风险分配的行动逻辑。在风险社会的逻辑作用下，人人都以规避风险作为行动的重要出发点。在医患纠纷中，患方尽其所能地规避诊疗的医疗风险、时间风险和财富损失风险，医方尽其所能地规避法律责任风险、医疗风险。在风险规避逻辑的作用下，由医方主导的知情同意、防御性医疗、重复检查等事项，看似是程序化、制度化的运作，其深层次的原因依旧在于规避风险。患方为了规避风险，采取多方诊疗、多方打听，无论大小病症均倾向于去大型医疗机构的行动策略，导致在医患双方共同规避风险和风险分配博弈的状态下，双方反倒容易陷入纠纷状态。例如，知情同意导致延误病情的纠纷，防御性医疗导致的过度检查纠纷，大型医疗机构人满为患，"看病难、看病贵"引起的纠纷，等等。

其次，医患纠纷受市场经济的影响。在市场经济背景下，无论是作为市场主体的医方，还是作为购买诊疗服务的患方，在一定程度上均具有消费买卖的特征。由市场经济理性而来的虚无主义、消费主义逐渐渗透到医患关系之中，医方和患方在经济理性的作用下，双方的经济利益具有矛盾和张力，冲击着传统以救治患者为共同目标的医患共同体状态。一方面，医方为了更好地实现自身利益，部分医院，特别是民营医院将医生的收入绩效和门诊量、用药量、检查量等指标挂钩，直接强化了一些医务人员创收的冲动。在医患关系不对等的客观环境中，医务人员如果以此牟利，极可能导致过度医疗的情况，从而致使医患纠纷的发生。另一方面，患方在市场经济环境中，贫困者往往会受制于经济压力，采取保守治疗，甚至放弃治疗等策略；富裕者却可能占据着大量的医疗资源，甚至造成医疗资源浪费，部分医院为了迎合富裕者的就诊需求，打造一些高级病房，给公众造成医生和医院具有"唯利是图"的冷漠印象。在市场经济思维和环境的影响下，医患经济利益的冲突和纠葛成为医患纠纷的潜在来源。

最后，社会氛围和舆论环境影响着医患纠纷。医患关系具有社会敏感性和复杂性，所处的社会氛围和舆论环境往往会对医患纠纷起到抑制或者助长的作用。当社会氛围和舆论环境普遍倾向于医患和谐、医患信任时，医患纠纷往往会被抑制。当医患关系紧张，特别是诸如"医闹""暴力伤医""过度医疗""欺骗患者"等事件发生时，医患双方对待彼此都会更加谨慎，造成医患信任降低，从而助长医患纠纷发生的概率。当医患和谐、医者仁心、尊医重卫、患者善良成为社会氛围和舆论的共识时，医患纠纷发生的概率则会大大降低。

三 医患纠纷中的制度性因素

好的制度可以将坏人变好人，坏的制度可以将好人变坏人。政府监管部门关于调节医患关系的制度性安排，是助推或者减少医患纠纷的重要因素，其中影响最大的主要有医药卫生市场化相关制度、医患关系调节相关法律制度、诊疗服务相关规范制度。首先，医药卫生市场化改革的推行，既发挥了提升医疗服务效率和水平的积极作用，也为医患双方沟通理解埋下了芥蒂。市场化的医药卫生制度，成为"看病难、看病贵"的重要来源，提升了医患双方因为经济要素而发生纠纷的概率。当医疗费用不再是医患双方考虑的首要因素时，医患纠纷发生的可能性将大大降低。

其次，调节医患关系相关法律制度是减少医患纠纷的保障和底线。"医闹"入刑等相关制度的出台，极大地打击了非法的"医闹"行为，为维护正常的医疗公共秩序、保护医务人员合法权益、减少由患者引起的功利型医患纠纷具有重要的作用。《中华人民共和国医师法》等法律规范的实施，为明确医师的权利和义务、规范医师在诊疗过程中的行为具有积极作用，为医生按照职业伦理道德和法律规范执业提供了支撑。例如，《中华人民共和国医师法》第四十条规定，"阻碍医师依法执业，侮辱、诽谤、威胁、殴打医师或者侵犯医师人身自由、干扰医师正常工作、生活的，依照《中华人民共和国治安管理处罚法》的规定处罚；构成犯罪的，依法追究刑事责任"。第四十二条规定，"卫生行政部门工作人员或者医疗、预防、保健机构工作人员违反本法有关规定，弄虚作假、玩忽职守、滥用职权、徇私舞弊，尚不构成犯罪的，依法给予行政处分；构成犯罪的，依法追究刑事责任"。这一系列制度规范为明确医方权利和责任、防范医患纠纷发生和激化具有重要意义。

最后，诊疗服务相关的具体规范制度的影响。治疗方案的知情同意制度，保护了患者知情权，充分告知患方治疗风险，让患方理解疾病和治疗状态的同时，又可能因为患方不理解支持、不同意书面认可，医方无法进行有效干预，从而产生延误治疗、导致纠纷的情况。部分医院规定检查结果只认可本院的，致使当患者转院治疗时，不得不重新开始一遍检查，增加患者检查的时间和经济成本，使患者产生不愉快的就医体验。无论是知情同意制度，还是检查结果互不相认的制度安排，其实都可以看出医方具有风险规避的意图。虽然医方以制度化的形式，规避诊疗风险，明确医患责任，但是增加了患方的负担和风险，侵蚀着医患信任，助推了医患纠纷发生的潜在概率。

第三节　医患纠纷中的情感与理性

医患纠纷的发生是个体性、社会性和制度性等因素综合作用的结果，但是这些影响因素的产生背后离不开情感与理性的博弈。分析情感与理性的内涵和相互影响，理清医患纠纷中情感与理性的张力，可以从伦理视角更好地理解医患纠纷发生的原因，为医患关系的和谐发展与情理合一提供必要支撑。

一　情感的传统与现代释义

情感历来备受关注，从先秦儒家、道家对情感的思考，到卡尔·马克思，再到现当代的不少学者，都对情感及情感与经济社会文化的关系有着深刻的思考。古代先贤和当代名家对情感的阐释，为解读当下医患矛盾纠纷的内在机理具有重要的启发意义。

先秦儒家哲学的情感思想多见于对"性"和"情"的同时论述。孟子在论述人性善恶时指出"乃若有情，则可以为善矣"（《孟子·告子上》），东汉赵岐在对此论进行注解时指出，"若，顺也。性与情，相为表里，性善胜性，情则从之"。此时的性则是指人的本性，情即是情感、心理反应。并从性善论出发，进一步指出，"性才发便是情，情有善恶，性则全善"。荀子在阐释"性"与"情"时，认为"性"是人的自然性，指出"性者，天之就也；情者，性之质也；欲者，情之应也"，"性之好、恶、喜、怒、哀、乐谓之情"（《荀子·正名》），"情"即情感。从以上论述中可以发现，在荀子看来，情感是性的实质内容，是对外部世界刺激所产生的积极或消极的心理反应，也相应地产生了积极情感和消极情感，这也基本符合了儒家哲学对情感的共识。[①]

马克思从批判的视角，基于宏观社会结构和微观情感体验的双重向度，探讨异化过程中的过度情感化，揭示了不同社会形态下的情感基调，以及政治过程中的激情作用。马克思认为人是有激情的存在物，马克思指出："人作为对象性的、感性的存在物，是一个受动的存在物……激情、热情是人强烈追求自己的对象的本质力量。"[②] 这一论点说明了马克思认为情感是个体与社会关系的产物，既受制于外部世界，同样也具有个体的主动性，是个体作用于社会的重要动因。在马克思看来，情感虽然集中体现于人的精神生活，但是同样会渗透和作用于政治生活、经济生活和社会生活，受到社会结构变迁的影响。情感为资本主义发展提供了阶段性的动力，也产生了异化等情感麻木的社会现象。虽然马克思没有直接对情感进行定义，但从其不同阶段对情感的分析中可以看出，情感对于人具有本体性的作用。以生产方式和生产关

---

① 马育良：《先秦儒家对于"情"的理论探索》，《安徽大学学报》2001 年第 1 期。

② 《马克思恩格斯全集》（第 3 卷），人民出版社 2002 年版，第 326 页。

系为基础的社会存在决定着人的情感，情感对于政治经济活动具有能动性功能，私有财产则是情感异化的根源。①

现当代社会学家乔纳森·特纳从微观视角出发，认为情感的定义非常宽泛松散，往往与感情、情操、感受、心境、表情等交错使用。在不同的文化背景、不同研究视角下，情感往往会有不同的内涵，难以有一个明确的普适性定义。生物学视角下的情感包括身体系统的变化，心理学认知视角下的情感是对自我以及环境中客观的、有意识的感受，文化视角下的情感是人们对某种特定的生理唤醒状态的命名与词汇标签。为了回避情感定义的复杂性，实现对情感定义的共识，特纳认为可以从基本情感的角度对情感进行分析，即愤怒、恐惧、悲伤、高兴等共识的基本情感类型，不同情感可以进行低强度、中等强度、高强度的程度划分，也可以从性质上划分为积极的情感和消极的情感。不同的情感可以实现复合，产生更为复杂的情感，并作用于社会事件，影响着社会秩序。②

虽然不同名家大师、先贤哲人对情感的论述有所差异，但在情感本质及其关联分析中总体上具有共通之处，即情感是情绪、认知的共同体，是个体与社会关联的产物，并作用于个体的价值判断和行为倾向。情感是一种包含了情绪、认知在内的心理倾向状态，是个体性因素和社会性因素共同作用的结果，并作用于人的情绪感知、心理认同和价值判断，是个体或群体采取行动的重要动机来源。

对情感进行类型学建构，有利于更好地把握情感在不同领域中的作用，以及从不维度剖析情感内部结构。基于情感的定义，可以从情感性质、情感主体、情感对象等不同的视角将情感划分为不同的类型，本部分仅对前三种展开说明。

从性质维度，情感可以分为积极情感和消极情感。积极情感主要是指对个体、组织、社会，对人与人、人与社会关系运行和发展具有正向功能和促进作用的情感。消极情感反之，即对个体或群体内部世界和外部环境具有负面影响的情感。例如，对道德规范的敬重、对社会规则的认同，通常情况下就可归为积极情感。对越轨行为的赞赏、对暴力的称赞就可归为消极情感。值得注意的是，情感的积极或者消极的划分并不是绝对的，而是应当在相对

---

① 成伯清、李林艳：《激情与社会——马克思情感社会学初探》，《社会学研究》2017 年第 4 期。
② ［美］乔纳森·H. 特纳：《人类情感·社会学的理论》，孙俊才等译，东方出版社 2009 版，第 1–12 页。

具体的情境中进行判断，如对社会规则认同的情感，如果社会规则本身就已经滞后于社会发展的需要，那么此时情感在基础上就已失去了促进社会发展的正向作用，并可能产生反向效应。因此，情感的积极或者消极的划分核心就在于，其在本质上是否真正为社会和谐进步发挥作用。

从主体维度，情感可以分为个体情感和集体情感。个体情感的主体是社会单独的个人，对个体心理和行为产生影响，具有个体性和差异性特征。当无数个个体汇聚成一个整体时，由个体之间共通的情感转化为集体情感，集体情感在同一群体中具有普遍性和共通性，作用于集体的心理和行为倾向。而在对某一社会事件或者社会关系的认知倾向中，如果个体的认知不具有普遍意义，则为个体情感；如果是社会群体性的认知判断则是集体情感。例如，医生群体对医者仁心等价值理念的认同，就是这一群体的集体情感。从理性能力维度，可以分为道德情感和精神情感。这一划分来自康德的先验哲学。康德认为，情感与理性高度相关。道德情感是从感性的角度对道德的敬重，强调感性对情感的作用。精神情感是经过理性能力规定后的情感，其意义在于以"评判"的方式，使作为原则的合目的性与直观相结合。①

从对象维度，情感可以划分为具体的对象性情感，例如民族情感、国家情感、政府情感、医生情感、教师情感等。情感是一种复杂的概念。在广义情感研究中，情感与情绪、感情、感觉、认知、认同、态度等概念经常不加区分地使用。实际上，情感与以上概念既具有共通之处，同时也有细微区别。

情感与情绪。情感与情绪是两个紧密相关的概念，在部分研究中两者往往混合使用。情绪广义上包括情感，是人对客观事物的态度体验；狭义是指有机体受生活环境刺激时，生物需要是否获得满足而产生的暂时性的较剧烈的态度及其体验。② 情绪更多的是一种包括了情绪体验、情绪行为、情绪刺激等要素在内的复杂心理现象，是否根据自己需要获得满足是情绪产生的基础。当需要得到满足时，则会产生高兴、满意、喜爱等肯定情绪；反之则会产生否定的情绪。③ 本书不认同将情感与情绪合二为一的观点。从人的社会需要出发，情感是情绪的基础，情绪是情感的表现，在一定程度上情感影响着需要，特别是由情感产生的价值判断和行为倾向，决定着人是否由此获得需要，进

① 卢春红：《情感何以与理性相关联？——论情感在康德哲学中的三重功能》，《哲学动态》2020 年第 6 期。
② 孔维民：《情感心理学新论》，吉林人民出版社 2007 年版，第 2 页。
③ 黄希庭：《心理学导论》，人民教育出版社 2007 年版，第 459 页。

而影响着个体的情绪。从哲学意义上讲，情感是形而上的，情绪是形而下的。

情感与感情。情感与感情的共同点在于对客体的认知和感受。二者最大的区别在于，感情是在个体记忆、生活经验、成长历程作用下，具有明确对象性的心理感受；情感则不必然如此。例如，个体对某人、某地或者其他社会、自然对象具有感情，对象性特征明显，且对象通常是具体的人或物。情感既可以是对具体社会事物的认知感受和价值判断，也可以是对抽象规则的认知和判断。

情感与感觉。心理学视角下的感觉主要是指个体接受外部或者内部刺激后，产生的初级经验或者知觉。这种经验或者知觉主要是心理或者物理感受，例如物理刺激上的视觉、听觉、痛觉。感觉和情感本质上的不同在于，感觉是需要与外部世界相关联才能获得的感知，接受外部感觉的器官是其中介；情感不必然与外部世界直接打交道，情感可以凭借同情感受到与他者的关联。[1]

情感与认知。情感更多的是哲学、社会学、心理学的综合概念，强调个体与社会因素的结合，是宏观与微观的结合。认知基本上属于纯粹心理学的概念，强调生物和心理过程，多指人们在微观层面对事物或者知识等的感觉、知觉，并对其信息进行加工处理的心理活动。认知包涵了语言、思维、记忆、感觉等要素，由此构成认知能力、认知风格等关联定义；情感则复杂得多，并不仅仅是感受、知觉、解码外部世界的过程，而是与外部世界相互作用的产物。

情感与认同。心理学认同理论认为，认同分为个体认同和社会认同，前者强调个体对自身价值的感知和肯定；后者是个体融入社会群体后，对社会群体类别的认知，以及由此而来的对情感意义和价值意义的肯定和了解。随着认同使用增多，认同概念逐渐扩展，不再局限于群体类别这一对象，更多是泛指对特定群体、规则、对象的积极评价和价值肯定，以及由此而来的情感归属。例如，国家认同、职业认同、文化认同、家乡认同、组织认同、身份认同等。因此，认同包括了情感要素，由认同可能产生情感意义的感知，情感也可能催生认同。虽然情感与认同都是感性和理性的混合物，但是认同的理性特征更为明显，且具有积极肯定的倾向性。

情感与态度。态度是由情感、认知、经验、理性、价值观等主体性要素，

---

[1] 卢春红：《从道德感到道德情感——论休谟对情感问题的贡献》，《世界哲学》2019 年第 4 期。

以及宏观的政治、经济、社会、文化等结构性要素共同作用后，形成的相对稳定的外在心理表现和行为倾向，具有明显的外部指向性、价值倾向性和行为倾向性的特征。简言之，态度是建立在认知、情感反应、行为意向以及过去行为基础上的评价倾向性。态度与情感高度关联，社会态度侧重于对事物的情感性评价，更直接地与社会行动相关联。① 从某种意义上，情感是态度的重要来源，影响着主体对客体的态度类型，态度是情感的外在表现。

二 情感与理性的对立统一

情感与理性是相伴而生的概念，并产生了情感主义与理性主义的不同价值或研究取向。西方哲学往往将情感与理性对立起来，认为情感是感性的，甚至带着浪漫主义色彩。中国儒家哲学则强调情感与理性的统一，认为情理合一。在儒家哲学基础上，有学者认为情感可以是感性的，也可以是理性的，甚至是超理性的。② 在具体的情感与理性研究中，有将情感与理性作为对立的概念，也有将两者放置于不同的层次，或者直接将情感放到理性的框架下，认为情感是理性低层次的、初级的外在表现。本书认为情感与理性是相互作用、相互统一的概念。情感与理性相互影响、互为补充，并不是非此即彼的关系，也不是上下层次的关系。

首先，理性在情感生成中扮演着重要角色。情感既是感性认知，也是价值判断和行为倾向。虽然情感在感性层面是直接的感知，但是当情感上升到价值判断和行为倾向时就离不开理性的作用。例如，道德情感本身就是理性层面上对道德规则的敬重和认可，然后再产生价值判断、感性认知和行为倾向。尽管对道德的直观感知是感性的，缺少理性的成分，但当对道德产生认识和价值判断，以及是否由此产生敬重道德的行为时，情感就受着理性的影响。

其次，情感影响着理性。情感作为初级的心理感受和心理倾向，既有显性的情感，也有隐性的情感，但无论哪一种情感都会作用于最终的价值判断和行为动机，为理性的思考和行为提供原始的情感动力。尽管这种影响既可能是潜意识的间接影响，也可能是作用于理性判断的直接影响，不同的情感类型或者情感强度对理性的意识和行为也会有不同的影响，但是并不能否定情感对理性的积极或者消极作用。

① 李路路，王鹏：《转型中国的社会态度变迁（2005 - 2015）》，《中国社会科学》2018 年第 3 期。

② 黄顺玉：《儒学中的情感与理性》，现代教育出版社 2008 版，第 34 - 35 页。

最后，理性本身就蕴含了情感要素。古典社会学家马克斯·韦伯（Max Weber）在《经济与社会》一书中指出，社会行动有工具理性的、价值理性的、情绪的（尤其是情感的）、传统的四个方面的取向，共同构成了社会行动的类型。工具理性的动机来源于实现自身的理性追求和特定目标。价值理性决定于特定行为方式中无条件的内在价值的自觉信仰，无论该价值是伦理的、美学的、宗教的或者其他什么的价值对象，价值理性只追求这种行为本身，而不在乎其成败。由情感主导的行动来源于具体情感状态。传统的行动类型取决于根深蒂固的习惯。① 由此可知，在韦伯看来，理性分为工具理性和价值理性，其中价值理性强调对价值本身的追求。实际上，社会行动中的价值追求本身就是一种情感状态，即对价值的感受、认同和评判。同时，作为社会行动的主要类型之一的情感行动，通常也蕴含着理性的因素。如果是有意识的情感行动，就不再是纯粹的情绪性反应，而是理性化之后的行动选择，是价值理性或者工具理性，抑或是双重理性共同作用的结果。

三　医患纠纷中的情感与理性

医务人员对病人的情感，特别是对患者的同情和共情，是防止医患纠纷发生或者扩大的重要条件。在医患纠纷中过度的理性，只会加剧医患双方的隔阂。在医学诊疗技术具有限制性，医学发展的外部经济环境、制度环境短时期内难以改变的情况下，医患关系中的情感则更加难能可贵和至关重要。正如一位美国医生的墓志铭所刻着的一句话："有时是治愈，常常是帮助，总是去安慰"。作为医生，不可能为所有病人给予生的承诺，也难以为穷困病人解决医疗费用的问题，但是可以为病人提供更多的心理支持。②

在医患纠纷中，往往可以看到情感与理性的巨大张力。理性的突显，特别是工具理性的过度张扬、情感的缺失，往往助长了医患纠纷发生的概率，或者本身就是医患纠纷发生的直接因素。在沟通理解型医患纠纷中，直接原因是沟通理解不到位，实际上深层次的动因在于对患方缺乏足够的关注和同情，以医学的技术理性替代真正为患方具体处境的考虑。功利型医患纠纷更是在工具理性主导下，以经济利益的主要出发点导致的纠纷。医方将患者当作经济收入的工具，患方将医方作为治病的工具，医方对患方的同情共情无

---

① ［德］马克斯·韦伯：《经济与社会》（第 1 卷），阎克文译，上海人民出版社 2010 年版，第 114－115 页。

② 中国医学论坛报社：《死亡如此多情》，中信出版社 2019 年版，第 53 页。

处安放，患方对医方的理解信任丧失殆尽。风险规避型医患纠纷亦是如此。医患双方为了最大限度地规避自身风险，以患方作为"假想敌"谨慎对待，患方将医方视为谋利者时刻提防。在风险分配的理性思维下，医方难以将同情共情等情感要素置入医患关系中，患方同样无法给予医方信任和理解。宣泄报复型医患纠纷则是患方在消极情感激化后，变为情绪性的过激反应，本质上也是医患纠纷前期理性对积极情感的压制，导致消极情感的暴发。总体而言，理性与情感是医患纠纷中的两极，实现二者的平衡是避免或者减少医患纠纷的重要前提。在具体实践中，既要防止理性主导下"冷漠的医生""难缠的患者"，也要规避情感主导下的"过度情绪化"。医方以医者仁心的行医守则，尽其可能给予患者同情、共情、尊重和支持，患方同样给予医方信任、理解、尊重和感恩，实现医患在情感上的共同体，能够为减少医患纠纷打下情感基础。

医患纠纷中的情感与理性的博弈，具有悠久的历史渊源，是在经济社会变迁的大背景下，中西方文化和医学交流融合中长期发展的结果。医患纠纷的形成和发展并不是一朝一夕，医患纠纷中的情感退场与理性张扬，具有深层次的经济社会原因。探寻医患纠纷中情感和理性源流，深入剖析医患纠纷中情感与理性的应然和实然，寻找医患关系中情感与理性的平衡策略，让情感和理性各自发挥在建构良性医患关系的积极作用具有重要意义。

第三章　情感退场：医患关系中工具理性主义的后果

医患关系紧张背后潜藏着医患沟通不畅的伦理因素。医疗卫生资源投入不足、分配不均、相关法律政策滞后与医院相关部门监管缺位都会导致医患关系紧张。已有研究表明，更多的医疗资源投入、更均衡的资源配置方式、更有力的法律保障的确会有效改善医患关系。但资源总是有限的，医疗资源尤其如此，在资源配置结构短期内无法优化的时候，面对日趋紧张的医患关系，逐步退入防御性医疗的医护人员不知不觉中进入一种误区：认为应该用更多的理性来面对患者，在医患关系中扮演某种冷静医生的角色，一方面显得自己更加专业，另一方面可以有效地保护自己免受对方情感的影响。但越来越多的事实说明，正是这种过度强调理性而忽略甚至压抑情感的理念导致了医患失和。

事实上，隐藏的工具理性主义思维模式是医患关系紧张的伦理肇因。医患沟通意愿缺乏背后是"去情感化""对象化"和"简单化约"的工具理性主义思维模式：该模式预设人的理性不该掺杂情感要素，因而医生应该努力克制自身情感的生发；该模式在寻求各种技术手段以实现技术目标的过程中，漠视了人的情感价值与意义，因而医生视病人为各种指标体系的数据来源，病人也把医生异化为实现自己健康目标的手段；该模式总是通过抽象化、数字化把复杂的人和事物进行化约还原，导致医患双方，特别是患者忽视自然万物的复杂性和不可知性，视死亡与疾病是"不正常"的。

第一节　西方理性主义传统

理性一般是指人们形成概念、进行判断、分析、综合、比较、进行推理、计算等方面的能力。理性与感性或情感相对，指处理问题按照事物发展的规律来考虑。从词源上来说，理性（reason）最早起源于希腊词语"逻各斯"（logos）。在罗马时代，译成拉丁语：ratio，拉丁语原意是计算金钱。理性从一开始就有抽象、计算和数字化的内涵，意味着某种远离情感、情绪和感性的能力。西方理性主义传统源自希腊的自然哲学传统，在基督教经院哲学中进一步强化，并借助启蒙以来人类对世界各种成功的改造形成了其不可动摇的地位。

一 古希腊时期

西方文明的源头在古希腊。古希腊时期的一系列哲学探寻的问题，成为西方思想长河的源头，说到西方理性主义传统就必须提及古希腊的几位著名哲学家及其思想。

首先是泰勒斯，泰勒斯于公元前5世纪生活在希腊殖民地米利都。据说，泰勒斯正确地预测一次日食，表明他懂得天文学；他还利用自己对橄榄收获规律的研究，囤积了橄榄，在商业上狠狠地赚了一笔；他曾经到过埃及，测量过一座金字塔的高度，具体的办法是，在一天当中，当他的影子长度等于他身体长度的时候测量这座金字塔的影子。关于泰勒斯的一个典故是说，某日，他在仰望天空的时候不小心掉入了水坑，他的邻居嘲笑他每天都在思考"大问题"，却没办法看好脚下的路。这大抵是西方先哲的一副画像，总是思考着事物本源、人生的价值和意义这样远离生活的抽象的大问题。哲学（philosophy），词根篇phi代表"爱"的意思，而"losophy"的意思是智慧，哲学就是爱智慧，那智慧是什么？智慧就是关于世界的本质和真相的知识。这些知识不是显而易见的，是需要探索、寻找和揭示的。例如，泰勒斯说"万物的本原是水"，这似乎与常识一致，仔细观察，我们会发现水无处不在，而且水的形态变化多端：从云端降水到了地表河流，从河流进入动植物体内，又从地表、植物和动物皮肤蒸发，或是动物排泄进入水体。但仔细想想，泰勒斯其实回答了三个大问题，"多样性的世界有单一的本原吗？""人类可以认识世界的本原吗？"和"世界的本原是什么？""万物的本原是水"这个答案意味着世界是可以理解的；反之，没有什么是不可以理解的。这实际上意味着希腊哲学已经开始告别原始蒙昧，思想mythos进步到logos，从神话思维进步到了逻辑思维。它打破了神话传统，也打破了与直接感觉印象的短视的联系，这当然是一种简化。"我们之所以说泰勒斯为第一个哲学家或科学家……我们的意思并不是说泰勒斯或其他古希腊哲人所掌握的彼此无关的事实要多于巴比伦或埃及的博学之士。关键是希腊人设法提出一个合理论证的概念，以及把理论理解为论证的媒介的概念：理论要求获得普遍真理，而这种真理在公共的检验中经得起相反论据的考验。他们所寻找的这种洞见不仅仅是一堆孤立的知识碎片，这些碎片常常在神话框架中也能找到。希腊人所要寻找的是受到普遍论证（就如毕达哥拉斯定理那样）支持的、范围广泛的、有条有理的理论。"①

　　其次是苏格拉底。苏格拉底生于公元前 470 年前后，死于公元前 399 年。不同于泰勒斯对世界本原的追寻，苏格拉底感兴趣的是认识论，即我们可以认识世界吗？我们应该怎样认识世界？据说，苏格拉底常常在雅典的市集上拉着各种人问问题，在追问中澄清概念。苏格拉底的时代因为种种关于世界本原是什么的学说层出不穷，以至于形成了某种怀疑论的论调。但苏格拉底认为，人生最大的课题就是"认识你自己"，他主张美德即知识，即善与真的同一。他的知识包含三种：一是有关实然的知识；二是有关应然的知识；三是对真正自我的洞见。苏格拉底之问，就是苏格拉底向人们提问并试图使他们考虑自身的情境和反思指导他们言行的基本观点。苏格拉底在试图唤醒众人，不想让人们只是重复那些他们听到的却不经消化的东西。与苏格拉底之问同样有名的是苏格拉底之死。据说，雅典公民对苏格拉底在街上和集市上的提问感到不悦，更有人指控他腐蚀青年思想和危害社会，雅典公民投票判决苏格拉底接受毒酒。他本来可以一走了之，可以逃离雅典避免死亡，但他选择了留下并接受毒酒。苏格拉底悲情的结局，引发了后人很多的思考和讨论。有人说，他这是服从规则并承担规则的后果；也有人说，他是用他的死来警醒后人，所谓理性的人都做了什么；还有人说，这是某种追寻真知的殉道。也许苏格拉底至死都在认识自己，正如他一次次地指出，人们是多么容易犯错，人们应该认识自己的无知。"从这个意义上说，当我们'自知自己无知'时，我们就更容易接受他人可能有的更新更好的回答。通过他的哲学对话，苏格拉底不仅成为寻找普遍有效性回答的先驱，而且也开启了一种哲学观，一种把哲学看作承认我们可错性的自我批评和开放性对话的看法。"②

---

① ［挪］G. 希尔贝克、N. 伊耶：《西方哲学史》，童世骏、郁振华、刘进译，上海译文出版社 2012 年版，第 8 页。

② ［挪］G. 希尔贝克、N. 伊耶：《西方哲学史》，童世骏、郁振华、刘进译，上海译文出版社 2012 年版，第 53 页。

最后，是苏格拉底的学生柏拉图。柏拉图生活在公元前 400 年左右的雅典，不同于他的老师苏格拉底的平民出身，柏拉图出身于贵族家庭，他的母亲是雅典立法者梭伦的后裔。公元前 388 年，柏拉图在雅典创办了一所学校，称为"学园"，雅典的这所学园教授哲学、几何学、天文学、地理学、动物学等，学园历时 900 多年。柏拉图的思想主要在他写的 30 多篇假借苏格拉底的对话录中。他的哲学思想可以归结为"理念论"。"理念论"主张，世界由两个部分组成，或者说有两种存在形式，一种是开始我们感官感知的事物；另一种是理念。后者如圆或三角形，是无法用我们的感官把握的，它们只能通过理性理解；理念本身是普遍不变的，它们不存在于我们的思想中；它们客观存在，且普遍有效。而我们感官所感知的个别圆和三角形，是相应理念的表现，是易消失的，是可变的。① 柏拉图在《理想国》中曾经做了一个比喻，通常叫作"洞穴囚徒隐喻"。在洞穴中，囚徒们手脚被捆绑，只能背对洞口，看着洞壁，他们会看到各种移动的影子，他们认为那才是真世界；但当一个囚徒解除了捆绑，站起来转身会发现，背后有火堆，而大家所看到的不过是火光下各种物体的影像；如果他进一步走出弯弯曲曲的洞穴，来到洞外的世界，他会发现一个阳光下的新世界。洞穴囚徒之喻说明，人类总是会被纷扰的表象迷惑，而表象之下的不变的本质才是应该去探寻的；理念就是普照大地的阳光，只有看到阳光的人才会获得真正的善，即获得真知、掌握理念才是最大的善，求真就是求善。

二　经院哲学与近现代科学

西方文明的另一个源头是希伯来文明，即犹太教—基督教文明。西方理性主义传统源自古希腊开始的人对世界本原的探寻，在求知就是求善的动力下，力图穿透纷繁多样的表象世界寻找到简单唯一的本质的理念世界。公元前 1 世纪，基督教在小亚细亚兴起，在罗马后期，从被打击的底层民众宗教成为官方推崇的国教。公元 5 世纪到公元 15 世纪，伴随着罗马帝国灭亡，信奉基督教的盎格鲁－撒克逊人占领欧洲世界，基督教教堂在各个封建列国矗立，教堂的钟声响彻欧洲大陆。与希腊文明奠定了求真的理性传统不同，希伯来的有神论是在人生而有罪的前提下，强调每个人活着就是寻求救赎，从而死后灵魂进入天堂。表面上看，基督教关心死后的世界，在信仰的话语中，

① ［挪］G. 希尔贝克、N. 伊耶：《西方哲学史》，童世骏、郁振华、刘进译，上海译文出版社 2012 年版，第 61 页。

哲学成为神学的"婢女"，但意外的是，经院哲学为西方理性主义传统注入了新的活力。

经院哲学的实质内容就是用理性的方式对基督教教义进行论证。经院哲学出现的背景是亚里士多德思想的全面复兴。12 世纪，亚里士多德及其阿拉伯注释作品陆续被翻译成拉丁文，其思想覆盖形而上学、自然哲学、伦理学和动物学，理论完整，逻辑自洽。面对忽然呈现在基督教思想家面前的希腊思想宝库，教会受到极大震动。神学家托马斯·阿奎那强调，哲学的基本原则是理性，神学的基本原则是信仰，信仰不能为理性所证明，它们是相互独立的①。从这个时候开始，经院哲学家们一直把亚里士多德思想体系基督教化，这个过程实际上就把古希腊的理性精神系统全面引入基督教神学之中。怀特海在追溯现代科学的起源时说："在现代科学理论还没有发展以前人们就相信科学可能成立的信念，是不知不觉地从中世纪神学中导引出来的。"② 经院哲学认为世界本身就是上帝理性的体现，所有的多样性都是上帝的某种变幻，所以理解这些多样性背后的共相，就是某种接近上帝的过程。在经院哲学的推波助澜下，求真的理性主义传统和救赎的宗教观结合了起来。希腊理性精神借由经院哲学的学习、论证和争辩得以传承和赓续。

15、16 世纪的欧洲开始涌动新的思潮，在文艺复兴的浪潮下，神本主义开始慢慢让位于人本主义。有很多伟大的人物就产生在新旧世界交替间，法国的笛卡尔就是其中的代表。笛卡尔指出，演绎的数学是认识世界的可靠方法，但演绎的关键是前提必须正确，那么如何为演绎的哲学体系找到绝对确定的前提呢？他提出有条理的怀疑，即"我思故我在"。这里的"思"不是简单的思考，而是某种有条理的怀疑。这句话的意思是，正在怀疑的人，不能否定他正在怀疑，正是这"怀疑"或"反思"本身证明了怀疑者主体的存在。笛卡尔质疑哲学理论的解释力、感官的真实性，甚至怀疑我们能否判断自己是做梦还是醒着。但一番思想实验后，他指出，质疑本身没办法被质疑，因此质疑是真实的，质疑的主体（我）就是真实存在的。与这个洞见一样不容置疑的全部知识主张，也必须被认为是真的。笛卡尔就这样发现了一个真理标准，我们通过批判性评价而设想为完全清晰明白的东西，因此必定是我们可以信赖的东西。因此，理性（ratio）在系统的、周密的推理中确认为清晰明白的东西，就可以接受为真的。感觉经验内在地不如理性可靠，应当被

① 吴国盛：《什么是科学》，广东人民出版社 2016 年版，第 131 页。
② ［美］怀特海：《科学与近代世界》，何钦译，商务印书馆 1959 年版，第 13 页。

付诸理性的证实。①

笛卡尔原本用理性证明了经院哲学的传统命题，即证明上帝的完美和伟大，但他从此开启了对人的理性的确信。人的理性伴随着近现代对外部世界的探索和发现，伴随着改造世界的热情自顾自地发展起来。弗朗西斯·培根与笛卡尔都被认为是现代科学的奠基者。他的名言"知识就是力量"体现了理性主义传统的求真与现代科学求力意志的结合。培根把自然的状态分成三种：一是正常的自然状态；二是畸形的自然状态；三是受约束的自然状态。他主张借助技艺对研究对象进行外部条件的控制，从而发现它的秘密。实质上，不是借助安安静静的观察，而是在实验环境下，对自然加以"拷问"和干预，最终让自然说出它的秘密。近代以来，随着实验室里不断地"拷问"和"拷打"，人类得以有效地征服和控制自然，但也造成人与自然的紧张关系。长久待在实验室里的人容易生长出一颗"无情"的心，因为实验室内在的逻辑就是这样要求的：你要保持冷静的头脑、客观的立场，不能夹杂情绪和主观臆想，不能对研究对象有任何同情之心，否则，你就拷问不出自然的秘密。②

三 启蒙运动与理性

18世纪法国启蒙运动哲学是一批法国人的思想武器，他们为夺取权力而与宗教绝对主义、贵族特权作斗争，启蒙运动常常使用个人、理性和进步的概念。启蒙运动的哲学家们把理性与传统相对立，并且希望借助理性在反对特权和无知的斗争中取得幸福和进步。正是启蒙运动把理性推到了前所未有的高度，一种新近苏醒的对理性和人类的信赖，理性替代了上帝成为新的救世主。借助理性，人现在能够揭示实在的最深层的本质，获得物质进步；人将从传统和神权的桎梏中脱离出来，获得平等；思想的解放，控制自然的力量增强，人感到自己是独立和自由的。③启蒙运动伴随着城市化、市民社会、资本主义、工业化、科学革命和产业更替蓬勃发展起来。除了对人人皆有理性的笃定外，启蒙运动也派生了现代性的三个重要观点：一是人生而自由，基于契约原则形成社会共同体；二是人以原子化的方式存在，人人自利实现

　　① ［挪］G. 希尔贝克、N. 伊耶：《西方哲学史》，童世骏、郁振华、刘进译，上海译文出版社2012年版，第284页。

　　② 吴国盛：《什么是科学》，广东人民出版社2016年版，第168页。

　　③ ［挪］G. 希尔贝克、N. 伊耶：《西方哲学史》，童世骏、郁振华、刘进译，上海译文出版社2012年版，第381页。

社会和谐；三是人应该追求当下的快乐，快乐是可以计量的。

法国哲学家霍布斯在《利维坦》中构建了一个没有国家保护的自然状态的人的思想实验，结论是自然状态的人会陷入害怕被他人攻击和伤害的不确定性恐惧之中，即每个人都会反对每个人的自然状态。既然每个人不能保护自己的全部权力，为了自我保存，就让渡部分权力形成国家。霍布斯认为，社会是利己主义的原子化个体之间契约的表现，社会契约就是社会赖以构成的东西，国家是通过契约而建立的，每个人都向国家交出了部分自由，国家拥有合法的暴力保护契约。对霍布斯来说，任何有关社会的东西都可以追溯到国家，并进一步追溯到个人的自我保存欲望。个人基本上是非社会的，而社会实际上是居于个人之后的。国家和社会并不像柏拉图和亚里士多德那样定义的是与个人本质二合一的，而是人类借助于建立在彼此重合的自利基础上的契约而创造出来的。英国哲学家洛克与霍布斯一样，把个人作为基本单元，国家是个人基于契约创造的产物。① 不过不同于霍布斯基于个人自由让渡形成国家、国家是保护人们免于伤害恐惧的看法，洛克认为，每个人自由的最大化和基于个人权利的立宪政府是一枚硬币的两面，国家的首要作用是保护私有财产的安全。洛克在《政府论》中强调人人平等："这也是一种平等的状态，在这种状态中，一切权力和管辖权都是相互的，没有一个人享有多于别人的权力。"不过，这样的平等主张不能忽视现实中由于先天因素、机会、经济、政治和社会因素导致的不平等。事实上，对于这种经济不平等，洛克不认为有问题，而是归结为大众个人自由地达成一个自愿的同意。② 从霍布斯到洛克，把个人理解为完全成熟的人——具有自己的利益、筹划的能力、追求快乐和利益的欲望、财产的观念、语言和贸易的能力。所有这些都先于国家的形成，而国家则被看作保护私人主动性和私人财产的手段，国家没有内在的价值。简单地说，每个个体基于保护自己的利益，从自然状态的完全权力让渡部分给国家，从而形成基于契约的社会共同体。

提出人人自利而社会和谐的是苏格兰人亚当·斯密，他的两本代表作是《国富论》和《道德情操论》。作为道德哲学家，斯密捍卫我们应该根据对他人的同情和关心来行动；作为经济学家，他主张商人应该追求自利，他必须

---

① ［挪］G. 希尔贝克、N. 伊耶：《西方哲学史》，童世骏、郁振华、刘进译，上海译文出版社2012年版，第264页。

② ［挪］G. 希尔贝克、N. 伊耶：《西方哲学史》，童世骏、郁振华、刘进译，上海译文出版社2012年版，第335页。

使自己富起来——即使是以他人为代价。市场是一只"看不见的手",在依据商业规律的过程中实现了资源的有效配置和使用。斯密的自由主义经济理论预设了一个不被国家干预的自由市场,每一个市场的经济人都是原子化的个人,按照自己的利益来进行选择。最终,自由个人主义将推动社会和谐,物质繁荣。[①]

英国法学家杰里米·边沁提出了基于快乐计算的功利主义原则。边沁的功利主义原则是,以是否满足最大多数人的最大可能的快乐(功利)为基本的规范性标准。边沁有一种乐观的个人主义前提预设,因为快乐的载体只能是具体的个人,而且隐含着快乐可以在不同的人群中通约和快乐是可以计算和量化的。边沁的功利主义原则进一步肯定了原子化的个体,也肯定了当下的快乐才是最重要的。因此,追寻快乐,以及最大数量和最大限度的快乐,成为每个个体理所当然的目标。可以发现,边沁常常忽视人类价值和动机的历史可变性。在边沁看来,人基本上是非历史的:人在所有时候、所有地方都在追求着同样的目标(快乐),趋之以同样的力量(追求快乐)。

第二节　工具理性主义及其后果

理性主义传统是西方文化发展的底色,这种对情感的某种警惕和拒斥最初是为了寻求真知和获得真理,理性作为认识世界的工具,为西方的科学发展和文化昌盛做出了最重要的贡献,但随着人们把手段变成了目的,用于解放人的理性工具发展成了禁锢人的枷锁。启蒙以来,古典理性演变成了工具理性,其不加节制的滥用又导致了工具理性主义的盛行。工具理性主义导致了对理性极端化、错误化的认识,理性被等同于"去情感化",理性的人际关系就是某种物与物的交换,正是基于这些前提,人们进一步形成了机械的世界图景。

一　工具理性与工具理性主义

从古希腊到中世纪,从启蒙运动在英国兴起并在法国及欧洲大陆的迅速传播,伴随着宗教神秘主义和绝对主义的某种隐没,西方理性主义传统成为

---

① 〔挪〕G. 希尔贝克、N. 伊耶:《西方哲学史》,童世骏、郁振华、刘进译,上海译文出版社2012年版,第391页。

现代社会的主流意识形态，其特征可以归结为以下几点：理性的概念从古希腊时期的求真，即求善逐渐转变为现代的求真即求力；现代社会的基础是自由而平等的原子化个人；现代社会是契约型社会，个人出于保护安全或保护私有财产的目的，基于社会契约构建了社会共同体，从而从自然状态进入共同体状态；理性的人追求最大限度的快乐，财富的增长、快乐的累加是人类奋斗努力的目标。

西方理性主义传统发展的进一步表现是事实与价值的区分，代表人物是德国社会学家马克斯·韦伯。他认为，在事实与价值、实然与应然之间，存在一种根本的差别。作为科学家，我们只能评论事实，不能评论价值。他主张科学的价值无涉，即科学只能对实然进行描述，对应然是没有办法的。他的社会学巨著《经济和社会》的副标题是"一种理解的社会学"，实际上说明了他对社会学的理解，即社会学应当试图去理解行动者的主观意向和动机，而不仅仅是揭示社会行动的一般规则。"社会学是这样一种科学，它试图对社会行动进行意义理解，以期由此达到一种关于它的过程和结果的因果说明。"

韦伯将他的社会学建立在四种纯粹行动类型上：1. 可以合理地导向一个给定目标的行动（目的合理性的行动）；2. 可以合理地导向一个绝对价值的行动（价值合理性的行动）；3. 可以被行动者的情感状态决定的行动（情感性的或情绪性的行动）；4. 可以被传统和深植的习惯所决定的行动（传统取向的行动）。韦伯认为前两种行动是合理的，而后两种行动不合理。第一种行动的合理性在于它导向一个有意识地且毫不含糊地制定的目标，而且基于可用的知识，采取能够实现这一目标的手段。这种合理是"目的—手段"合理。第二种行动类型也是合理的，因为行动者遵循伦理的、宗教的信仰，其行动具有独立于其结果的绝对价值。基于道德义务的伦理学的行动，在绝大多数情况下是价值合理性的行动。当然这里价值的多元可能导致其合理性只是相对于某一价值体系或某一个行动者，而对另一个价值体系或另一个行动者，可能就是不合理的。韦伯认为，第三种行动是不合理的，它是行动者的情感状态的直接后果。在他看来，被某种极端情感或激情影响下的行动是失控且危险的，这样一种类似精神失常和对一种异常刺激的失控的反应，也是不合理的，或对于行动者而言是非理性的。第四种行动也是不合理的，因为行动者没有意识到什么在决定他们的行动，即根据的是无意识的习俗或习惯。韦伯使用这四种合理性来理解欧洲文化发展的历程，即西方合理化可以描述为一个过程，其中越来越多的行动领域被"目的—手段"合理性行动所渗透。

按照四种合理性行动类型划分，理解行动者的理性可以分为工具理性和价值理性，工具理性"即通过对外界事物的情况和其他人的举止的期待，并利用这种期待作为'条件'或者作为'手段'，以期实现自己合乎理性和考虑的作为成果的目的"。价值理性是"通过有意识地对一个特定的行为——伦理的、美学的、宗教的或作任何其他阐述的——无条件的固有价值和纯粹信仰，不管是否取得成就"①。

韦伯认为，随着科学技术在近代以来的蓬勃发展和工业革命的巨大成功，世界被不断"祛魅"，成为人类实现目的的工具，价值理性日益式微，工具理性等同于理性，征服、控制自然的程度被用来衡量人类知识和理性的力量。但是，工具理性的过度膨胀必然导致非人化的技术统治，导致行为事实与价值的分离，当理性由解放的工具退化为统治自然和人的工具时，工具理性就蜕变成了工具理性主义。启蒙思想的出发点是尊重人之为人的尊严和自治，但是由于过度推崇冷静客观的科学技术对外部客观世界的宰制，注重量化结果，忽略过程本身的重要性，忽略生命本身是一种人与自己身心、人与人、人与自然的一种互动与体验。最终带来劳动的异化和人的异化，具体体现为以下三个方面：一是人自身存在及生存状态的异化；二是人对他人关系的异化；三是人与自然关系的异化。②

二 去情感化的理性

韦伯把第三种行动类型，即情感性的行动认为是非理性的，可谓是对西方理性主义传统中去情感化趋势的一种集中体现，尽管韦伯认为其不合理之处是极端的情感主导的行动，其实暗含的是情感在场中某种理性的缺失。事实上，理性和情感的二分及二者的张力一直是西方哲学家们津津乐道的话题，讨论情感的哲学家也层出不穷。

亚里士多德是西方哲学中对情感有较为系统研究的早期思想家。亚里士多德在《尼各马可伦理学》中认为，情感是"肉欲、愤怒、恐惧、信心、妒忌、愉悦、友善、憎恶、渴望、嫉妒、怜悯，总之，那些伴随着快乐和痛苦的感觉"。尽管亚里士多德关于情感的定义在不同译本中存在一些争议，部分译本中认为其表达的是感受或感觉，但是综合其关于情感伴随着快乐和痛苦，

① ［美］马克斯·韦伯：《经济与社会》（上卷），林荣远译，商务印书馆1997年版，第56页。
② 刘星、田勇泉：《科技异化是人性需求的扭曲——论现代医疗技术的伦理问题》，《伦理学研究》2014年第5期。

情感的意向性和认知性，为了探求好的情感构造美德的相关论述可以发现，他所论述的真实意思就是情感。① 以大卫·休谟、亚当·斯密等为代表的英国的情感主义伦理学，批判继承了亚里士多德等早期哲学家对情感的分析。休谟认为，印象和观念构成了人的一切知觉，其中印象分为感觉印象和反省印象，感觉印象是原始的，包括全部感官印象和人体的一切苦乐感觉；反省印象是次生的，就包括情感和类似情感的其他情绪。道德感源于苦乐感觉，也是区分善恶的依靠。善恶的区分进而衍生出同情、仁爱等情感建构，同情原则是情感在做出评判时的重要依据。情感最终通过苦乐感觉走向同情，再通过旁观者的立场显露出来，同情成了情感的本质。② 斯密沿着情感在道德判断中的评判作用，将情感与道德相结合，认为道德感是在同情的基础上，对某一现象称赞或者谴责时带有的情感。③

在早期英国情感主义伦理学的影响下，古典哲学家康德的情感概念来源于其道德哲学中对道德情感的批判继承，且贯穿于关于道德分析的不同阶段。早期的康德继承了情感主义伦理学的观点，认为道德情感是道德判断的依据和来源。成熟期的康德则认为道德情感是对道德的敬重，这种情感作用于人的行为动机。敬重的产生并不来源于感性情感，不是受经验对象影响主体产生的内部心理感受，而是通过一个理性概念自己造成的情感，即道德法则。④ 作为古典理性主义哲学创始人，康德将道德情感与理性意识相关联，成为将情感与理性关联起来的早期哲学家之一。除古典哲学家的经典情感分析之外，以胡塞尔（Husserl）为代表的近代哲学家对情感亦有所论述。胡塞尔从现象学出发，将情感视作一种意向行为，这种行为以价值为直接对象进行评价。情感常常基于认知判断，并由审美感受、欲望和意愿等多种意向行为或者态度类型构成，评价是意向行为的共同特征。法国哲学家让－雅克·卢梭从童年时代开始到声名鹊起一直颠沛流离，他代表了对某种高歌猛进的启蒙乐观情绪的反动，代表某种来自底层知识分子的声音，他指出了理性之外情感的重要性，科学胜利导致人文精神的式微，更重要的是，他对个人主义的个人概念提出质疑。卢梭认为基于理性的自利的计算不足以维持社会共同体的形成——把人们连接在一起的共同的情感。

---

① 李义天：《感觉、认知与美德——亚里士多德美德伦理的情感概念及其阐释》，《哲学动态》2020 年第 4 期。

② 卢春红：《从道德感到道德情感——论休谟对情感问题的贡献》，《世界哲学》2019 年第 4 期。

③ 李云霄：《礼仪、道德与情感——〈理智与情感〉的文化内涵》，《国外文学》2019 年第 4 期。

④ 惠永照：《论康德道德哲学中的道德情感》，《哲学动态》2018 年第 4 期。

正如简·奥斯丁的小说《理智与情感》中呈现出来的理性与情感的张力，西方理性的定义意味着情感是某种非理性的存在。从以上情感的定义中，可以发现情感是某种与个人身体感受密切相关，与价值、道德相联系的范畴。情感最大的特点是某种意向的个体化和某种不可控、不确定性。情感与心灵有关，而理性由大脑主宰。身心二分一直是西方理性传统的应有之义，感觉的纷杂代表迷惑人的表象，情感是不可靠的；而本质的单一才是人类理性追寻的结果，理性才是可以依赖的。在西方文化中有两种神祇代表两种文化形态，分别是代表理性的太阳神阿波罗和代表感性或情感的酒神狄奥尼索斯。太阳神阿波罗是某种规律性、重复性和确定性；而酒神狄奥尼索斯是某种不可预期和不确定性，甚至带有自我毁灭的隐喻。理性的去情感化是伴随着西方文明发展的，特别在现代，过于充沛的情感表达甚至成了疯癫的象征。正如福柯在《疯癫与文明》中所言，某种情绪化的非常规行动的人在古代世界是某种哲人似的特立独行，在中世纪可能是貌似愚钝无知但说出真理的那个人，但现代的理性却把这种情感外显情绪化乃至激情化的状态称为失去了理性的疯癫的人。

事实上，从古希腊时期的理性到工具理性再到工具理性主义，理性的去情感化愈发严重。在古希腊世界，自然是人们主体以外加以认识和控制的对象，人作为理性的存在物，可以通过把握世界结构，从而控制和操纵自然。此时，事实与价值是同一的，求真的过程也是求善的过程，理性与情感获得了统一。柏拉图的"理念"使西方哲学产生了认识论的转向，人们在认识世界产生关于直接的自然物的知识的同时，也开始考察其产物——概念。在这一转向中，也蕴含了一种理性与情感、事实与价值的脱离的可能性，同时，自然物也丧失其作为完整性概念的存在。因此，西方传统理性发展到现代工具理性的过程中，是人对外部世界客观化、物化和还原化以进一步认识世界和控制世界的过程，同时也是人类行为价值维度（求善）与事实维度（求真）、手段与目的逐步分离的过程。[1][2]

三　物化的人际关系

现代社会预设每个个体都要力图获得理性而规避情感的干扰和影响，这

---

①　朱春艳等：《马尔库塞技术美学化的实现路径解析》，《自然辩证法研究》2014 年第 11 期。
②　郑劲超：《"工具化理性"的概念与解读——论法兰克福学派论域转向的一个契机》，《哲学研究》2015 年第 6 期。

种情感的干扰不仅仅来自自我，也要防止来自他人的情感影响。基于启蒙运动提出的人权神圣不可侵犯的主张，人们构建了以社会契约为特色的合同关系，与此同时，达尔文的适者生存的生物进化论进入社会领域，社会领域中人与人的关系构建也成为一种基于资源交换的买卖竞争模式，人与人的关系被彻底物化了。

达尔文出生在英国，最早学习的是医学，然后是神学，最后是自然科学。1831 年他乘坐贝格尔号开始了 5 年的航行，1859 年他完成了《物种起源》。传统的观点认为，生物物种是不变的，任何物种都有其永恒的、特定的形式和功能。人类也是一样，物种不变，但又不同于其他物种，具有特殊性乃至优越性。但达尔文的进化论主张，生物是发展的，不同物种是通过与环境的相互作用而产生和形成的，所有的物种都是通过动态的发展链条产生的，因此人类不过是物种之一，本质上与其他物种一样。达尔文进化论引发了大争论，他本人没有直接介入争论，但被称为"达尔文的斗犬"的赫胥黎参与了一系列论战。正如日心说把地球在宇宙中的特殊性降低了一样，达尔文进化论也降低了人在物种中的特殊性。虽然达尔文的理论受到当时研究水平制约，还有一些问题没有解决，但他的进化论的两个关键词——"优胜劣汰"和"物竞天择"，从生物学领域溢出，发展到社会研究领域，形成社会达尔文主义。社会达尔文主义主张用达尔文的生存竞争与自然选择的观点来解释社会的发展规律和人类之间的关系，认为优胜劣汰、适者生存的现象存在于人类社会。因此，只有强者才能生存，弱者只能遭受灭亡的命运。其代表人物斯宾塞认为：社会与周围环境之间的协调也是由能量均衡原则来调节的。它表现为社会与环境之间的相互适应与斗争，人类社会只有在这种适应与斗争中才能进步。因此，生存竞争构成了社会进化的基本动因。

与此同时，正在兴起的现代商业社会及其自由主义思想也与社会达尔文主义形成了某种呼应和谐振。如前所述，亚当·斯密的自由主义经济理论预设了一个不被国家干预的自由市场，每一个市场的"经济人"都是原子化的个人，按照自己的利益来进行选择。因此理性人为了交换商品在市场相遇，一件商品的价格取决于供求关系。自由主义认为，一个确保了稳固的财产权、自由市场和自由贸易的制度框架，可以释放个体企业的自由和技能，能够最大限度地促进人的幸福。自由的市场、竞争的人，为了某种商品交换的人与人的关系就成了现代社会的剪影。

随着现代社会日益科层化发展，每个人都多多少少嵌入了某种制度体系和流水线中，科层制的合理性给予我们每个人行动的合理性。韦伯指出，商业和社会要求越来越好的计划和组织，科学成为行政管理的一部分而进入整个社会。这个过程使得行动变得更加趋于目的合理，因为这样的话，面对偶然的和不可预见的因素，我们的安全感才会愈来愈强，而所受的损失才会越来越小。因此，我们同时拥有了科层化、科学化和日益增长的合理化。① 每个人多多少少地卷入一种制度系统中，接受这个体系以科学的名义发出的指令，人们按照指令行动，久而久之就不再去追问行动的动机、价值和意义。弗洛姆的《逃避自由》写于两次世界大战之后，经历了两次残酷战争的现代人不仅重新反思自身的存在状态，也开始思考战争中狂热与杀戮的原因。弗洛姆发现，现代社会对人们的影响同时产生了两种现象：一方面是表面上看，人的自由增多了，自由平等的个人似乎有很多选择；另一方面是人的孤独和不安全感增多了，常常觉得无所依靠和惶恐不安，人们似乎也没有选择。这两种现象又由相同的原因所产生：一个是资本主义社会中个人主义倾向，人与人之间相互利用，关系日渐疏远；另一个是资本主义大机器生产中个人的工具性地位，人永远在为一个异己的目标而奋斗。

同样对战争进行反思的是哲学家汉娜·阿伦特，在作为特约记者参与了前奥斯维辛集中营的运营主管艾希曼的公开审判后，她写作了《艾希曼在耶路撒冷》一书。艾希曼 1906 年生，曾在屠杀犹太人中扮演重要角色，战后化名逃往阿根廷，1960 年被以色列特工抓获，1961 年在耶路撒冷对其举行了刑事审判。从阅读有关卷宗开始，到面对面冷眼观察坐在被告席上的艾希曼，以及听他满嘴空话地为自己辩护，阿伦特断定被人们描绘成一个十恶不赦的"恶魔"的这个人，实际上仅仅是一个平凡无趣、近乎乏味的常人。因此，阿伦特提出的一个著名观点是："平庸的恶"。艾希曼之所以签发处死数万犹太人命令的原因在于他根本不动脑子，像机器一般顺从、麻木和不负责任。她再次运用极权制度的意识形态性质来分析这样一个平庸无奇的人为什么卷入深渊般的恶而无法自拔，问题在于纳粹通过使用新的"语言规则"来解说他们的反常行为："灭绝""杀掉""消灭"都由"最终解决""疏散""特殊处理"来表达。"平庸的恶"揭示了一个制度框架、一套话语体系如何让一个个平庸、平凡和平常的人失去人性而成为刽子手，恶人并不是生来为恶，在战争中冷酷残暴的人可能就是一个个在官僚化机制中缺乏反思能力的人。工具

---

① ［挪］G. 希尔贝克、N. 伊耶:《西方哲学史》，童世骏、郁振华、刘进译，上海译文出版社 2012 年版，第 645 页。

理性主义发展到极端，就是一个个去情感化的"理性人"蜷缩在"合理性"的制度框架中，在一次次精准、高效地执行指令时，早已忘记这个指令意味着什么。艾希曼只是按照德国人一贯的严谨态度执行着火车高效运输的上级指令，至于火车里是运往毒气室的犹太人还是其他东西，都无关紧要了。

四　机械化的世界图景

工具理性背后是一个机械世界观的图景，自然界像是一个精密的时钟，各个器件像咬合的齿轮，在拧紧发条后，一切都是严格按照规则运行着。事实上，这样的机械图景是伴随着科学的发展和成功逐步形成的。

西方语境中的"科学"概念有狭义和广义之分。狭义的科学就是现代自然科学，广义的科学就是自古希腊以来追求确定性、系统性知识的理性探究传统。古希腊时期针对外部自然及自然物的内在规律的研究，被称为自然哲学。西方哲学始终与西方科学纠缠在一起，哲学始终或隐或现地以科学为参照系，形而上学（metaphysics）始终追随着物理学（physics）。在早期希腊思想家那里，"自然"的基本意思是本性、本质、本原和根据；"论自然"即论万物之"本原"和"根据"；"自然的发明"意味着理性思维方式的发明，即通过内在性的方式（演绎推理）追究内在性（本性）。自然哲学的概念影响深远，以至于牛顿的三大定律著作也名为"自然哲学的数学原理"。如前所述，当自然哲学逐渐发展到近代科学时，借助科学思维，人们看待世界的方式有了显著的变化。

首先是世界的数学化。伽利略的一段关于自然数学化运动名言如下："哲学被写在那部永远在我们眼前打开着的大书上，我指的是宇宙；但只有学会它的书写语言并熟悉了它的书写字符以后，我们才能读它。它是用数学语言写成的，字母是三角形、圆以及其他几何图形，没有这些工具，人类连一个词也无法理解。"[①] 古希腊的毕达哥拉斯学派认为数字有种神奇的魔力，数字及数字的关系揭示了世界的秘密。据说，毕达哥拉斯教派的一位门徒发现了无理数，而遭到同门追杀，因为无理数无法被除尽的特殊性，让数字的完美性受到了破坏。笛卡尔的"我思故我在"充分肯定人的理性思维能力，并把数学化过程看作人类认识世界的本质力量，是人类理性本身。数学化过程一方面是把存在物及其各种属性量化的过程；另一方面把具体存在物抽象为一

---

① ［挪］G. 希尔贝克、N. 伊耶：《西方哲学史》，童世骏、郁振华、刘进译，上海译文出版社2012年版，第172页。

个个的概念符号，从而把它们形式化的过程。自然数学化的本质在于为整个自然界提供一种普遍通达的方法程序，数学让自然界变得清晰可达，当然广泛数学化符号使我们与现实世界产生了严重的疏离。在流行的美剧《生活大爆炸》里，有一个在生活中都极度科学化、数学化的人物谢尔顿，作为物理学家，他把生活中一切事情都还原为数字和公式，这让他在生活中处处碰壁，甚至显得难以融入。其实数学化的世界已经深入人心，一篇有模型和数学符号的社会学论文会比只有文字的论文让人觉得更有分量、更像真正的研究。在各种考评系统中，给每项赋值并进行各种加权加分，是一种更"严谨"的考评方式。很多时候，让事实说话，等同于让数据说话。

其次是复杂事物的抽象还原。① 从毕达哥拉斯到牛顿，科学的历程都是试图用更少的符号和符号关系来把握世界，甚至抽象还原的简洁性成为是否更科学的标准。以天文学为例，中世纪托勒密为了解释天空中已知天体的运行轨迹，其主要内容可概括为：地球静止不动地位于整个宇宙中心；五大行星各自都在一个较小的"本轮"上做匀速圆周运动，但本轮的中心又在一个庞大的"均轮"上绕地球做匀速圆周运动；太阳和月球没有本轮，直接在均轮上运动，地球又稍稍偏离所有均轮中心；通过选择各个本轮、均轮半径的比、它们转动的不同速度比以及两种轮子轨道平面的不同倾角，就可以解释行星运动中的各种现象。然而哥白尼认为这样解释系统过于复杂，不够简洁优美，宇宙作为上帝的作品不可能如此冗杂，因此大胆提出太阳是宇宙的中心，地球和其他行星一样绕太阳公转，从而带来了一场科技革命。半个世纪后，德国数学家开普勒利用丹麦天文学家布第谷·布拉赫提供的观察数据，才绘制出了第一张精确的太阳系地图。但简单还原的后果是一切质的差异被还原为单纯量的差异。"比如不同的声音还原为不同的声波波长，不同的色彩还原为不同的光波波长，不同的气味还原为不同的分子结构。对于一个看到了细胞的生理学家来说，人体各个部分没有什么本质的差别；对于一个进化生物学家来说，人和猴子没有根本的差别；对于一个化学家来说，世界是由分子构成的；对于物理学家来说，为了验证自由落体运动，一块石头、一只猫和一个苹果没有本质的区别。"② 借助数学化、技术化对自然简单无限还原，自然及万物被视为各种机器部件的机械组合，所有事物包括人都可以简单还原为

---

① 郭先红：《"工具理性"的工具理性批判路径分析——以西方理性嬗变史为视野》，《云南社会科学》2016 年第 2 期。

② 吴国盛：《什么是科学》，广东人民出版社 2016 年版，第 188 页。

无差别和可置换的量的叠加。

最后是人类中心主义。笛卡尔的"我思故我在"开启了通过质疑"质疑"本身而确定思考主体的存在，从此思考的人成为宇宙中最确定的存在，在这种主体彰显的过程中，外部世界作为观察、实验和控制的对象而存在。培根在《古代的智慧：普罗米修斯》中说："如果我们考虑终极因的话，人可以被视为世界的中心；如果这个世界没有人类，剩下的一切将茫然失措，既没有目的，也没有目标，如寓言所说，像是没有捆绑的扫把，会导向虚无。因为整个世界一起为人类服务；没有任何东西人不能拿来使用并结出果实。星星的演变和运行可以为他划分四季、分配世界的春夏秋冬。中层天空的现象给他提供天气预报。风吹动他的船，推动他的磨和机器。各种动物和植物创造出来是为了给他提供住所、衣服或药品的，或是减轻他的劳动，或是给他快乐和舒适；万事万物似乎都在为人做事，而不是为它们自己做事。"① 培根的"知识就是力量"宣告世界是人类角力的场所，他说："人类在一堕落时就同时失去他们的天真状态和对于自然万物的统治权。但这两宗损失就是在此生中也是能够得到某种部分的补救的：前者要靠宗教和信仰，后者则靠技术和科学。"② 他甚至主张："让人类恢复其统治自然的权利，这种权利是神慷慨赐予的。"③ 借助科学的节节胜利，人类对于世界的机械图景愈发固化，人对自然控制与征服是必然的，而所有的"未知"和"意外"意味着人类理性能力的不足和失败，是不能接受和不能理解的。

第三节　医患关系中的工具理性主义

现代社会中，工具理性主义无处不在，虽在不同的领域表现的形式有所不同，但其共同特征是：对复杂的事物进行简单化处理、对动态的过程进行静态的切割、在重视数学化、模型化和抽象化的工具中形成了对世界和大自然的某种隔膜。医患关系从一开始就是某种不平等的关系，医生是拥有知识和技能的施予方，而病人是饱受疾病折磨和对未来充满焦虑的接受方。医生需要系统的训练和长时间的科学培养，理性与科学是医生的信条，保持着冷

---

① ［英］培根：《新工具》（第1卷），许宝骙译，商务印书馆1984年版，第48页。
② ［英］培根：《新工具》（第1卷），许宝骙译，商务印书馆1984年版，第291页。
③ ［英］培根：《新工具》（第1卷），许宝骙译，商务印书馆1984年版，第104页。

静、客观的医生为了避免面对病人痛楚时显得感情用事和不够专业，会不知不觉中堕入工具理性主义的误区。

一 基于"超然模型"的"去情感化"的医生

马克斯·韦伯认为，人类发展历程就是人类克服情感和传统不断理性化的过程，因而他不无悲观地认为，人类已在"铁笼"之中。的确，工具理性以科学技术的蓬勃发展加持，在实证主义、科学主义大行其道的现代社会，工具理性主义的思维模式可谓无处不在。长期以来，医学本是经验、技艺、科学和艺术共同作用的领域，但随着工具理性主义思维下技术至上、科学主义的话语强势崛起，医学逐渐走向了纯科学化和实证主义导向的轨道。

正是工具理性的过度发展，人类不知不觉预设自己是潜在的超然理性者，因而形成了一个看待和处理万事万物的"超然模型"。这个模型基于这样一个假设：当我们能重铸我们自身存在的条件时、当我们能支配我们的事物时，我们才是自由的。这个理想明显助长了把更大的重要性赋予技术对我们世界的控制；它助长了将工具理性架构在一个统治方案中，而不是以其他的名义限制工具理性。它给出了一种人类思维的理想图景：这种人类思维为实现人类思维纯粹的、自我证实的合理性，已经脱离人类的身体构成、对话环境、情感和生活传统，数学思维或其他类型的形式计算是其典型例子。这个超然模型借助的是社会的技术化过程，情感和情绪是非理性的，必须在合理性的计算中被漠视甚至屏蔽。

在工具理性"去情感化"诱导下，人类理性的"超然模型"将医患双方的情感视为需要剪除的非理性要素。医生在工具理性主义思维影响下思考行动：患者被看作一台由各个身体配件组合而成的机器，医生应该冷静客观地应用科学的治疗方法，识别并负责修理更换失效的身体配件，最终治愈疾病，让患者免于永久性的伤害或者可能的死亡。患者被对象化甚至物化为某种器官的组合和功能的载体，医生则应该避免情绪情感对诊疗过程客观性的干扰，力图在各种检测数据的基础上"客观"地做出观察、判断和决策，难怪患者会抱怨医生是见病不见人、见症状不问感受：

> 我清楚地记得我收到已患上多发性硬化症的诊断书的情形。正好在几天前，我在医生办公室里偶然读到一本科普杂志，其中谈到一位年轻妇女（前选美皇后）的故事，她也受到多发性硬化症的折磨，现在活动

严重受限，只能坐在轮椅上。因此当我接到诊断书的第一个问题就是："我余生要在轮椅上度过？"医生无奈地回答说他不能对我的将来做任何保证。毫不奇怪，我认为这种答复意味着我的确会残疾，而且可能就在不久的将来。（当我回家查阅最新版的百科全书中的"多发性硬化症"词条后，我的这一看法得到了强化。那个词条说，多发性硬化症是一种无法治愈的、持续的中枢神经系统疾病，最终导致瘫痪和死亡。）医生的答复绝没有错（他不能对我将来的身体状况做出保证——谁又能够呢？）然而可以肯定，并非所有的多发性硬化症患者都以严重残疾告终，如果医生对于我的回答包含这一信息的话，那么我最初对自己状况的可怕解读也许能有所减轻。关键在于，假如医生对于患者的体会足够敏感，他或她完全可以做个意义的主宰者——或许能使患者对自己的处境的不适当理解得以修正或改变。①

无独有偶，笔者本人也有类似的经历：

　　我因为右眼忽然发炎肿痛导致右侧偏头痛，去往某三甲医院，从眼科到脑科又转回眼科，耗时 7 天一直没有查出病因，后到另一家三甲医院，查出眼底黄斑区水肿，并预约了一位资深眼科专家门诊。门诊当天，我先滴了眼药水做了散瞳，当推开诊断室的门时，房间里只有一个圆桌，然后满屋子的医生和实习生，我坐在桌前，满头银发的老医生翻看我的病历，什么话也没有说，估计病历已经写清楚了他想知道的，尽管我有满肚子的话想说。老医生看了病历，站起来，示意我凑近桌上那盏灯，然后拿着特殊的眼镜一边看着，一边向所有围观者说，"嗯，典型的 SARADA"。然后开始给旁边的年轻医生下指令开治疗的药方，我很迷惑和惶恐，因为我听到的英文名称让我瞬间感觉不好，怀疑自己是不是得了绝症，没有人继续给我解释，我的药方开得非常迅捷，没有人交代我该干什么。于是我怯怯地问道："严重吗？"医生回答，"不好说，先吃药"，我又问："中医说眼疾要禁食辛辣，我是不是也不能吃辛辣？"医生停顿一下，带有某种不屑地回答："中医，我们不懂。"所有的对话和沟通就这么多，然后我就带着散瞳后模糊的视野走出来了。开的药是激素

---

① ［美］图姆斯：《病患的意义：医生和病人不同观点的现象学探讨》，邱鸿钟、李剑译，广东高等教育出版社 2020 年版，第 47 页。

类药品，没有人给我交代这个药要吃多久，有什么需要注意的。整个过程，我觉得自己不过是一个病名的载体，医生并不关心我的想法、感受，而一群医学生不过是又看到了一个"标本"。我从网络上获取信息，这个病可能会迁延另一只眼睛，后来我从医生朋友那里知道，长期服用激素药会导致肥胖和骨质疏松。但我没有办法从自己的主治医生那里知道，因为作为大专家的他又隐匿到了那些黑暗当中。记得那时我开始担心双眼失明对我意味着什么，在惴惴不安中，我吃了一年的激素药，病情转归的同时我也变得肥胖臃肿，我一直奇怪我的医生为什么没有告诉我激素过度服用的可能后果。

从我们对一位医生的采访中，也可以看到医患冲突与医生的去情感化操作有关：

L1：我带着我外公去医院看病，先后去了好几家医院，最远的在贵阳，那时候我读大学，学的护理专业，和一个长辈一起硬着头皮带外公去看了，那是我大舅，很老实的一个农民，什么都不懂，甚至可能连路都找不到。我们俩人带着外公找到医生的时候医生要下班了，他让我们下午去，下午又来找不到医生，因为是另一个医生下午坐门诊，上午的那个医生只坐半天门诊。我们去的时候只有5分钟了，就没看成。

X1：没看成，那个号是可以退的。

L1：号退了的，但是又等到下个星期，一个星期坐一次半天诊。后来查了是肚子里有一个肿瘤，去了黔灵山肿瘤医院。

X1：你们当时去的时候只是知道肚子不舒服，并不知道是一个良性的还是恶性的肿瘤，那为什么要找他（那位专家）看，就因为他是专家吗？

L1：是的。医生说是一个良性的肿瘤，要做手术，让亲属来，准备些钱，后来没多久我们就回家了，到现在还好，外公90多岁了，年龄大了，除了听力不好外，其他的都还好。

X1：你当时对那位医生还是有些看法的，是吗？

L1：是的，因为对他来说只有5分钟就下班了，但对我们来说耽搁了一个星期，还好是一个良性的肿瘤。如果万一是恶性的，耽搁一个星期怎么办呢？拖一个星期，又是外公这种情况（高龄），后果无法预料。

X1：你当时生气吗？

L1：生气，也没办法，我就一个学生。我外公年纪大了，他愿意到外边看病，但是不想死在外面。我们那边很多人，尤其是老年人都是这种想法，不想死在外面。死就要死在家里面，家属沟通的时候，在很多情况下都有一个原则：如果不行了医生请早点告诉我，好留一口气回家。

无论是多发性硬化症患者，还是不明原因眼病的求医者，或是陪伴高龄患者的家属，都在自身和家人疾病的惶恐中深深感受到了医生某种冷冰冰的理性。卓别林的一部无声电影《摩登时代》中，刻画了一个大工厂里的钳工，因为长期重复一个用扳手拧紧螺钉的动作，导致他无时无刻都在捕捉螺钉，只会机械重复拧紧螺钉这样一个动作。医生从事的是一项复杂、精细和高风险的活动，但医生也在技术和流程的异化中离病人越来越远。随着各种技术手段的丰富和各种大型设备的使用，每个患者去看病或者治疗的过程的大部分时间，往往是在简单的问询后拿着各种不明所以的检验单，奔波在医院的各个科室和楼层，而医生没有足够的耐心和意愿去告知病人这些检查的必要性和各种指标的意义。事实上，惶恐不安的病人更需要忙碌的医生某种眼神的对接和停驻的脚步，更需要医生感觉到病人是作为人的存在，而不是一系列检测结果的集合。

二　基于交换的"物化"的医患关系

"功利主义""消费主义""陌生型社会"是与工具理性主义伴生的现象，在工具理性主义思维模式下效率和效果是评价的唯一指标。因而，人与人的关系必然变成为实现具体目标的、基于某种交换的暂时联盟，交换的是物品、资源或者有形的、无形的资产；而不是二者的感情的联系或作为特殊的、有着自己际遇和未来的人的相互"烛照"。工具理性主义以效率的名义轻轻松松把人际关系"对象化"，在把他人"物化"的同时也不知不觉地把"自我"物化。现代医疗体系以契约和法律规定医患双方的责任义务，医患关系也走入了以合同或者契约为基础的模式，走入了基于"交换"的物化的医患关系：医生出售自己的知识经验才能，患者或自己直接或通过政府间接来购买医生的服务。在合同模式基础上的医患双方会按照自我利益最大化的原则来衡量自己的行为，会按照自我利益最大化的形式来对待对方。

实际上，医患之间从来不是平等的商业合同关系，以利益为前提的医患关系对于更好的医疗目的根本就是缘木求鱼，找错了方向。2016年魏则西之死则是利益入侵医患关系的明证，在莆田系民营医院、百度推广的推波助澜中，陷于绝症的病人抓住生物免疫技术的最后一根稻草，在此过程中听到的不是医生专业谨慎的判断，而是过度夸大的医疗技术，医生的专业精神及职业身份的责任担当被模糊甚至被践踏。对于患者而言，既然直接或间接地"购买"了医疗服务，那么唯一的指标就是效果。如果疾病没有转归而是死亡，或是明明是"感冒"这样的小病却是"死了"这样意外的后果，那就直接推定是医方没有履行合同，是某种欺骗和欺诈，因而购买者要去"闹"、要去"打官司"维护自己的权利。一位急诊科医生坦言这种医患关系中的消费合同思维所引发的问题：

> 我们也遇到一些不好沟通的，来了医院之后，"你们的服务态度必须好，让我满意，我来医院是来消费的，我要什么你都要给我满足"。但是这种服务和商店里买东西的服务不一样。前两天有一个低钾的糖尿病病人，当时测的血糖是20多，还有低钾，3.2，乏力。从血气分析来看，不排除糖尿病酸中毒。当时考虑给他用胰岛素，把血糖降下来，同时用了补钾的一些药物。这个患者突然就说，"我不治了，我要走"，家属说，"你要走你走啊，我们签个字就可以了"，家属20多岁，患者50多岁，脾气不好，我们可以理解，但是，作为20多岁的家属，你让患者任性地想治就治，不想治就走，我们就不能理解。毕竟病情已经很明显了。戏剧性的是什么，患者说他不治了签个字要走，但是他要把这支胰岛素带走，他说："我花钱买的，为什么我们不能带走？"我们就和他沟通说：你为什么不能带走呢，因为胰岛素属于特殊药品，它不是你在外面药房买的那些感冒药之类的，胰岛素必须在（医生的）监护下使用，胰岛素1400个单位，使用过程中必须及时监测血糖，一次性用多了可能命就没有了，后面的责任由谁来负担？虽然这个药是你买的，你会说是我们是为你服务，但是这种服务和外面的服务不一样。这就回到了刚才之前的那个话题，国家把医疗服务定位成一种服务，这是一种什么样的服务？这种服务肯定有别于外面社会上的其他的服务，和买卖商品的服务是不一样的。

对一位三甲医院医生的采访也说明，市场行为对医患关系的影响：

X2：有时候患者不相信医生，他不相信医生是真正为他着想。甚至有些患者还会怀疑医生有牟利的动机。

X1：他们这种怀疑有没有合理的因素呢？为什么患者普遍都会产生这样的怀疑呢？

X2：有啊。比如很多地方的宣传，红包回扣、红包风，好多媒体都有这种宣传，对吧？但实际上来讲，这个是我们在医疗市场化过程中产生的一些问题。因为医生辛辛苦苦从早到晚做手术，你觉得几百块钱的手术费，恐怕还比不上我们现在的剃头匠，对不对？那么这里面肯定存在一个现象，他要考虑如何去获取一些正当的或者灰色的收入，我觉得这是无法回避的。但在我们社会发展过程中，医务人员对于这种医德如何去思考，对于这个职业他追求的是什么，可能我们淡化了这些问题。而更重要的是，无论是在哪一级的医院，实际上我们现在都在讲收入是多少、利润是多少，感觉就成了一种商业化。但实际上这背离了我们最初的从医的一种理想，但是这又是市场化过程中医院要谋发展、员工要谋取更好的生活所无法回避的问题。

正如受访医生所言，逐利思想侵蚀了医生原本单纯的救死扶伤的初衷，而医院商业化的运作模式也间接影响了医患关系。

X2：人对健康和生命的追求是正当的。他肯定想获取更好的医疗保障。所以从这一点来讲，这是无可厚非的。比如，为什么我们说感冒发热病人非要住院呢？我们要思考这个问题，而不是要说为什么医院的床位要那么多。

X1：您刚才说的是过度医疗的问题，例如只要感冒发烧就寻求住院，这有过度医疗的嫌疑。

X2：这是个引导吧。很简单，你感冒发烧了去不去医院？

X1：我自己不太去，但是孩子生病的时候，我长期依赖妇幼医院的急诊，有一种如果不去就心里不踏实的感觉。

X2：那就对了。所以这还是一个引导、一个评估的问题。比如说你如何评估这个过程，为什么我以前非要去，而医生告诉你不需要打针输液，你还是要去？为什么有人说我们不看门诊，非要住院？这里有很多深层次的问题，可能与医保有关。举个例子，很简单，在门诊，头痛就做个磁共振，800块钱，然后告诉你，不报销。住院的话全报，交门槛住院费也800块，但是你还可以做其他检查。所以你看，这就是一个引导，对不对？报销比例那么高，当然这些人就说要去住院了，这就是一个原因。第二，为什么感冒发烧要到医院？我们基本的科学、科普有问题。发烧很正常，小孩发烧也是正常的事情。哦，不行，他们谁说小孩发烧出过事儿，结果都跑医院了。然后呢，交叉感染了，越弄越恼火。所以这里又出现了商业化问题，比如各种医疗服务明码标价，你进医院就是消费者，所以就造成医生给我弄这个，是不是就是要让我花钱？而我们医生最想的是不管你出多少钱，你该做哪些就要做哪些。你看什么时候医患关系最好？地震。为什么？因为不花钱啊，免费医疗。市场、资本的进入对于医疗行业是影响深远的，医生也是芸芸众生的一员，也受到某种功利主义和消费主义的侵蚀。

事实上，在市场化原则的基础上建立的医患关系就很容易让医生采取一种宁少勿多的防御性诊疗措施，共同陷入一种物质崇拜、利益至上的功利主义话语体系中。

X2：医生有时候宁可坐在办公室里，这是在自我保护，避免风险，言多必失嘛。

X1：虽然说得越多你犯错的可能性越大，但那就没法建立起信任或者情感的通道。

X2：对呀。

X1：那咋办呢？

X2：所以为什么我们现在的医患冲突这么大，其中一个很大的原因就是情感的缺失。因为我们会经常遇到这种事儿，你看病人经常说："你们收了我的钱，你做了什么我都没看到，就告诉我人不行了。"你看这是不是冲突？那我们的医生干嘛去了？

X1：干嘛去了，忙不过来？

X2：混江湖、发文章、写SCI、见医药代表，或者开会，然后搓麻将，这肯定也有，我都搓过麻将，打通宵啊。

X1：实际上那种当医生的神圣感和责任感现在已经淡了。

X2：我觉得这是整个社会风气的问题。很简单，你开同学会不？

X1：开啊。

X2：同学会哪些人一桌都是有说道的。他们想建立联系———甲方乙方的那种：混得好的，绝对不会跟混得不好的一桌。啥叫混得不好？这个标准又来了，比如问你开啥车？哦2.0，哎哟，我这4.0的，比来比去还是一种评价标准。

X1：这就是金钱和资本在作怪啊。

X2：评价标准嘛，就像我们医疗一样，"title"，对不对？你的头衔决定了你的地位。

医生本是神圣的职业，每一个医学生在入学时候都会铭记"希波克拉底"誓言，救死扶伤所得到的道德感的内在超越是每个受访医生最津津乐道的故事。但不必讳言的是，无处不在的工具理性主义思维模式在市场化和消费主义浪潮的裹挟之下，会构建某种伦理困境：医患双方不是基于道义救助的施予者和接受者，而退行变化为基于市场原则的卖家和买家，长此以往，医患关系就异化为基于交换的物与物的关系。

三　基于"简单化约"的"医学万能观"

这种工具理性主义对人及人类社会的异化的后果，从马克斯·韦伯的社会学学说到法兰克福学派的批判理论中都得到了充分的表达。"那些终极的、最高贵的价值已从公共生活中销声匿迹，它们或者遁入神秘生活的超验领域，或者走进了个人之间直接的私人交往的友爱之中。"[1]马尔库塞在《单向度的人》中指出："前技术形象真实价值在很大程度上取决于人和自然的未被掌握和征服的向度，取决于组织和操作的狭小范围，取决于抵制一体化的'硬核'。在充分发达的工业社会，这一硬核受到技术合理性的逐渐削弱。"[2]哈贝马斯提出："科学对现象加以概括的基本结构，仅仅和解释理论的有效性范围相吻合，而不再存在于整体性的相关领域中。它们不再关注个体在宇宙中的位置，以及个体在理性建筑术或制度中的地位。"[3]霍克海默不仅哀叹理性丧失自主性而成为一种工具，而且进一步指出，工具理性将会获得"物质性和盲目性"的外衣而成为一种拜物教。[4]

---

①　王亮：《系统思想的转向：从"工具理性"到"交往理性"——论乌尔里克的批判系统启发法》，《自然辩证法研究》2017年第9期。

②　［加］马尔库塞：《单向度的人》，刘继译，上海世纪出版集团2010年版，第54页。

③　［美］哈贝马斯：《后形而上学思想》，刘东主编，曹卫东译，译林出版社2006年版，第34页。

④　郑劲超：《"工具化的理性"的概念与解读——论法兰克福学派论域转向的一个契机》，《哲学研究》2015年第6期。

工具理性"简单化约"的过程预设了人对自然的权威，导致技术至上与唯科学主义的"医学万能论"。今天，医学和医疗技术的发展不断实现人类对各种疾病的"胜利"，使得死亡与疾病这一正常现象仿佛愈发"不正常"，这种语境滋生了医患双方，特别是患方对医疗技术不切实际的预期、对生老病死自然规律的不接受以及对疾病与死亡的错误认知。工具理性主义下的医生关注各种仪器诊断出来的数据，借助数据以及数据推导出来的模式，程序化地得出诊疗方案。也正因为这种狂妄自大，一旦某种意外、某种解释不清的现象发生，自鸣得意的医生便一下子掉入自责和绝望的深谷。

实际上，工具理性主义思维下的医生沉浸在人类正在控制疾病的陶醉感中，同时也闭塞了自己的视听感官，对于眼前的这个病人的感受与体验完全漠视。因此，病人常常抱怨医生根本没有听他在说什么，医生有时候坐在那里好像在听患者的倾诉，脑子里却已经形成一套自以为是的诊疗方案。Robert通过研究患了重病的医生在患病后对于"等待时间"不同的感受发现，医生与医院习惯于不顾病人的需要和感受，按照对自己有利的方式来制定时间表；医生也完全没有意识到，对于病人，同样的等待时间，感受却是天壤之别。为什么会这样？因为在科学化培养而满脑子工具理性的医生看来，眼前这个喋喋不休的病人只是一个疾病或者需要切除的病灶，医生心中早有一套针对疾病的"科学"方案。2017在榆林医院发生的产妇不能忍受分娩疼痛请求剖腹产而得不到医生和医院的严肃对待，从而采取跳楼自杀的极端事件，从侧面反映出医生并没有倾听病人的需求，尽管从分娩指标上讲产妇可以采取顺产，且顺产比剖腹产有更多的好处，世界卫生组织也推荐顺产，但是这些是基于医学技术经验指标以及一般产妇对疼痛的耐受情况，很明显榆林产妇宁愿死也无法忍受疼痛的诉求没有得到医生足够重视。如果医生不是机械地执行治疗指南，忽略病人在同一指标下感受的个体差异；如果医生真正在听病人的诉求，感受到其崩塌的心理防线，就能及时干预，避免这样的惨剧发生。

现代科学技术的发展进一步强化了以还原论和机械论为基础的生物医学的科学进程。我们生活在这样一个时刻：所谓的科学理性主义集体狂欢，是一种新的对自然的着迷。正当我们为身体的不透明而倍感挫败时，忽然发现身体内潜藏着一套可以被破译的密码，这（基因治疗）可能是开启生命最深层秘密的锁匙——借由它可以最终抵达科学的彼岸。这一愿景恰好契合了当今这个充斥着慢性病和老龄化的世界，于是有着非凡的魅力。① 与进一步还原的基因治疗相似，近年来如火如荼的大数据医学和循证医学，也是基于互联网发展和信息社会发展出来进一步强化机械论图景的科学医学模式。

回顾循证医学的发生发展历程可以发现，循证医学不是横空出世的，而是 20 世纪下半叶以来在两种张力的博弈中逐渐生成的。一是医疗资源有限性与医疗需求无限性之间的张力。20 世纪下半叶，人类疾病谱改变，为了确保对有限资源的控制，实现医疗资源分配的效率与公平，以量化为特征的管理型文化悄然兴起，依赖"证据"的审计风暴刮进了传统医疗行业。二是疾病发生发展无序性与人类控制预测有序性之间的张力。从古至今，疾病的发生与健康的需求一直伴随着人类的发展，医学都是人类在二者之间的某种平衡。借助科学技术的迅猛发展和极大成功，现代医学也逐渐走出蒙昧，祛除神秘，从经验直觉向科学实证发展，从医学艺术发展成医学科学，而循证医学不过是在人与疾病斗争领域中力图进一步控制世界的最新努力的产物。

毫无疑问，循证医学正是工具理性主义导向的产物：循证医学的发生、发展和合理化的现实逻辑是基于成本—效益原则，以效率的名义对事物乃至人进行价值评价；其理论逻辑是基于还原论，以数学化为工具对世界万事万物进行去复杂化的简单化约。正如哈贝马斯所指出的，"行为主体以交换价值为取向，他们的生活世界也就萎缩成为客观世界：他们对待自己以及其他人，所采取的都是目的行为的客观立场，并因此而使自己成为其他行为者的处理对象"。这一新的医学范式基于实证主义传统止步于当下可见的事实而忽略人文情怀和哲学思辨，因而缺乏思辨性和批判性。基于科学主义信念追求着可控制、可预测而拒绝不确定性的循证医学，正悄然成为医学领域"新神话"的同时，必然会因其固有的工具理性极端化缺陷，而面临各种方法论困境和现实难题。②

而西方世界替代医学的崛起，也是西方对医学科学化的某种拨乱反正。替代医学（alternative medicine），也叫替代疗法，是由西方国家划定的常规西医治疗以外的补充疗法。按照西方的习惯，替代医学包括了冥想疗法、催眠疗法、顺势疗法、按摩疗法、香味疗法、维生素疗法等，传统的草药和针灸也归在其中。各国都十分重视替代医学在医学领域中的地位，许多大学医学

---

① ［美］查尔斯·罗森博格：《当代医学的困境》，张大庆译，北京大学医学出版社 2016 年版，第 96 页。

② 谢瑜：《循证医学中的工具理性主义导向及其困境》，《自然辩证法研究》2019 年第 11 期。

院都设立替代医学研究中心。而针灸和中医在西方医学被归入替代医学范畴，并占有较重要的地位，一项最新的研究表明，针灸在替代医学疗法中占第二位（23%），仅次于冥想疗法（34%），而草药疗法占12%，居第5位。替代疗法提醒我们生物医学也是一种文化，是历史的、协商形成的偶然事件，而不是科学知识和技术能力必然的、体制化的表达。对于生活在其中的人来说，文化力量的偶然事件通常是无形的，生物医学是西方文化力量的一个方面。医学不一定就非得是今天这个样子。①

---

① ［美］查尔斯·罗森博格：《当代医学的困境》，张大庆译，北京大学医学出版社 2016 年版，第 130 页。

第四章　情感在场：抗击疫情的伦理启示

新型冠状病毒（novel coronavirus pneumonia，NCP，C1VID-19）是一种类似流感和SARS之间的烈性传染病，自2019年年底暴发后便迅速席卷全球，其影响范围之广、传染速度之快历史罕见。面对来势如此迅猛的疫情，潜藏在社会中的很多问题便被此次公共卫生事件从幕后推向台前，诸多社会危机也被因此而放大，疫情象征着风险、代表着不确定、意味着挑战，但与此同时，各种温情、关怀和大义也不断涌现。灾难无情，人间有爱，在疫情面前，人显得无比渺小却又格外强大，原本平凡生活中的普通人展现出难以置信的力量，医护人员更是发挥着中流砥柱的作用。疫情之下，人类需要理性的合作与情感的关怀。科学的组织和防控是战胜疫情的有效方法，但表现为非技术性的医患温情也是抗疫成功的关键。

第一节　疫情对中国医患关系的挑战

新冠肺炎疫情为社会和公众带来了不确定性和焦虑、短期的医疗技术失灵，以及强大的社会心理冲击，打破了医患关系的常规状态。尽管新冠肺炎疫情作为一种突发事件，具有特殊性，但是依旧可以通过分析疫情对医患关系的挑战来发现非常规状态下医患关系中的情感与理性。为破解常规状态下医患关系的困境，促进医患关系和谐发展与情理合一提供参考。

一　不确定性与焦虑

新冠肺炎疫情的爆发，其突发、致命、影响力强和波及范围广等特点打破了常态下的疾病状态。面对来势汹汹的病毒，各级部门和人民群众如何应对便成为困难之事。疫情下的社会是一个处于高度不确定性的"风险社会"，带来的是前所未有的困难和挑战。

从哲学层面上讲，确定性就是事物存在和发展中所表现出来的基本稳定不变的性质和形态，并能在一定时空范围内保持或延续存在一个阶段的现象。所谓不确定性，是指事物存在和发展中表现出来的漂移不定或突然产生的状态，而这种状况的产生、存在通常有随机性、偶然性，即不确定性或难以预测性。① 事物的确定性通常是事物的不确定性的随机变化形式中所表现出来的稳定性和规律性，而事物的不确定性则是事物在确定性的运行过程中所表现出来的随机性和偶然性。

事实上，任何存在和运动的事物都具有确定性和不确定性。在一定的时空情景中，事物的不确定性现象在本质上，既是超出了条件之外的确定性现象，也是超出了不确定性事件发生概率的情况，使人们无法可靠地量化事物运行的某些结果的可能概率，从而具有一定的不可预测性。虽然自然界的客观事物是可以被人们所认识的，但科学知识的有限性不可避免地是由它们的无限性、可变性和复杂性造成的，包括各种偶然性和随机因素。此外，人们对客观事物的认识总是受到科学技术、社会等条件的限制，所有自然知识都有历史阶段性和不确定性，而这种不确定性正是自然界和人类主体相互作用的结果。

不确定性是风险社会的典型特征，何为风险？"风险可被定义为以系统的方式应对由现代化自身引发的危险和不安。"② 贝克认为风险是对自然界和人类社会构成不可抗拒的"危险"，这些"危险"可以是自然灾害、人为破坏，它们不再局限于某一特定区域或群体，而是呈现超越生产和再生产的全球化趋势，并超越国界。现代化的风险社会进程中，健康已成为全球化时代无法规避的主题，即便是现在得到充分肯定的循证医学也是建立在充分的证据、充分的资源和对患者充分的尊重基础上对已知疾病的多元化探索，而对于未来和不确定性终究还是束手无措。

病毒变异的不确定性加剧了防控的风险和研制疫苗的难度，病毒零星式地暴发使得各个国家很难制定出相应的治理措施。病毒本身的不确定性是其他不确定性的基础，人们至今对有关病毒的许多问题没有答案，比如病毒的

---

① 王永昌、李梦云：《世界大变局视野下的确定性与不确定性》，《人民论坛》2021 年第 10 期。
② ［德］乌尔里希·贝克：《风险社会：新的现代性之路》，张文杰、何博闻译，译林出版社 2018 年版，第 7 页。

性质、何种药物对症、何种疫苗有效等。对病毒的本质认知不深、对疫情的危害认识不够，这些就是世界各国在疫情发生的早期应对不及时的重要原因。深入和全面认识病毒是需要很长时间的，就单单疫苗从研制到使用就需要很长的时间，与此同时，病毒还在不断升级和变化，更是增加了认知的难度。

世界疫情发展趋势的不确定性也为抗击新冠肺炎疫情的胜利增加多层不确定性。人类社会发展已进入"现代性晚期"阶段，其特征是全球化、社会反思性增强、非传统社会形态聚集、新兴风险与传统安全交织。当今世界正处于百年未有之大变局，中国正在经历新一轮大发展大变革大调整。世界的变化不断威胁着中国抗疫的努力。经济全球化决定了中国离不开世界，世界也离不开中国，中国与世界其他国家保持着密切的经贸关系，中国生产的抗疫物资持续运往世界各地。政治、经济和文化方面的交流也并没有因为疫情的暴发而中断，潜伏在人类体内的病毒永远是对人类的威胁。另外，其他不发达国家抗击疫情的能力薄弱，想尽快提升公共卫生的治理能力绝非易事，并且其他国家若不严格控制新冠病毒和出境人员，将对各国的抗疫成果构成威胁。

世界疫情的发展局势固然对中国抗击疫情产生影响，但其实中国内部治理疫情的各个环节同样存在不确定性。中国对于抗击新冠病毒是毫无经验的，各级组织在面对此类病毒的独特性时，应对起来具有很强的不确定性，我们并不知道应对风险和危机需要具备何种专业知识和能力。但是，现实却会向我们表明，所有的风险以及危机都是全方位、综合性的。救援不仅仅是医疗技术上的，而且是集临床、心理、经济、人员等综合性的。从上级政策措施的制定到基层干部和一线工作人员的落实，从接诊病人到康复出院各个环节所面临的风险都具有不确定性。疫情发展的不确定性对中国发展的影响也具有不确定性。

在这个极端的风险社会下，除了整个社会面临的不确定性之外，医患群体面临的特殊不确定性也相当突出。首先表现为医患应对病毒的能力具有不确定性。一方面，患者抵抗病毒的能力具有不确定性。接触新冠病毒后的个体，有的会被感染，有的安好无事，被感染人的感染程度也会出现轻微症状、危重症和重症的区别。感染病毒后的个体，有的会当即产生反应，有的则是很久之后才出现症状。部分感染之后的患者，经过医院治疗，症状会逐渐减轻直到痊愈，有的则病情加重甚至死亡。有的患者在痊愈出院后会出现返阳，有的虽然治疗后痊愈，但心理状态却出现了问题。患者自身在应对新冠病毒时，会出现各种复杂的反应，具有不可确定性，这为患者的心理状态和疾病痊愈带来挑战。另一方面，患者抵抗病毒能力的不确定性也导致医方治疗患者具有不确定性。医学本身就具有不确定性，人类对医学的探索是有限的，对健康和疾病的认知也是有限的，人类对生命现象的认识可能只是冰山一角。自 1946 年世界卫生组织（World Health Organization，WHO）将健康定义为"一种身体、精神和社会的完好状态，而不仅仅是没有疾病或虚弱"，到现在世界各国对健康和疾病做出了新的定义，人类都在不断地认识疾病与健康。此次新冠肺炎疫情的突发，现有的医疗技术很难与之抗衡更是说明了人类对医学知识探索的有限性。医方在病毒不断变异、患者应对病毒能力不可估和医疗技术有限的形势下对患者进行治疗，加剧了治疗的难度和不确定性。

其次是医患风险沟通的不对称。风险沟通是风险治理中的核心环节，风险沟通是在紧急情况下采取的一种干预措施，使面临风险的每个人能够做出知情决定，保护自己和家人的生存和健康不受威胁。其最终目的是帮助和激励个人及时做出明确的决定，并采取适当的自我保护措施，以减少事件可能造成的负面影响。在应对新冠肺炎疫情时，相对于没有专业知识的患者群体，具有丰富医学经验和专业医学知识的医护群体对病毒危害的感知能力要强得多，除了专家通过网络媒体和官方报道为群众传播病毒的危害知识之外，最多的风险沟通就是发生在医方与患方的群体中。医方强调的禁忌，患方不一定遵守；医方建议的措施，患方不一定接受；医方告知的病毒危害，患方不一定认同。同时，患方的生理和心理需求，医方不一定能洞察；患方经历的疼痛，医方无法感知；患方情感和情绪的变化，医方不一定理解，医患在风险沟通不对称时会加剧两者之间的不信任。

在新冠肺炎疫情的笼罩下，焦虑已成为人类的普遍情感体验，不确定性在焦虑的形成机理中占据主导位置，整个社会面临的不确定性和医患面对的不确定性使得"存在焦虑"和"社会焦虑"在医患之间更为普遍。

病毒变化的不确定性、医学治疗的不确定性强化了医患的存在焦虑。人的存在意义是人的其他一切意义的基本意义，也是最受外部因素影响的意义。在《焦虑的概念》中，克尔凯郭尔将焦虑与人类的存在状态相关联，认为焦虑是个体自我成长中的基本状态，外部威胁是刺激个体形成焦虑体验并追求其积极或消极焦虑意义的一个契机。对一切生命体来说，没有生存压力就意味着没有主动进化的动力，会导致老弱病残、不具备生存能力的个体过多，最终在环境变化时，导致族群的整体性灭亡。当社会发展不稳定或出现重大公共危机时，"存在焦虑"会表现得尤为明显，这也是有的人经历重大事件后一夜之间变得成熟或一蹶不振的原因，事件对"存在焦虑"的刺激反应有时是积极的，有时是消极的。

积极的"存在焦虑"反应往往会自我消解焦虑，在面对医学治疗的不确定性时，医患因未知而产生焦虑，医生不知道自己是否能治好患者，患者也不知道自己能否在医生的帮助下从死神那里逃走。纵然面对焦虑，医患的反应不是逃避，而是迎难而上，医生不断探索和挑战新的技术，争取为患者带来最有效的治疗，患者在生死挣扎的边缘努力争取生命，积极配合医生治疗。

正是这种积极的"存在焦虑"反应最终战胜病毒，让一个个患者痊愈出院，也增强了医患群体的勇气。在消极的"存在焦虑"反应中，个体将面临诸多新事物并进行行动抉择，当抉择面临挑战时，焦虑就是产生于这一过程中的紧张状态。尤其是老龄患者，面对新冠肺炎病毒的侵袭，一般来讲其本身的求生欲望和自身身体机能弱于其他年轻人，他们付出的时间成本和身体成本也高于一般年轻人，因此老年群体应对新冠病毒产生消极"存在焦虑"反应的几率要高于其他人，以轻生、抱怨、发脾气等为主要表征，医护人员则需要更多的精力去照顾这一群体。医护群体和患者群体一样，也直面未知的新冠病毒且风险性更高，在面对患者"存在焦虑"的消极反应时，他们的情绪和心态会因患者的反应而受到影响，因此医护群体也存在消极的"存在焦虑"反应。当医患的"存在焦虑"反应达到一定量时，两者的关系就将呈现"消极"的状态；反之，则呈现"积极"的医患关系。

疫情防控的不确定性和世界疫情局势发展的不确定性强化了医患的社会焦虑。疫情初期，防控基本处于失序状态，整个社会都陷入异常的焦虑之中。疫情中期感染者数量急剧上升，疫情形势越发严峻，各地区疫情防控层层升级，对感染患者的控制更加重视，如此行事的背后隐藏着疫情防控效果不确定性的逻辑，强化了社会成员尤其是患者的"社会焦虑"。疫情能否得到控制，患者是否能痊愈，痊愈后能否被社会认可接受都成为影响"社会焦虑"的因素。疫情后期，国内治理得当，迅速控制了疫情，但世界其他国家相继爆发更猛烈的疫情，中国展现出自己的大国形象，不断派遣中国医生支援他国，为世界疫情的扭转贡献了力量，但是世界疫情局势仍然扑朔迷离，没有形成质的改变，严重影响着中国医生用血与命换来的抗疫成果，这也成为医护群体新一轮的"社会焦虑"。

疫情打破了常态，医患双方在风险社会下共同面对着不确定性，伴随风险灾害而来的公共卫生事件在人类社会进程中具有巨大的挑战力。风险社会已成为医疗卫生机构治疗疾病乃至国家治理社区等新常态，疫情暴发的影响和损害都比较严重，不仅关系到公众个人的生存状况，也影响到地区乃至国家的经济运行、社会稳定和国家安全。抗击疫情是一项持久战，我们要做好长期应战的准备，风险已常态化，应对风险的能力需要加强和提升。

二　技术失灵与失控

疫情的暴发导致常态化的体制机制和医疗服务体系被打破，非常时期常态化的治理和治疗程序已不能应对突发的风险和危机，平时潜藏于医患间的不信任和质疑在疫情中被放大。在抗疫初期也存在对风险忽视或感知不足的情况，因为"显而易见的需求压倒了对风险的感知，但也仅仅限于感知，而不是风险的现实影响；被否认的风险反倒成长得又快又好"①。疫情期间，面对病毒的不确定性和传染病的特殊性，治疗新冠病毒已不能像治疗平常一般疾病那样，常态化的医疗程序失衡，"手术刀"在抗疫中失去了权威性。在医疗卫生事业体制改革背景下，医疗技术先进性提升、医护员工分工精细化，医疗服务和医疗水平取得进展。常态化的市场竞争体制下，由于利益的诱导，"过度医疗""医疗纠纷""医闹"本就呈现出越演越烈的趋势，医患关系紧张已是一种常态，疫情初发时期在没有政府合理的引导下，这一现象表现得更为突出。

一场突如其来的新冠肺炎疫情，是对国家治理体系和治理能力的一次严峻考验，考验了国家治理体系的应急响应能力。在抗击新冠肺炎疫情的特殊时期，医院是第一阵地，基层治理社区是第二阵地。因为没有足够的医院床位来治疗新冠肺炎患者，社区便成为疫情期间的一个重要战场。超越常规的基层社会管理体系，没有专业的医护人员和疫情防控者，如何在短时间内控制新冠病毒患者的病情、消除社区内其他人员的恐慌便成为社区防控疫情的难题。面对重大公共危机事件，社区卫生中心、社区卫生工作者、基层公共卫生应急能力在其中扮演着重要的角色，如何发挥这些第二阵地的作用也是国家治理能力的体现。

美国学者马克·塞特菲尔德（Mark Setterfield）明确提出制度滞后问题，他阐释"由于一个变量的过去值对已定的外生变量、系数及结构方程有影响，

---

① ［德］乌尔里希·贝克：《风险社会：新的现代性之路》，张文杰、何博闻译，译林出版社2018年版，第41页。

而且已定的外生变量、系数及结构方程又赋予了决定此变量的系统以特征。因而，当一个变量之长期值依赖于这一变量的过去值时，滞后就出现了。"①从制度供求的角度看，制度供给总是滞后于需求的，因为人们对制度的需求会在短时间内随着技术进步、环境变化和思想进步而变化，但制度供给具有一定的刚性，因为制度供给需要一个相对较长的研究、设计、实现和磨合过程。制度的滞后性在疫情的突发性视域下更加突出，这是短暂的宏观调控不能弥补的，刚性的制度在特殊公共危机发生时总会显得异常无奈。

灾疫让每个人都看清各种限制性，或是来自自然界，或是来自社会，或是来自人性自身。其实，无论是疫情所涉治理过程中的过度防控，还是对疫情下表现为"异质体"的指责埋怨，都常常缺乏更广意义上的人类关切或人文情怀。技术在应对重大公共危机时失灵意味着我国国家应急管理能力、防灾减灾救灾能力和医疗卫生体系应对公共卫生事件的能力有待提升。

三　社会心理与失智

疫情初期，在各类官方信息还未正式发布之前，所有的信息都已在网络上疯传，媒体成为主导的话语体系，媒介成为一种新的权力，围绕着媒体，形成一种新的权力分配。对涉及重大公共利益信息，官方可以拥有垄断权和发布权，但信息要确保公开透明。一次次"权威发布"和"谣言粉碎"形成胶着，在民众的围观中，"官媒"与"民科"、"科学"与"非科学"的对决不停上演。由于疫情期间人与人的正常交往变少，大多处于隔离状态，只能通过媒体来获取信息，因此舆论的导向直接影响着社会信息发展的动向和医患的心理状态。

抗疫初期信息传播存在类似"劣币"驱逐"良币"的现象，虚假信息、盈利信息、标签化信息等不断涌入社会。疫情期间，网络上出现"医疗资源分配有讲究""病人躺在医院地上没人管""病床只为关系户"等流言，故意夸大事实用"噱头"吸引群众。这些虚假信息的传播加剧了大众心理的恐慌，疫情使现实世界的人们恐慌，同时恐慌也成为移动互联网时代的新型疫情。另一方面，内含正面价值导向的信息却石沉大海。中国驻美大使崔天凯在接受采访时说："必须把人民的生命健康放在首位，这对于我们来说，是最重要的，尤其是要保护好弱势群体，包括老人、有基础性疾病的人，为此应该不

---

① ［美］塞特菲尔德：《制度滞后模型》，《经济译文》1995 年第 4 期。

惜代价。"① 这类有正确价值导向，反映客观规律的信息往往不被大众青睐。正确、深刻的思想不为人理解，伪科学、迷信却信之者众。有人认为信息管理制度体系不健全是导致"劣币驱逐良币"现象的主要原因，但事实上也和群众失智有密切关系。群众的好奇心牵动着信息的发酵，信息越是夸张有噱头，群众越是快速传播。媒体则利用人们恐慌和好奇的心理，再借助叙事性描述潜移默化地改变人们的思维，并且把这种改变渗透到与之相关的周围人中，最终形成群众失智的漩涡。

与此同时，不当利益化的媒体信息也增加了民众恐慌。媒体信息的不恰当使用也会扰乱市场秩序，不法分子利用媒体信息导向消费假冒伪劣防护用品牟取暴利；这些信息的背后其实隐藏着不良的利益导向，由此引发的其他医疗事故在非常时期增加着医疗的压力。由于舆论而导致的焦虑或不良行为其实在很大程度上受群体心理的影响。"聚集成群的人，他们的感情和思想全部都转换到同一个方向，他们自觉的个性消失后形成集体心理。"② 受群体心理的影响，个体真实的需求被群体心理所吞噬。

标签化的信息在抗疫中也无形地增加着抗疫人员的职业压力。"白衣天使""人民英雄""吹哨人"被标签化，看似荣光满身实则背后承载着巨大的社会性压力。用英雄来号召抗疫的力量，让医护人员的压力倍增。在大众眼中，医生就应该冲在最前线拯救病人，就应该在战场上奔走操劳，就应该在危机关头站出来，但事情远远没有那么简单，每一个医生背后都有一个完整的家，肩上担负着不尽相同的责任。职业精神是每个医生的追求，但不应该成为理所应当的具备，我们应该相信大多数医生仍在竭力坚守着纯净的信仰和神圣的职业精神。当医生拯救病人失败时，不应该站在道德的制高点上去简单地评判事情的对与错，医生是作为人应该有免于受伤害的权利。从情感角度出发，理解和关怀医生，应是医患伦理的必要内涵。

无论是虚假不真实的信息还是被利益化的信息，抑或是被标签化的信息，都是带着不良的舆论导向，受此类信息的影响，本就紧张的社会氛围变得恐慌起来，医护人员的心理压力也因此而强化。无论是舆论导向偏离或是因群众期望过大而造成的医生的职业压力，在本质上都是缺乏更广泛意义上的理性和情感关怀。

---

① 北京卫视《档案》制作特别节目《中国抗疫的国际价值》。
② ［法］古斯塔夫·勒庞：《乌合之众：集体心态的奥秘》，段力译，时事出版社 2014 年版，第 13 页。

第二节　疫情中情感的伸张

虽然疫情之下医患关系面临诸多挑战，但是通过社会各界和医患双方的共同努力，抗击疫情取得了一次又一次的胜利。疫情对医患关系的挑战，实际上也是对常态下医患伦理的冲击，是对医患关系中情与理的考验。事实证明，在疫情这一特殊状态下，医患伦理中的情感要素反倒得到了更好的伸张。疫情唤起了医患之间的仁爱之情，激发了医患共同抗疫之责任，推动了医患心系彼此，促成了医患一体，最终形成了融情于理，情理合一的医患共同体关系。

一　情之所动，责之所在

马克思认为人是有激情的存在物，"人作为对象性的、感性的存在物，是一个受动的存在物……激情、热情是人强烈追求自己的对象的本质力量"[1]。人是社会的核心，人的情感是实现自我的重要组成部分，情感在社会中也发挥着重要的作用。如果忽视人的情感感受，任何组织的工作价值都无从谈起。疫情之下，人性中的善与伪和人际中的寒与暖显得分外立体，捕捉与弘扬全民抗疫中所展现的人性光辉和个体间的情感交往有利于促进医患关系的和谐发展与情理合一。

在武汉面临疫情极度紧张的情况下，上海、北京、广东、四川各省迅速集结第一批抗疫战士，他们匆匆装好行囊，直奔疫情前方，用心治疗着每一位患者，他们战斗在武汉金银潭医院、武汉市第三医院、雷神山医院，用行动守卫患者生命健康，以医者博爱之心为患者撑起一片蔚蓝的天。在医生眼里，患者是病人更是家人，他们想患者所想，做患者所做需，不仅为患者输液、抽血、化验，还负责患者的生活护理和心理辅导工作，几乎所有人都是身兼数职，24 小时随时待命，他们的救治服务充满人文关怀和温情，也重建了患者战胜疾病的信心和勇气。这群伟大的逆行者也是平凡的你我他，是身上的责任与使命让他们在如此严重的疫情面前挡在了众人面前。

为全力支援湖北应对新冠肺炎疫情工作，广州市红十字会医院紧急组建

---

① 《马克思恩格斯全集》第 3 卷，人民出版社 2002 年版，第 326 页。

20 人医疗队代表广州市驰援湖北荆州，杨红队员在网络上讲述了她经历的一些感人故事，引起了众多同胞的共鸣：

> 有个从 ICU 转到危重症病房的患者，是位新冠肺炎的典型病人，平时不活动的时候就像个没事儿人一样，呼吸平顺，氧饱和度达 95%。吃饭时，他轻微地坐起来一点点，看似不大的动作就能让他心率加快，气促加剧，氧饱和度一下子降至 85%，吃一口饭，血氧饱和度直接掉到 69%，因为病情好转，他已经从鼻导管吸氧换成面罩吸氧，于是病人吃饭的时间，就变成了与氧气的一场"拔河"。张嘴喂饭时，护士赵凌和同事互相配合，把面罩从病人脸前拿开，咽下一口饭，赶紧再把氧罩给病人带上，每隔 30 秒，等他气喘平复了再喂下一口饭，一顿简单的饭吃完要近 30 分钟。因为吃饭困难，焦虑导致了耗氧量增加，病人呼吸更加难受，为了缓解他的情绪，大家边同他聊家常边叮嘱他慢慢吃，在我们的安慰、引导下，病人有时候可以取下面罩，自己吃面包和牛奶了！①

像这样普通的医患温情故事在疫情期间每天都在发生，以最朴实的温情诠释最震撼的力量。自新冠肺炎疫情爆发以来，全国举力抗击疫情治疗新冠肺炎患者，很多人就会疑问，医生都去治疗新冠肺炎患者，其他普通病人怎么办？了解后发现，一些医生的就诊工作变成了上门服务。患者安婆婆的家属将写有"病患在家不出门，为延生命四处寻，感谢宏仁护理人，送医上门暖人心"的锦旗送到了护理部副主任秦双征的手中，感谢南川宏仁医院（老院）外科医护人员的精湛医术和贴心照顾。

89 岁高龄的安婆婆因脑梗死瘫痪一年多，常年卧床，全身多处压疮伴感染，多处器官功能衰竭，留置胃管维持营养。2020 年 1 月 20 日春节前夕，为了与家人共度春节过个团圆年，安婆婆在并没有完全康复的情况下，毅然决定提前出院，在和安婆婆家属沟通了解具体需求后，医院提出上门服务是最好的选择。于是，护理部组织各科室护士长承接科室上门项目并培训上门流程，从此外科护士长以"传帮带"的精神，带领护理团队走上了延续护理之路。世事无常，突如其来的新冠肺炎疫情，让护理之路变得困难重重。疫情传播肆虐，出门即面临着被传染的风险。因为疫情，安婆婆只能居家隔离，

---

① 广州卫健委：《暖哭！医患之间的 9 个动人故事》，《健康界》2020 年 4 月 13 日，https://www.cn-healthcare.com/articlewm/20200410/content-1102430.html，2021 年 8 月 10 日。

更不方便去医院换药，如果医护人员后续也无法上门，那她该怎么办？"隔离疫情不隔爱，只要患者有需求，我们就要第一时间帮助他们。"① 这是医院一位护士发自内心的话。根据安婆婆的病情，护理团队进行充分准备，上门前和患者家属电话沟通、核对时间人员、告知所需材料、协助工作等，同时对安婆婆制定了一系列精细化护理方案。日复一日，医护人员时刻对患者的生活起居、康复护理进行指导，延续护理服务持续了整整一年。安婆婆的家属对这一年以来的延续护理服务感激不尽，疫情下，医者的这份专业、耐心与坚持，让他们更加信任与感动。其实医者治疗病人，有的时候靠的不一定是技术，而是耐心，是对每一位患者的不放弃。

情感是无法用客观数据去衡量的力量，在抗击疫情时发挥着重要作用，激发出人内心的责任意识。作为白衣天使的医护人员更是懂得生命的脆弱"90后"的护士姐姐、刚休完产假的护士妈妈、刚结婚还没来得及度蜜月的医生哥哥，一直在手术台上尽职尽责的医生叔叔第一时间都出现在了各大援鄂医疗队人员名单中，没有人逼迫，没有人强加任务，都是因为医者的大爱，因为使命感，因为同胞患难，最根本的还是因为心中的爱。有了爱便有了责任，有了责任便会付出行动。好医生并不是让死者复活，而是肩负起身上的责任，指导病人和他们的家属了解痛苦和死亡，在适当的时候伸出温暖的手来抚慰那些遍布伤痕的躯体与灵魂，给予他们爱和力量。病毒肆掠，人类受灾，同胞被困，同情、难受与伤心等情绪一时间一拥而上包裹着国人的心，每个人都希望为自己的同胞做些什么，或是捐款、捐物资，或是送安慰、加油鼓励。面对团体积极的关怀，同胞的温情与和善，人类需要打破形成于表层的自私与孤立，释放内心固有的温暖与关怀。

"人与人，人与自然之间真正矛盾的解决是存在和本质、对象化和自我确证、自由和必然、个体和类之间斗争的真正解决。深刻揭示出人类社会发展的终极动力——爱欲。"② 爱可以调和人与自然的平衡、人与社会的矛盾、人与人的距离，爱使装着冰冷机械的医院变得温暖，让陌生的感情升华为永生难忘的生死之交。在危机的时刻挺身而出，肩负起身上的责任与担当，不为荣誉、不为利益，只是因为心中的仁爱。

---

① 陈雪：《不畏疫情上门服务，勇敢守护感动赠旗》，2021 年 2 月 7 日，https://mp. weixin. qq. com/s/dQEoVOdbIS-wByiS2_Ceag，2021 年 6 月 7 日。

② 颜峰：《论马克思人本观下核心家庭爱欲异化及矫治》，《求索》2013 年第 2 期。

二 情之所系，医患一体

1869 年，英国梅腾更院长查房时与小患者相互鞠躬。100 多年后，浙江省绍兴市中心医院隔离病房一位 3 岁的小患者有发热症状，核酸检测为阳性，治愈后出院。2020 年 2 月 22 日，小患者出院时，向护士阿姨鞠躬致敬。跨越了 100 多年的时光，这一相似的举动却温暖了无数网友，有网友许下美好的心愿："愿医患之间的尊重与关爱，如这般代代相传。"疫情虽未消失，但真情不曾缺席。1 月 25 日，9 个月大的奇奇被确诊为新冠肺炎，母女被送至北京地坛医院接受治疗。孩子的血管细，平时抽血都很困难，护士们穿戴上隔离装备后更是难上加难。"护目镜上的水汽会挡住视线，必须屏住呼吸，全身绷着劲儿，难度特别大"，护士长王颖说："每次给奇奇抽完血，我们的手都是抖的。"终于，2 月 14 日，在医护人员的精心救治下，奇奇康复出院。奇奇妈妈说："等奇奇长大了，我一定会带她再来北京。"① 因为疫情，很多医生与病人甚至成了知心朋友。

医师报记者在采访浙江省国家紧急医学救援队队长兼浙江省人民医院副院长和黄陂方舱医院院长何强时问道：如何看待方舱医院的医患关系？何医生回答道：

> 早期的方舱医院对于医患双方的关系是一个考验。患者能不能体会医护人员的艰难？医护人员能不能理解患者的焦虑？都是方舱医院最开始要面对的问题。作为医护人员，每天不仅要研究如何通过规范化诊疗手段，帮助患者治愈，达到出院标准，还要努力做到"总是去安慰"，用更多时间对患者进行心理疏导，解答患者的疑问和困惑，以缓解患者的焦虑情绪。随着物资逐渐充实，患者对于医生护士们越来越配合，大家对于治疗和治愈越来越有信心、对未来的生活越来越憧憬。在方舱医院，医患们每天一起做健康操、打太极拳，甚至不少患者主动参与到医生治疗患者的过程中，与医护人员共同完成医疗服务，帮助其他患者积极配合治疗。我记得当时医患之间常常因方言问题沟通不畅，有些患者就主动来当"翻译"，这样方舱医院里出现了越来越多的欢声笑语；有些患者主动加入志愿者团队，帮助医护人员维持秩序，清洁环境，共创良好、

① 澎湃号：《一场疫情，让我们看到了中国最真实的医患关系》，《光明网》（澎湃新闻）2020年3月5日，https://www.thepaper.cn/newsDetail_forward_6361245，2021年8月11日。

和谐的方舱秩序。如此，医患之间的沟通和交流越来越积极，大家的感情越来越深入，就医环境也就越来越和谐美好。[①]

中国抗疫胜利的事实证明，疫情中人与人之间有效的沟通、理解、安慰是实现情感交往、建立信任、应对危机的正确方式。信任意味着人可以相信自己和社会，也意味着可以阻断种种存在性焦虑。信任是个体增强自我认同的基础，是增加战胜病毒信心的关键。信任可以来源于亲人、友人、邻人的信息交流、经验分享和情感陪伴，也可以来源于医护人员的倾听、陪伴和治疗。对他人的信任是构成内在自我认同的基础，人在充分自我认同时，便会减少焦虑的可能性，增加获胜的几率。情感交往是建立信任的基础路径，哈贝马斯认为在相互理解的功能层面，交往行为用来传递与更新文化知识，在行为合作层面，交往行为用于社会整合与确立团结。人与人之间推心置腹的交流、互换立场的对话、不加目的的交往使人的情感得以张扬。言语沟通、真情互感和行为理解是人交往活动的基本形式，是人作为社会存在物的重要标志和伦理关怀的主要体现。由于医患关系的复杂性，患者不满意个别医生没耐心、没有人情味、冷漠，而医生同样不满意一些患者的刁钻、刁难。有时双方除了简单的交流，没有其他的沟通。患者采用的一些过激手段更促使医生不得不提高警惕，从而加剧了医患之间的不信任，导致了医患矛盾的升级、恶性循环。但是，新冠肺炎疫情的出现改变了这一现状，在这场"战争"中，全社会围绕着新冠病毒的情感交流不断铺展开来，以治疗为联结的交往行为在医患之间不断涌现，医护人员在隔离病房冒着生命危险悉心照顾患者，疏导其内心情绪；患者积极的配合，对医护人员由内而外的感谢，此时的医患关系建立在充分信任的基础上不断优化改善。

医患之间的信任源来自医方的外部条件和医患双方的互动过程。一般来讲，初始性信任源来自外部条件，例如医院的等级、医生的职级或是医生的口碑等。患者刚接触医生时，会因为医院的技术条件、设备先进度或医生的治疗能力而产生一定的信任感，但是随着双方开始互动，真正的信任才开始产生，双方之间的信任程度会随着互动的频率、效果而产生变化。此时的互动不受外部条件的影响，而与医务人员的服务态度、职业操守等服务内容息息相关，医患信任是外部信任和医患双方互动统一的结果。医患互动过程也

[①] 参见《新冠肺炎疫情，医患关系拐点？》，《医师报》2020 年 4 月 9 日，http://www. mdweek-ly. com. cn/plus/view. php? aid = 27444，2021 年 8 月 12 日。

是医患的人际交往过程，人际直接互动的过程仍然是决定医患之间能否建立信任和产生满意度的决定性因素。人与人之间的互动不是一个简单的信息交流的过程，而是涉及个人情感、情绪、价值观等各种背景因素。抽离这些社会文化和心理因素，几乎没有任何相互作用。医患双方围绕着疾病展开交流互动，在诊疗、治疗和康复的人际交往过程中逐渐培育出双方的信任。在《天使日记》第七篇中记述道：

> 2020 年 2 月 3 日，温州，阴，有小雨。我是温州市第六人民医院感染科临床一线的护士，临时党支部组织委员王阿静，也是从 1 月 17 号凌晨开始第一批进入院区隔离的医护人员之一。有人问我说你面对疫情你怕吗？我就跟他们说我们不能因为害怕而去裹足不前呀！这个时候只有真正的冲上一线，才是我们每个医护人员应该有的样子。我也经常会在病房里被一些小小的瞬间感动到。我觉得有时候病人真的是挺可爱的，我就记得那时候有个 96 年的年轻小伙子就看着我们的隔离服，他说我每天都看你们全部的人穿成这个样子，我都分不出来你们谁是谁啊，然后他就拿那个记号笔在我们衣服后面写"平安喜乐"。他还给我们拍照，然后隔着那个隔离病房从窗户里透过来给我们点赞，你知道吗？真的让你觉得很温暖呐。①

愉悦的心情和较好的心理状态是抵御病毒强有力的保障，也是防控疫情的重要砝码。情感释放是遵循人的本能和情感交往的真实需要，情感在一定条件下可以打破现实原则，遵循人的本能行事。其中信任是人的重要情感之一，对他人的信任是构成内在自我认同的基础，人在充分自我认同时，便会重唤人的本真性伦理以消解人与自我的异化，减少自我分裂和疏离的可能性。信任意味着人可以相信自己和社会，也意味着可以阻断种种存在性焦虑。疫情中人与人之间有效的沟通、理解、安慰是实现情感交往和建立信任的恰当时机，也是抵抗新冠病毒的不竭动力。因为"当具有言语和行为能力的主体相互进行沟通时，他们就具备了主体间性关系"②，而主体间性能打破以人为

---

① 中央广电总台中国之声：《他拿记号笔在我们衣服后面写上"平安喜乐"》，《天使日记》2020 年 2 月 4 日，https://mp.weixin.qq.com/s/yq32WU6_0bGSqzH2T5gtjg，2021 年 8 月 14 日。

② ［德］尤尔根·哈贝马斯：《交往行动理论》（第 1 卷），曹卫东译，上海人民出版社 2004 年版，第 375 页。

万物中心的主体性原则，让人能够考虑他者的境遇、理解他者的需要，从而增强人与人之间交往的亲密性，实现人的情感认同。研究指出，这次疫情让中国的医患关系进入了最好的时候：危难之中，不再有任何获利嫌疑和行政压力的医护人员与亟待救助的患者形成了去商业化和去行政化的对付疾病的同盟，其间医患之间自然情感的流动更加坚固了双方的信任，使得和谐的医患关系在抗疫中成为现实。正如韩启德院士在《医学的温度》中所指出的："疾病的根本危害在于伤痛，而伤痛都是主观的感觉，心灵是我们的归宿，所以病人最需要的永远是关爱和照顾。"[1]

"在危机中，有社会支持的人更容易渡过难关。"[2] 不只有药物才能防御和治疗病毒，运动、正确知识的宣传、鼓励、温暖、安慰、信任这些都是现代医学治疗的内容，而病症的治愈往往更需要重视心理的治愈，因为经历重大事故后很容易出现"创伤后应激障碍"，而信任、安慰、温暖这样的治愈方法往往是被人们忽视的，但又是最需要的。

疫情中动人的故事书写着抗疫中的医护人员的温情，除了医生的倾情付出，患者的感谢之举也令人感动。一位入住武汉雷神山医院的新冠肺炎患者李先生，用发自肺腑的真情、催人泪下的话语给支援医疗队的队员写下了感谢信，来表达对"舍小家、顾大家"的医疗一线白衣战士默默奉献、真情付出的由衷敬意。信件里说道：

> 阳春三月我怀着一颗沮丧和忐忑不安的心从武汉方舱医院转到雷神山医院 16 病区。雷神山医院和火神山医院众所皆知是治疗重症患者的集聚所，内心极不情愿到雷神山，没想到 16 病区患者和我都是轻症。随着时间推移，我对这里逐改变了看法，因为这里每个医护人员内心都胸怀大爱，充满正能量，他们对患者的那份爱我无法用语言去表述，在这里特别感谢山西第十二批援鄂医疗队第二组，他们不远千里逆行而上赶到湖北支援武汉，首战中南医院告捷后就立马转战雷神山，在雷神山让我与医护人员结下不解之缘。这里医护人员不仅仅体现出高尚的职业道德和精湛医术，同时将每位患者像自己的亲人对待，一幕幕感动的画面让我记忆犹新……[3]

---

① 韩启德：《医学的温度》，商务印书馆 2020 年版，第 28 页。

② 樊富珉：《"非典"危机反应与危机心理干预》，《清华大学学报》（哲学社会科学版）2003 年第 4 期。

③ 疫情防控小组：《暖心：一封来自武汉出院患者的感谢信》，"阳泉市第三人民医院微信公众号" 2020 年 3 月 31 日，https://mp.weixin.qq.com/s/7YZYdCFhlBmrGCa3yMEHPg，2021 年 8 月 15 日。

信件中还具体感谢了一些医护人员的关怀照顾，字里行间表达着他道不完的恩情。

大连市第六人民医院的新冠肺炎应急病区里，有一名出院患者在出院时给第一机动队队长王拱辰发了一条微信："主任，我下午就出院了，感谢您这段时间对我的关爱，感谢院里所有医护人员这十二天对我无微不至的照顾，可惜这么久连样子都没见过，不过你们在我心里都是最美最帅的，您要保护好自己……"[①] 王拱辰说："收到微信的时候，自己是幸福的。因为患者痊愈了，这是让所有坚守岗位的医护人员最振奋的消息！患者对医护人员的肯定和关心，让我们感到温暖……"[②] 短短几行字却深深地触动着王医生的心，患者痊愈无疑是对医生付出最好的结果，但患者的感恩才是成就医生的良方。医护人员日复一日的倾情照顾，患者感人肺腑的真诚感谢都是医患之间在面对重大危机时最真诚的情感，此时的医生不再是医疗技术处置的"工具人"，患者也不是与医院缔结商业契约的"经济人"他们是罹患疾病等待救助的"朋友"也是深陷苦难中渴求拯救的"亲人"。医患之间已不是单纯的看病与治病关系，更像是历经生死的"革命战友"。

关怀在抗疫中似乎变成了一种无目的的纯粹信仰，发挥着不可替代的作用。伦理的核心命题是社会秩序的合理性，伦理关怀则是通过关怀人的感情与情绪、回归人的本真性和尊重自然规律来达到消解人与自然、人与人和人与自我的异化，实现合理社会秩序的目的。医患一体在抗疫中具体表现为共鸣、共情和共生。首先，共鸣展现了人与人沟通中的真。"情感共鸣通过主体感知外部世界，捕捉人类道德伦理经验的故事性特征，通过叙事性的方式传递价值，实现'主体—客体'以及主体间的双向互动。"[③] 当人与人通过沟通在情感与认知间产生共鸣时，内心的真实想法、真实情谊、真实感受才能得以显现。主体与他者对话的同时也敞出自我的本真性，实现主体自我的融化和主体间的和谐共处。在亲历疫情的民众和医护人员的自媒体叙事中，总能体会到患者的坚强，同事的鼓励和国家的支持，他们将情感外化为文字，将温暖转化为力量，与关注他们的民众产生共鸣，将温情凝聚在人间，让大爱

---

① 大连市第六人民医院：《应急病区里，医患之间那些动人的故事》，"大连市公共卫生临床中心服务号" 2020 年 2 月 16 日，https://mp.weixin.qq.com/s/Cg-q-fIMka8iniS6BZHxTg，2021 年 8 月 16 日。

② 大连市第六人民医院：《应急病区里，医患之间那些动人的故事》，"大连市公共卫生临床中心服务号" 2020 年 2 月 16 日，https://mp.weixin.qq.com/s/Cg-q-fIMka8iniS6BZHxTg，2021 年 8 月 16 日。

③ 林楠、吴佩婷：《伦理叙事激发情感共鸣的机理探究》，《道德与文明》2019 年第 1 期。

藏于心中。其次，共情迸发人与人交往的善。共情不是朴素地想他人所想，而是潜入他人的生命体验，去感同身受，通过共情挖掘主体间性的丰富内涵，软化他者立场，消解人与人关系的异化。疫情中，医生对患者的疾痛、苦难从抽象理解到共情感受，引发了道德感的升华、使命感的提升、灵魂的向善，从而推动医患共同沟通，实现和谐的医患关系。最后，共生尽显人与人、人与自然共同体关系的美。共生包含人与自然之间的和谐共生意图，尊重自然规律的主观意识，共生是人类生存发展的基本前提，反映人对生命之生生不息的需要，体现人对生命质量和生命意义的不懈追求，表达人类文明的共同价值，无论是作为个人还是作为"类"存在，生存是必然的前提。"当疫情威胁全球人类生命和健康时，人们最能认同的是尊重生命和保护健康的言语和行动。在这个非常时期，任何不关心、不能保护人的生命健康的行为，无论是政治行为、经济行为还是价值冲突行为都会被视为非伦理的行为，都会遭到全世界人民的批评和反对。"① 疫情之下，隔阂、偏见和误解似乎在这时都显得苍白无力，因为生是此刻唯一的诉求，在人与人、人与自然共生的理念下，医者和患者不自觉地结合为友好互助的共同体。

三　融情于理，抗疫胜利

人类对理性的追求从未间断。早期哲学家试图从自然中寻找万物变化的依据，即事物的本源，但他们都未摆脱对自然界进行质或量的规定，进而并未对世界做出普遍性的规定。逻各斯和努斯的提出使人类对世界的认知有了转机。逻各斯是事物变化的分寸、尺度、比例、平衡关系方面的规律体现，是一种客观性原则；而努斯本指心灵，心灵中有目的和善，因此它可以推动万物运动，是世界的原始动能。苏格拉底把努斯作为世界的最终目的、最高的善，认为努斯既是动机，也是目的。柏拉图将努斯上升为理念，认为它是一种永恒的善的理念，人则是在善这一理念的主导下，用理性来约束和控制自己，实现自身的和谐发展。亚里士多德把努斯提升到形式的能动性高度，他认为当努斯具备形式的能动性时，通过逻各斯的发展，便能达到最高善的境界，这样就能理性行事。由此可见，逻各斯和努斯的阐述无疑是以规则为代表的工具理性和以善为表征的价值理性的开始。价值理性是无条件的纯粹信仰，它包含对特定行为的固有价值，而不管目的是否达成、最终是否有成

---

① 谢新水：《以共生共在的国际伦理促进人类命运共同体构建——以新冠疫情为分析背景》，《学术界》2020 年第 7 期。

就。基于价值理性，行为者注重行为本身所能代表的价值，它所关注的是从某些特定的价值理念角度来判断行为的合理性。

历史的实践证明，我们很难与自然完成彻底性的胜利，反而会发现风险是永恒的。在风险和不确定性的包裹下，真正发挥作用的其实是人与人之间的温情、是价值理性。

首先，为抗击疫情，医方在制定对策时遵循了利他原则。"伦理决策就是主体在实践中基于特定伦理价值自觉进行方案选择的过程。"① 也就是说，决策者在选择方案时会融入自己的价值判断和道德选择，一方面，考虑决策方案在实际执行中是否具有有效性，让受用者的利益实现最大化；另一方面，考虑决策方案是否合乎伦理道德，受用者或社会是否会接受。例如，医疗紧缺资源如何分配，高精尖技术与基础卫生保健如何选择，采用保守治疗还是临床手术，预防与治疗的最佳时间怎样判断等，这些问题都将面临伦理两难。利他原则将两种考虑双管齐下，利他主义是与自我牺牲联系在一起的自愿行为，是值得称赞的道德努力，利他主义者更为重视他人的利益。有学者指出，利他主义是一种道德价值，不符合人性的选择，利己与利他永远存在冲突，且会产生不同的社会价值判断，休漠就表明立场："我尊敬一个这样的人，他的自爱无论通过什么方式都这样被指导，以至于使得他对他人怀有关怀之心，对社会能有所助益；正如我憎恶或轻蔑一个这样的人，他毫不关注超出他自己满足和享受之外的任何事物。"② 实质上，利己与利他只是人的不同方面，利己是利益的选择，利他则是道德的努力，两者在指向上虽有不同，但并非不能同时满足，单纯的利己与利他都是对人性的狭隘理解，因为"潜在于利他主义背后的观念是仅仅把自我作为他人中一员，以及把他人作为就像完全意义上的人"③。应对公共卫生事件的伦理决策本质上是一种人性与德性的同时选择，把利己与利他共藏于决策方案中。决策方案若要在执行过程中顺利实施，就需在观念上得到大众的理解，出于利他倾向的决策本就以他人利益的最大化和实现社会公共的善为目标，与大众的利益期许和社会的价值标准相吻合，因此，决策方案也就顺理成章地被认可，利他的结果便是产生他人幸福的同时也实现了自己的幸福，利己与利他也实现了统一。

---

① 董伟玮：《行政伦理决策的三重维度：内涵、取向与过程》，《学习与探索》2020 年第 8 期。

② ［苏］大卫·休漠：《道德原则研究》，曾晓平译，商务印书馆 2001 年版，第 149 页。

③ ［美］托马斯·内格尔：《利他主义的可能性》，应奇等译，上海译文出版社 2015 年版，第 95 页。

其次，医方在实施干预时遵循了公正原则。公共健康伦理领域的干预是指在应对公共卫生事件时，根据社会的伦理规范有组织、有计划地对社会成员施加影响，以保护社会成员的生命健康和安全。伦理干预涉及公共健康的多个领域，例如风险管理、安全维护、福利分配、疾病防控等，在实施具体的伦理干预行为时不可避免地会触碰多方利益，包括患者、医护人员、管理者、社会民众等，如何在触碰利益的同时实现效用最大化，就需要遵循公正原则。公正与公平、正义等概念有相似的价值含义，表现为正直的品质、行为的合理，在中国古代的语境中"兼覆无私谓之公，方直不典谓之正"，公正是一种价值判断，运用于政治制度和社会秩序，罗尔斯认为"公平正义的目的乃是实践：它本身表现为一种正义观念，该正义观念可以作为一种理性、明智而又代表公民意愿的政治一致的基础而为公民所共享。它表达了他们共享的和公共的政治理性"①。公正原则要求社会制度平等地保护每个公民的基本权利，明智地代表公民的意愿。伦理干预从维护社会秩序角度出发，更需要平等地考虑公民的实际需求，践行公正原则。在公共健康领域，预防免疫与强制隔离是常见的干预措施，其中涉及的公平正义却很难给予恰当的划分。预防免疫防患于未然，使社会和民众广为受益，但同时接受预防免疫者自身是否会受到部分伤害，例如疼痛、病变风险等需要商酌；强制隔离是为隔绝病毒和保护公共健康，但是接受隔离的主体自由是否受到限制需要考量，且隔离主体的私人信息是否应该公开也存在质疑。因此，伦理干预的标准在主观上很难达成共识，那么在原则上就需遵循公正、平等地考虑主体的基本权利，合理地衡量社会成员的切身利益。

最后，医方在给予保障时遵循了责任原则。公共健康的保障可从上层、中层和下层视角分析，上层保障是国家从宏观层面面向全社会提供经济投入和政策支持，中层保障是各级单位和社会组织提供具体的医疗救助与卫生服务，下层保障是全国民众在行动上的积极配合和观念上的理解认可。保障意味着责任，责任不是由外部强加在人身上的义务，而是一种关乎道德行为后果的负责态度。费克兰说"能够负责"是人类存在最重要的本质，责任是约束、是激励，也是担当。应对公共卫生事件时的救助与常规下的治理会存在较大差异，事发突然、物资紧缺和经验不足使跨界救助变得必要。因此，治理者不仅要对自己熟悉的领域给予专业的指导，还要对非专业领域施以人道

---

① ［美］约翰·罗尔斯：《政治自由主义》，万俊人译，译林出版社2011年版，第9页。

的帮助，这里的人道不是随意性的，而是负责任的，治理者不是因为具备某项特殊的技能而对社会或者个体施以援手，而是出于内心道德责任的召唤。道德责任的产生来源是复杂的，西塞罗曾概括出四种，"(1) 充分地发现并明智地发展真理；(2) 保持一个有组织的社会，使每个人都负有其应尽的责任，忠实地履行其所承担的义务；(3) 具有一种伟大的、坚强的、高尚的和不可战胜的精神；(4) 一切言行都稳重而有条理、克己而有节制"①。无论出于哪种来源都足以说明责任不是随意的，而是有具体指向的。由此可知，应对公共卫生事件，救助不应也不是简单地出于人道主义，而是担负着一定道德责任地向个体或社会施以具体考量的帮助。因此，无论是上层、中层还是下层，在齐心协力应对公共卫生事件时都应遵守责任原则，这是对公共健康的基本保障，对他人负责，也是对自己负责。②

当人借助各种对他人的攻击来展示自身价值立场上的"正当"性时，很难被视为真正意义上的人性关怀和人道关切。病毒对于人类而言总是以被排斥的异质物而存在，人类对病毒的恐慌导致人错位地把他人当作异质体，视作潜在的传染源和威胁。在价值理性思维主导下，人与人之间的情感和关怀被释放出来，人的价值和意义得到彰显。无论是医者还是患者在临危受难之时流露出的真情都感动着彼此，这也使得医患关系较之平时有了突破性的改变。

医患关系必须从对立冲突到理性合作。面对一起起恶性暴力伤医事件，以医生为代表的医务群体人人自危，职业风险感飙升。对于患者来说，遭遇疾病，尤其是中等收入以下的家庭遭遇重大疾病时，难免会产生焦灼、无助、悲痛等负面情绪。医患双方面对医疗纠纷呈现出对立冲突状态，表现在利益冲突、治疗目标冲突和价值观念冲突等。在应对新冠肺炎疫情的过程中，医患之间也发生过一些辱骂训斥、肢体伤害等冲突事件，但这种对立关系状态多表现在疫情应对的起始阶段，之后医患之间理性合作成为疫情应对的"主旋律"。在社会各界的支持下，各领域逐渐恢复正常秩序，医患面临物资困境、心理焦虑、经济负担逐步得到解决。此时医患共同面对疫情，有相同的治疗目标和相同的共生理念，医者勇于担当、以生命奔赴，患者信任交付、心存感恩，双方共抗时艰。这些医患现状的转变足以说明，在这场突发的公共卫生事件中，是情感培育了改善医患关系的"种子"，是情感搭建了医患合

---

① [古罗马] 西塞罗：《论老年论友谊论责任》，徐奕春译，商务印书馆 2017 年版，第 92 页。
② 谢瑜、李玉梅：《抗议中的价值理性与伦理关怀》，《道德与文明》2021 年第 4 期。

作的"桥梁"，为医患关系转向和谐信任创造了条件，提供了机会和可能。

随着医疗技术的发展，各类检查仪器不断投入使用，加之市场化的医疗服务，让医者和患者之间的距离被隔阂在机械的此岸与彼岸，数不清的检查单让医患之间的信任被冰冷的数据所取代，医患之间的关系渐行渐远。医生除了要完成自己的本职工作之外还要承担巨大的职业风险，每当"伤医事件"发生时，都会增加医生的焦虑，都会让医生对这个职业失去信心，他们长期处于高度紧张的状态下，每日仍要付出巨大的努力和心血。而患者在自己的身体状态欠佳时，心情总是更郁闷，脾气更暴躁，对他人也缺乏一些耐心，加之高昂的医疗费用被支出，对医生的期望自然高出他人。医患双方都有各自的苦楚，两者之间的关系也随之僵化。不良媒体对医患纠纷事件夸大其词、抹黑医者的形象、歪曲事实也增加了患者对医者的不信任。总之，医患不信任是目前医疗领域一个基本的事实，也是一个很棘手的问题。但是，新冠肺炎疫情中的医患信任发生了惊人的转变，医者放下世俗的成见，奋勇前线做最美的逆行者；患者一封封感人肺腑的感谢信，一次次弯腰90度的鞠躬表达着对医者的由衷感谢与敬爱。医患之间好像一夜之间冰释前嫌，一起欢声笑语，纵然疫情残酷，但人心依旧温暖，这才有了一幕幕医患携手同行、共抗疫情的感人画面。

在《叙事医学：尊重疾病的故事》当中，丽塔·卡伦曾经讲到医患在四个层面的理解是不同的，以致医患双方互相不理解：第一个是对死亡的认识；第二个是对发病的情境；第三个是对病因的认识；第四个是对羞耻、责备和恐惧等情感的认识。医患之间的不理解并非单纯是个体因素，也包含一些不可抗的社会或文化因素，所以医患在面对医疗决策时通常会发生一些争议。但在新冠肺炎疫情中，医患之间的不理解似乎降到了最低限度，医患之间的完美配合造就了抗疫的伟大胜利，问情归何因，答是互相理解、陪伴。共同面对生命的脆弱，再坚硬的心也会软下来，再多的隔阂也会得到释放。医者的倾听与陪伴化解了患者的恐惧与质疑，医者不计报酬的付出柔和了患者功利的得失心，患者对医者的感谢给医者带来职业和人生的成就感，患者对医者的关心温暖着医者，让医者带着爱与信心继续前行。

疫情或许给了我们重塑医患关系的机会，面对新冠肺炎疫情冲击，广大医务人员白衣执甲，无惧危险，舍生忘死，英勇奋战，不负重托，不辱使命，同时间赛跑，与病魔较量，体现了敬佑生命、救死扶伤、甘于奉献、大爱无疆的职业精神，彰显了临危不惧、义无反顾、勇往直前、舍己救人的责任担当，展现了顽强的意志品质，张扬着强大的精神力量，展现了医者仁心的崇高精神，表现出新时代医务工作者的良好形象。

第三节　疫情下医患情感受用的启示

虽然疫情下医患关系的和谐共生与情理合一，是特殊事件状态下的产物，但也为常态下医患关系中的伦理构建提供了思路。相较于常态下的医患关系，疫情下的医患情感既具有特殊性，也具有共通之处。疫情中医患双方被充分唤起的情感，既为医患更好地担当和负责提供了心理支持，也为医患良性沟通给予了支撑，还为医患共同体的形成提供了价值源泉。疫情下的医患情感共同体的形成，充分说明了情感在构建和谐有序与情理合一的医患关系，以及发挥医患伦理价值中的重要作用，也为常态下医患关系的情感伦理构建提供了启示。

一　情感催生责任

疫情搭建了彰显情感这种主观性力量的舞台。比起古代"夜不闭户"的大同社会，在现代公民社会中，隔离感和陌生人似乎显得更多，因此在公民与社会关系的多重建构中，人与人之间建立的仁爱、信任、友善、真诚等和谐关系，成为促进现代公民意识形成的重要社会基础。

马克思讲"人的本质是一切社会关系的总和"，由此以个体为中心建立两种关系，其一为"个体"与"自我"的关系；其二为"个体"与"社会"的关系，人的情感就是在这两种关系中产生、排解和传递的。情感体验在"个体"与"自我"的关系中发挥着自我认识的作用，个体通过情感体验感知自我、感知自我的本真性、感知内心最真实的情绪和态度，让自我的"爱、恨、情、仇"成型于个体中。情感体验的外推性则在"个体"于"社会"的关系中发挥着情绪传递的作用，外推性使得个体的情感得以彰显和传递。"个体"在感知"自我"的情感后，需要向外界传递情感来排解"自我"的情感，过程中会发生情感的转化，例如"自我"心中的"仁爱"会经个体感知后形成责任传递于社会中，个体的责任意识便由此形成。美国学者 H. C. 凯尔曼（H. C. Kelmen）认为人的品德形成发展过程可分为三个阶段，即顺从、认同和内化，个体的责任意识正是先经过顺从自我的情感体验，到认同个体的情感转化，再到内化为意识，最后传递于社会中而形成。

疫情中，一支支志愿出征的医疗队，在没有任何政治任务的要求且生死未卜的情况下依然做"最美逆行者"，不计名利，只为帮助同胞早日渡过危难，只是心中的大爱在发挥力量，这样的大爱不断传递，以至于全中国的医务工作者在此次抗疫中都行动起来，发挥着各自的长处以应对疫情，就连平时在医院服务的志愿者和医务社工都承担了不少的责任，或是安抚人心，或是宣传正确抗疫的知识，还有社会医生也担起了自己身上的责任，为街坊邻里问诊看病。这些大爱在短时间内凝聚起来共同抗击疫情，形成中国人民抗击疫情的法宝—团结一致，兼相爱。

中国人民的大爱不仅体现在对待自己的同胞，也表现在对世界人民的帮助中。疫情全球蔓延后，中国医生组队前往各国进行支援，直奔前线分享中国抗疫胜利的经验，提供医疗物资和医疗技术的支持。习近平总书记在专家学者座谈会上指出："这次疫情发生以来，我们秉持人类命运共同体理念，积极履行国际义务，密切同世界卫生组织和相关国家的友好合作，主动同国际社会分享疫情和病毒信息、抗疫经验做法，向 100 多个国家和国际组织提供力所能及的物质和技术援助，体现了负责任大国的担当。"① 继续履行国际义务，发挥全球抗疫物资最大供应国作用，共同构建人类卫生健康共同体，这是大国的责任与担当，这份责任来自对世界人民的大爱。

在疫情中，无论是志愿出征的白衣天使，还是坚守在自己岗位的社会医生，他们都是全国人民最坚强的后盾，他们之所以在危急的时刻仍然为人民服务，不是因为所谓的名与利，而是心中的"爱"，对同胞的怜爱、对祖国的热爱、对世界人民的关爱，这些爱让他们更加坚定自己身上的责任，坚信为人民服务的意义。"人之所以为人的本质，不仅在于他的可加以确定的理想，而首先在于他的无穷无尽的任务，通过他对任务的完成，他就趋赴于他的无穷无尽的任务，通过他对任务的完成，他就趋赴于他之所自出和他之将返回的本原。"②

二　情感促进沟通

在中国古典人文精神中，血缘是联系的纽带，情感是建立人际关系的原则。情感共通性很大程度上是由人的审美来完成。也就是说，个体的实践活

---

① 《习近平主持召开专家学者座谈会并发表重要讲话》，《新华社》2020 年 6 月 2 日。

② ［德］卡尔·雅斯贝尔斯：《生存哲学》，王玖兴译，上海译文出版社 2013 年版，第 17 页。

动是由内心的"真"与"善"这种情感出发来达到审美的目的，人与人之间美的交流，从本质上讲是情感的互通。审美对现实而言是有意义的，人的情感在审美中得以释放。然而，主体的审美在艺术的创作中变为现实，艺术具有灵魂，灵魂的主要功能是将人提升到理想的高度，而不是推动理想的实现，艺术因有灵魂才有美感，而美的直接特性可以提供直接的幸福感，所以欣赏具有灵魂的艺术让人产生幸福感。主体在创作艺术过程中投入自己的情感，将情感在艺术作品的美中展现，而审美主体在审美过程中将自己的情感融入艺术中使自我得到升华，创作主体与审美主体达成情感互通，两者在创造艺术和审美过程中相互作用，将情感变为现实。康德认为，主客体的基本对抗反映在基本的二分法中：感性与知性、欲望与认识、实践理性（构成了自由，受出自自身的道德律支配）与理论理性（构成了自然，受因果律的支配）。自然领域与自由领域中间存在着一种"第三机能"（判断机能）。"理论理性（理解）提供认识的先天原则，实践理性提供欲望（意志）的先天原则，而判断机能则通过痛苦和快乐的感觉调节着这两个方面，与快乐感有关的判断就是审美的判断，其应用于艺术。"①

每天在方舱医院忙碌的医护人员，身上都穿着厚厚的防护服，工作期间连水都没法喝，吃饭要等到换班之后。"护士们一忙就是6个小时以上，我希望用素描记录这里的每一个温暖瞬间。"② 作为一名美术艺考生，彭昕烨作为被医护人员照顾的患者，他用自己最擅长的方式—素描，将医院内那些温暖的瞬间记录下来。医护人员说："这是意外的惊喜，也是最珍贵的礼物。"③ 这些素描记录的，有的是医院人员给病患送药，有的是给病人检查、日常查房。彭昕烨说："原本很平常的事情，但是现在看在眼里觉得很感动。"④ 患者的画表达着对医护人员的敬爱，医者看到画后备受感动说明两者之间成功建立起了情感互通，还有医生护士病人自愿组织的广场舞，自发式的创造将情感融于舞蹈，使患者也感受到舞蹈的快乐，调节心中压抑的情绪。艺术审

① ［美］赫伯特·马尔库塞：《爱欲与文明》，黄勇、薛民译，上海译文出版社2005年版，第134页。

② 邹晓芳：《致敬白衣天使！高三学生在方舱医院用素描手绘美丽》，《极目新闻》2020年3月1日，https://baijiahao.baidu.com/s? id=1659907065583457452&wfr=spider&for=pc，2021年8月17日。

③ 邹晓芳：《致敬白衣天使！高三学生在方舱医院用素描手绘美丽》，《极目新闻》2020年3月1日，https://baijiahao.baidu.com/s? id=1659907065583457452&wfr=spider&for=pc，2021年8月17日。

④ 邹晓芳：《致敬白衣天使！高三学生在方舱医院用素描手绘美丽》，《极目新闻》2020年3月1日，https://baijiahao.baidu.com/s? id=1659907065583457452&wfr=spider&for=pc，2021年8月17日。

美正鼓励着他们前行，激发他们快乐的生活。"艺术借助它的超越历史性的和普遍的真理，不仅呼唤着一种特定阶级的意识，而且呼唤着、发展着所有促进生命的潜能、作为'类的存在'的人类意识。"① 正如德国诗人席勒所认为的那样，艺术的潜能就在于它能够通过唤醒现实中的人类的心灵来实现彻底的变革。变革现有的不理想的生命状态，变革想要放弃的不坚定思想，抵御病毒狡猾的袭击。

三　情感联结共同体

情感是人的情感，是依附于人与社会之间关系的情绪，情感总是发生在有互动关系的情况下。彼德·布劳认为，人类的大多数情感都植根于社会生活，人类的许多痛苦和快乐都植根于与他人的互动过程中。在人们的情感互动过程中，会产生各种各样的情感经验、情感意义与情感关系，这些情感的附属物也影响着人的交往行为。当人在一次交往行为中积累了情感经验、通晓了情感意义，就会在下一次情感交往中做出相应的情感调整以适应社会的交往行为。按照社会学的交换理论，人们的相互作用过程就是一个相互交换资源的过程，其中也包括情感的交换。霍曼斯就把情感作为自己交换理论最基本的概念，并把情感互动定律作为社会交换的重要定律。作为社会人，"用来交换的东西除去金钱以外，还有其他商品，包括认可、尊重、顺从、爱恋、情感以及其他物质性不强的东西"② 。情感在互动过程中满足对方的需求，并且真诚的情感会受到对方的尊重和认可，对方同时也会给予相应的情感作为回报。波普诺指出："在亲密的交往中，交换关系也是重要的。一个人对于另一个人的爱并不完全是基于某种预期的回报。然而，期待回报却是这种关系的一部分。如果一个人完全不能从他（她）所付出的爱中获得任何感情或感激的回报，那么其爱的感觉将有可能消失。"③ 在抗击疫情的过程中，医患之间的情感互通造就了医患之间交往行为的良性互动，医者以真挚的情感付出换来患者衷心的感谢，医者的倾听与陪伴换来患者的真心与关心。医患之间的交往行为靠情感互动不断升温，情感上的互相鼓励、陪伴对抗击疫情的胜利发挥了重要作用。

---

① ［美］赫伯特·马尔库塞：《审美之维》，李小兵译，广西师范大学出版社2001年版，第210页。

② ［美］乔纳森·特纳：《社会学理论的结构》（上），丘泽奇等译，华夏出版社2001年版，第276页。

③ ［美］戴维·波普诺：《社会学》，李强等译，中国人民大学出版社2002年版，第131页。

抗击疫情，医患之间的情感交流消除了彼此诸多焦虑。焦虑是指个人对即将来临的、可能会造成的危险或威胁所产生的紧张、不安、忧虑、烦恼等不愉快的复杂情绪状态，焦虑本是一种很正常的情感，每个人都会有，但是过度焦虑就可能会引发生理或心理上的疾病。因此，病区成立了医患沟通群，医护互相交流，倾诉彼此的烦恼，驰援的医护团体也在交流群里随时对患者答疑解惑，医患之间相互鼓励，群里的医患互动项目越来越多样，医患都排解了关于疾病的焦虑，敢于正视新冠肺炎疫情，充满了战胜疾病的勇气和信心。其实，医者和患者面对病毒的未知性、疫情发展的不确定性，都会产生焦虑的心理状态，但是这种焦虑却不是他人能理解的，只有每日接触的医者和患者才最明白彼此面临的处境，两者自然而然地通过每日沟通相处，形成医患共同体，每日的问候、照顾、看护成为两者情感交往的直接途径，成为彼此心灵的守护者，在危难的时刻会想到还有那么一个人在等着我去救治，或者是还有那么一个人不顾生命危险地照顾我，心中的焦虑也就减少了。

医患以情感交往增加彼此的信任。其实，在医患的互动过程中夹杂着影响医患关系的重要因素—信任。离开必需的医学技术和治疗技能谈医患信任是空中楼阁，但离开道德信任，只着眼于技术提升而忽视道德关怀，则是对医患关系的扁平化、片面化理解，也无法塑造动态可持续的医患信任。[1] 人是社会性的人，总是使世界成为"自我"的世界，同时，每个"自我"都是处于社会关系中的个体，需要获得社会的认可与接受，而道德信任是实现这一过程的必要条件。无论是医者还是患者，在社会关系中都需要建立自己的道德信任。道德不是脱离社会的抽象的个人"本己之德"，而是社会道德在个体的内化。[2] 道德信任是人与人之间伦理和谐的根本保证。相反，道德信任的缺失会导致人与人之间的伦理紧张。道德信任意味着人需以平等的身份参与人际交往，为构建现代多元有序的社会提供必要而真实的纽带，从而创造一种平等的主体间性。随着抗疫措施的有序推进，医患沟通的渠道逐渐多元，媒体不断地正面报道，医患之间的信任也逐渐加强。

情感注入医患交往中，增强了两者的友谊。情感是我们人之为人的本质属性，逃避不了，也无法隔离。情感作为一种生活取向，是个体对价值和意义的追求，情感体验本质上是人们在世界上发现的各种价值和意义的体验。

---

① 吕小康：《从关系治理到共同体建设：重建医患信任的协同路径》，《南京师大学报》（社会科学版）2020 年第 4 期。

② 肖祥：《公民道德信任建立析论》，《中国特色社会主义研究》2019 年第 6 期。

当人与人在某种价值和意义上达成一致时，自然会不谋而合地走在一起，所谓情投意合，以心换心，真诚以待，才能得到相应的回报。在疫情中，一张在医院里一位医者和一位老先生一起看夕阳的照片在网络上传播千万次，温暖人心。老先生曾是音乐学院教授，入院时，因为病情严重，加之没有亲人陪伴，老人显得抑郁，沉默寡言，有时还感到绝望。医生查房，走到老先生病床前，询问他近两天好不好，身体有没有不舒服，认真地为老人制订医疗方案。老人吃不下饭，护士给他喂饭喂水，水果点心送到床头。医疗队队长以音乐为话题，和老人聊起了音乐，成了老人的知音。从那以后，医生和护士每次进入病房，都和老先生攀谈一会儿家人的近况。他渐渐打开心扉，治疗中身体有何种反应、有哪里不适都一五一十地及时告知医护，医生根据情况及时调整治疗方案。老先生越来越开朗，病情也越来越减轻，他和医务人员就此成为好友。面对疫情，医患都敞开心扉，互相倾诉，彼此鼓励，用最真实的情感实现人与人的交往，其实此时两者的关系已从单纯的看病与治病的医患关系升华为心照不宣的朋友，成为生死与共的医患共同体。

从此次新冠疫情中我们看到，战疫胜利的关键除了不断总结更新的科学防控指南，还有某种超越技术理性的情感框架的存在。病毒突然袭击让所有人结为一个共同体、一个彼此支持的情感共同体，在这个共同体的交往中以情消虑、以情增信、以情增谊，这个共同体团结一致，共抗时艰，最终取得胜利。

第五章　情感哲学：儒家以"仁"为核心的伦理体系

如何纠正医患关系紧张背后的工具理性主义思维？目前基于西方情感主义伦理、美德伦理和关怀伦理的研究在不同程度上为工具理性主义提供了解决思路，但都存在着内生的、难以解决的问题。作为工具理性主义的衍生物或派生品，这些理论要么因其带有工具理性主义情理二分对立的残余，要么因其源自感性自觉、缺乏理论融贯而不能做到与工具理性主义彻底决裂。因此，为了抗拒隐藏在医患关系中的工具理性主义，不得不引入一种外生于西方工具理性主义的新的伦理资源。中国传统的源远流长的儒家情感主义思想因其固有的特质，而成为抗拒西方工具理性主义的可能的伦理资源，因为它始终强调人的主体地位、主张人的情感与理性的有机统一，这一伦理立场既符合感性直觉，又具备理论的融贯。

第一节　儒家的情感哲学的溯源

儒家情感哲学，主体含义指儒家思想里深厚的文化底蕴所富含的情感思想，由于儒家哲学强调伦理道德，儒家情感哲学有时候也称为儒家情感伦理。先秦时期的孔子儒学本是中国远古文明思想的延续，特别重视国家社群的维护及个人修养的实践。在中华文明发展的不同阶段，儒学有着不同的理论发展和其代表人物。近代以来西学东渐，在与西方哲学思想的比较中，一些学贯中西的学者首先发现了儒家哲学中的情感底色。不同于西方理性主义传统中"情感"与"理性"的对立，儒家的情感是作为人的存在的根本，是生活实践中具身性的表现。情感是理性的不可分割的基础，所谓"心安理得"，儒家哲学中情感与理性是统一的，从来没有脱离情感的理性，而儒学的传统始终关注内在心性情感与外在规范实践的统一性问题。

一　中西方文化差异

中华文明绵延 5000 多年，却在近代面临了一次危机。近代以来，随着西方文明裹挟着坚船利炮，凭借西方商业文明和机械文明强势入侵中国的各大商埠，中国的有识之士开启了中西方文化比较的思考和争论。

清朝末年到 1949 年新中国成立之前，因受到西方列强的入侵和瓜分，现代中华文明是否能或应该延续成为当时学人回答的问题。这一时期的代表人物是冯友兰、梁漱溟和钱穆。

出生于清末的冯友兰，毕业于北京大学哲学系，1924 年获美国哥伦比亚大学哲学博士学位，师从美国实用主义哲学家约翰·杜威，先后在清华大学、西南联大哲学系任教。1930 年，学贯中西的冯友兰写作《中国哲学史》一书，试图在中西方哲学比较的基础上回答中西方文化不同的特质。正如他在后来的回忆录中所说：

> 我从一九一五年到武昌中华学校当学生以后，一直到现在，六十多年间，写了几部书和不少的文章，所讨论的问题，笼统一点说，就是以哲学史为中心的东西文化问题。我生在一个文化的矛盾和斗争的时期，怎样理解这个矛盾，怎样处理这个斗争，以及我在这个斗争中何以自处，这一类的问题，是我所正面解决和回答的问题。

他在书中开篇就指出了中西方哲学的四大差异：一是中国哲学重实用，西方哲学有求真的传统：

> 中国哲学家之哲学，在其论证及说明方面，比西洋及印度哲学家之哲学，大有逊色。盖中国哲学家多未有以知识之自身为自有其好，故不为知识而求知识也，即直接能为人增进幸福之知识，中国哲学家亦只愿实行之以增进人之幸福，而不愿空言讨论之，所谓"吾欲托之空言，不如见之行事之深切著明也"①。

---

① 冯友兰：《中国哲学史》，重庆出版社 2009 年版，第 7 页。

二是中国哲学注重人"是什么",西方哲学注重人"有什么"。"如人是圣人即毫无知识亦是生日;如人是恶人,即有无限知识,亦是恶人。"

三是中国哲学是没有主客二分的,西方哲学是以我的自觉形成了主客二分的世界。"西洋近代史中,一最重要的事,即是'我'之自觉。'我'已自觉之后,'我'之世界中分为二:'我'与'非我'。'我'及'非我'既分,于是主观客观之间,乃有不可逾越之鸿沟,于是'我'如何能知'非我'之问题,乃随之而生,预设知识论乃成为西洋哲学之一重要部分。"①

四是中国哲学注重人事和内在世界,西方哲学关注宇宙和外部世界。

同样出生于清末的梁漱溟,只有中学学历,却因学识渊博而被蔡元培聘为北大哲学教授,他经历了辛亥革命、新文化运动、军阀混战、抗日战争、内战、新中国建设等各个历史阶段,被称为"中国近代史 100 年的见证者"。梁漱溟的一生都在思考两个问题:一是中华文化的未来在哪里?二是"我是谁"?可以说他一辈子所言所行都在回答这两个问题。他在《中国文化要义》一书中指出:家是中国社会的基本单元,因家和团体二者不相容,中国人缺乏集团生活;中国是伦理本位的社会,以道德代替宗教;中国偏长于理性而短于理智,西方长于理智而短于理性;中国有天下观,而缺乏国家、社会等概念;中国文化是向里用力,而西方是向外用力。在东西文化观上,把人类文化划分为西洋、印度和中国三种类型,称"中国文化是以意欲自为调和、持中国其根本精神的",与向前看和向后看的西方与印度文化有别。中国文化以孔子为代表,以儒家学说为根本,以伦理为本位,它是人类文化的理想归宿,比西洋文化要来得"高妙",认定"世界未来的文化就是中国文化复兴",认为只有以儒家思想为基本价值取向的生活,才能使人们尝到"人生的真味"②。

另一位同时代的重要思想家是钱穆,他认为,中国文化具有内倾性,西方文化具有外倾性;中国文化传统在精神上,西方文化传统在物质上;中国文化看重如何"做人",西方文化看重如何"成物";中国文化更重在"践行人道",西方文化更重在"追寻物理"③。

在中华民族存亡之际,在中华文化能否赓续的大问题中进行的中西文化比较的讨论一直延续下来。20 世纪 80 年代,随着东亚经济圈形成,"亚洲四

① 冯友兰:《中国哲学史》,重庆出版社 2009 年版,第 8 页。
② 梁漱溟:《中国文化要义》,上海人民出版社 2005 年版,第 42 页。
③ 钱穆:《中国文化精神》,九州出版社 2012 年版,第 11 – 15 页。

小龙"的经济崛起，海内外学者开始聚焦于西方商业文明中的中国传统文化到底意味着什么？有趣的是，回答这一问题的多是历史研究者，其代表人物是余英时、许倬云和金观涛。钱穆的学生思想史家余英时，针对西方"现代之后"指出传统中国文化"正是一种值得珍贵和必须重新发掘的精神资源"。在《士与中国文化》中，他指出中国传统的"士"与近代欧洲的"知识分子"（现在余先生更愿意用"知识人"一词）相比，极为相似，都是"社会的良心"，是"人类的基本价值（如理性、自由、公平等）的维护者"①。历史学家许倬云认为，地理环境的差异对中、欧文明产生了不同影响：中国新石器发展过程，就是中国在融合与渗透的过程中，将一个又一个系统融合为以中国地区为特色的大系统；而欧洲是一拨一拨外来的影响，凌驾于前一波文化之上。到了青铜时代，中国呈现出统一，而西方是多样；秦汉帝国相较罗马帝国更具有统一性和融合功能；"天下国家"体制相较西方有"超稳定性"；宋代中国文化桎梏导致统治结构僵化；明清时期的闭关锁国迅速拉大中、欧差距。② 金观涛等在《中国思想史十讲》中总结了三个结论：第一，中国文化以道德为终极关怀，追求道德完善是人生的终极意义；第二，中国人对道德内容的理解主要以儒学为基础，儒家思想是以家庭伦理为中心的道德哲学，即儒家思想是中国文化大传统的主流；第三，两千年来，儒家道德是中国政治、社会制度的正当性根据和社会秩序的基石。③

综上，中西方文化的差异可归结为中国文化的几大特征：一是中国文化以儒家为代表是家庭伦理本位的；二是中国文化重内在超越性，以道德完善为终极关怀；三是中国文化是没有主客体二分的，是以整体论和有机论为特征的。

二 先秦儒家的思想

春秋时期的鲁国人孔子与希腊的哲学家相似，都是招收学生并传授知识。孔子说："自行束修以上，吾未尝无悔焉。"（《论语·述而》卷五）孔子以讲学为生，并周游列国，弟子众多。孔子以匡扶正道、觉醒世人为己任，他认为：

---

① 余英时：《余英时文集》（第4卷），上海人民出版社2004年版，第113－121页。
② 许倬云：《中西文明的对照》，浙江人民出版社2013年版，第233－247页。
③ 金观涛等：《中国思想史十讲》，法律出版社2015年版，第2－3页。

天下有道，则礼乐征伐自天子出；天下无道，则礼乐征伐自诸侯出。自诸侯出，盖十世希不失矣；自大夫出，五世希不失矣；陪臣执国命，三世希不失矣。天下有道，则政不在大夫；天下有道，则庶人不议。（《论语·季氏》卷八）

孔子对于中国文化之贡献，在于将原有的制度加以理论化，形成系统的理论。孔子讲授"六艺"，在对早期经典的解读中，赋予他的道德理论，比如在讲授《书》时，他指出家庭伦理成为国家的道德基础：

或谓孔子曰："子奚不为政？"子曰："《书》云：'孝乎惟孝，友于兄弟，施于有政。'是亦为政，奚其为为政？"（《论语·为政》卷一）

孔子讲礼之本，认为礼不是形式矫饰，而是"直"，即真性情的呈现和"仁"的外在表现。礼是外在的社会规范，而直是内在的个人真性情，"仁"是人之真性情之真及合礼的流露，君子是二者完美结合的道德理想：

人之生也直，罔之生也幸而免。（《论语·雍也》卷三）
人而不仁，如礼何？人而不仁，如乐何？（《论语·八俗》卷八）
质胜文则野，文胜质则史。文质彬彬，然后君子。（《论语·雍也》卷三）

孔子主张"克己复礼为仁"，实践中有一个最低法则和一个最高法则，前者是"己所不欲勿施于人"，后者是"己欲立而立人，己欲达而达人"，为"仁"的方法就是"忠""恕"二字：

子曰，"参乎！吾道一以贯之。"曾子曰："唯。"子出，门人问曰："何谓也？"曾子曰："夫子之道，忠恕而已矣。"（《论语·里仁》卷二）

孔子知道，复礼必然涉及处理个人私利和道德追求的张力，所以他指出：

君子之仕也，行其义也。（《论语·微子》）
君子喻于义，小人喻于利。（《论语·里仁》）

孔子之后的儒家都是在他的理论体系上继续发展，在不同的时代背景下，对当下的事件和环境有所反映，也不断地在和其他学说的对话中有了新的发展与思考。

孟子是邹人，邹与鲁都是儒家学说的根据地，孔子一生是继文王周公之业，孟子一生是继孔子之业。孟子有三个不同于孔子的主张，一是孟子的"民贵君轻"的思想，孟子认为一切政治经济的制度都是为民设，甚至君王也是为民设：

> 民为贵，社稷次之，君为轻。是故得乎丘民而为天子，得乎天子为诸侯，得乎诸侯为大夫。（《孟子·尽心》）

二是孟子的"性本善"思想。孔子指出"性相近"，即人的本性是一致的，但人的本性是什么呢？孟子直接指出是"性善"，而性善是实现仁者的基础。所以后世评价，孔子的仁更多是致力于道德修养即"内圣"，而孟子的仁更多是应用于政治及"外王"：

> 人皆有不忍人之心。先王有不忍人之心，斯有不忍人之政矣。以不忍人之心，行不忍人之政，治天下可运之掌上。所以谓人皆有不忍人之心者，今人乍见孺子将入于井，皆有怵惕恻隐之心；非所以内交于孺子之父母也，非所以要誉于乡党朋友也，非恶其声而然也。由是观之，无恻隐之心，非人也；无羞恶之心，非人也；无辞让之心，非人也；无是非之心，非人也。恻隐之心，仁之端也；羞恶之心，义之端也；辞让之心，礼之端也；是非之心，智之端也。人之有是四端也，犹其有四体也。有是四端而自谓不能者，自贼者也；谓其君不能者，贼其君者也。凡有四端于我者，知皆扩而充之矣，若火之始然，泉之始达。苟能充之，足以保四海；苟不充之，不足以事父母。（《孟子·公孙丑上》）

三是"人人皆可为圣人"的思想。较之孔子克己复礼，孟子更强调个人性情的彰显，也更强调个人判断的重要性。如果孔子还是一个在外部礼的框架中来判断个人，孟子更强调在内心德行的标准中来判断个人行为的得当。因此，孟子说：

> 居天下之广居,立天下之正位,行天下之大道。得志,与民由之;
> 不得志,独行其道。富贵不能淫,贫贱不能移,威武不能屈,此之谓大
> 丈夫。(《孟子·滕文公下》)

与孟子的性善论不同,荀子主张"性恶"。荀子认为人性中没有善端,甚至有恶端,但人有聪明才力来学习,学习"父子之义""君臣之正",也可以为圣。学习过程中关键是要"心"节"情"和"欲",立"权""衡"以"利之中取大,害之中取小"。既然没有善端,为什么要向善?荀子的回答是,外部的礼仪规范成为人们学习向善的制度性因素:

> 涂之百姓积善而全尽谓之圣人。彼求之而后得,为之而后成,积之
> 而后高,尽之而后圣。故圣人者人之所积也。人积耨耕而为农夫,积斫
> 削而为工匠,积反(同贩)货而为商贾,积礼义而为君子。是非天性也,
> 积靡使然也。(《荀子·儒效篇》)

三 董仲舒、程朱和王阳明

汉武帝时,董仲舒在百家庞杂中独尊孔子,但又受到邹衍的阴阳学传统的影响,提出了天人感应的思想。此思想强调,人对"天意"的服从,作为生物体存在的人和作为社会物存在的尊卑等级和伦常制度,都是"自然的天"即阴阳五行在世间的推演:

> 《春秋》之法,以人随君,以君随天。(《春秋繁露·符瑞》)

钱穆评价说:"荀卿是儒家之逆转。儒家所重在人之性情,荀卿则贬抑人性,来尊圣法王。邹衍是道家之逆转。道家重在天地自然之法象,邹衍则在自然法象之后面寻出五位有意志有人格之天帝。荀卿、邹衍各走极端,而董仲舒想综合此两家。"[1] 李泽厚则在分析了董仲舒的天人感应理论中某种蒙昧和倒退的同时,也指出:"董仲舒的贡献在于,他最明确地把儒家的基本理论(孔孟讲的仁义等)与战国以来风行不衰的阴阳家的五行宇宙论,具体地配置

---

① 钱穆:《中国思想史》,九州出版社 2012 年版,第 110 页。

安排起来，从而使儒家的伦常政治纲领有了一个系统论的宇宙图式作为基石，使《易传》《中庸》以来儒家所向往的'人与天地参'的世界观得到了具体的落实，完成了自《吕氏春秋十二纪》起始的、以儒为主、融合各家以建构体系的时代要求。"①

宋代儒学有了一次新的大发展，主要是对道家和佛教的理论回应，强调"理"；宋儒为儒家构建了形而上的本体论基础，要在天地万物一切实体和现象上构建不变的本质，开启了宋明理学的传统。程明道说天命之理落实到人身上是性，天地有一套静定之理，人通过禀赋得到就是性，心如明镜般能照见此理。如何获得这样的性理，就是须"敬"，就是在做任何事的时候全神贯注和精神集中。在此可以看到其受到禅宗的影响。他的兄弟程伊川进一步发展，认为除了"敬"，还要"集义"，"集义"就是先研究事物道理，进而又提出为了"致知"要"格物"，"格物"才能"穷理"。而在寻求天理的过程中，又要处理人欲的问题。孟子说"穷理尽性以至于命"，但宋儒提出要节制人性中的欲望适度即"中节"才能"合理"。"天理""人欲"之辩，是宋儒一大主题。钱穆说："孔、孟只说到由心向外达行，宋儒则要由心向内达理。先秦只注意在人文的实际行为，宋儒则要注意到人生之最先原理，因此遂生成种种不同。"②朱熹则进一步发展二程思想，融合了种种异见，形成了"性理一元论"和"理气二元论"。他主张，"性"是深藏在内之本体，"心"只是显露在外，"性"即"理"，心虽能感知、容藏理，但心本身不能自然流动出理。孟子说"尽心知性"，但朱熹是"穷理以尽心"，即穷尽天地万物之理，而达到此心知之全容量：

　　心者，人之神明，所以具众理而应万事者也。性则心之所具之理，而天又理之所从以出者也。人有是心，莫非全体，然不穷理，则有所蔽而无以尽乎此心之量。故能极其心之全体而无不尽者，必其能穷夫理而无不知者也。（《孟子·尽心》）

也许是要和佛学导致的空谈玄思保持距离，朱熹一直强调获得性理的办法是"博文约礼"。金观涛等总结道："朱熹的理论雄心很大，他以常识理性为基石，综合北宋五子哲学，建构出一个新的有两层次结构的儒学体系。"

① 李泽厚：《中国古代思想史论》，生活·读书·新知三联书店 2008 年版，第151页。
② 钱穆：《中国思想史》，九州出版社 2012 年版，第186页。

"朱熹的理论体系具有理气二元、先有理后有气的结构，与此对应的修身也分为两个部分。第一部分是排除欲望、去冥想气未动时的纯粹天理世界，这一环节涵盖了周敦颐的至诚和二程的主敬、定性。第二部分是格物致知，必须读书博学、研究万物之理、触类旁通，即穷理尽性，去理解秉气所生的每一具体之物中蕴含着的统一天理，理解儒家道德与天理的一致性，才能自觉践行修身、齐家、治国、平天下。"①

明朝的王阳明开创了儒家心学传统，是对宋儒理学的一种反动。王阳明三十七岁时，被贬到贵州龙城驿。"忽中夜大悟格物致知之旨，不觉呼跃而起，从者皆惊。始知圣人之道，吾性自足，向之求理于事物者误也。"四十三岁时，"始专以致良知训学者"。何谓"良知""明德之本体"？所谓"致良知"，就是通过明明德而致知。不自欺其良知，即实行格物、致知、诚意、正心，亦即实行明明德。格之既久，一切私欲障碍皆除，而明德乃复其天地万物一体之本然：

> 人心是天渊，心之本体无所不该。原是一个天，只为私欲障碍，则天之本体失了。心之理无穷尽，原是一个渊，只为私欲窒塞，则渊之本体失了。如今念念致良知，将此障碍窒塞一齐去尽，则本体已复，便是天渊了。（《传习录下》）

王阳明进一步提出，知行合一，良知是知，致良知是行，行是知的自然流动和水到渠成：

> 爱曰，"如今人尽有知得父当孝，兄当弟者，却不能孝，不能弟。便是知与行分明是两件"。先生曰，"此已被私欲隔断，不是知行的本体了。未有而不行者，知而不行，只是未知。圣贤人知行，正是要复那本体。不是着你只恁的便罢……知是行的主意，行是知的功夫；知是行之始，行是知之成。只说一个知，已自有行在；只说一个行，已自有知"。（《传习录下》）

朱熹说性为实来批判佛教的性为空，王阳明的致良知学说，更延续了先

---

① 金观涛等：《中国思想史十讲》，法律出版社 2015 年版，第 256－257 页。

秦儒家对人的本真性情的肯定，指出每个人都有这种良知的存在，我们要做的是不要混灭良知，应该顺良知而为：

> 圣人只是顺其良知之发用。天地万物，俱在我良知的发用流行中，何尝又有一物超于良知之外，能做障碍？（《传习录下》）

钱穆盛赞王阳明心学体系回到实干而避免了空谈，回到儒家入世积极的学问而不是消极的空谈静思：

> 中国思想史里最缺乏者是宗教，但中国虽缺乏了一种超世的神学的宗教，却另有一种入世的人文的宗教。儒家思想之最高发展，必然带有此种宗教精神作为消泉。"人皆可以为尧舜"，便是此种人文教之最高信仰，最高教义。此种人文教之天堂，即是理想的现实社会。人若要在此种生活中生活，必先要在造成此种社会所必先期待的人人共有的某种心地中生活。（此种心地，孔子称之为"仁"，孟子称之为"善"，阳明称之为"良知"。）只要某一人到达此种心地，此一人即已先生活在此种社会中。这是此种理想社会之起点。必待人人到达此种心地与生活，始是此种社会之圆满实现，始为此种社会之登峰造极。这是人类文化理想之最高可能。达到此种心地与生活的人，即是不朽的人生。①

第二节　儒家情感哲学的内涵

从先秦儒学到心性儒学，儒家传统学说在自身理论实践和与道家、释家的对话中一次次有了新的发展，但有一点没有改变，即儒家的情感哲学主张人类的情感本身具有天然的合理性，可以为人的行为提供理由，为伦理道德规范提供根据，为人的道德修养提供源泉。不同于西方理性主义传统中强调"去情感化"来捍卫理性，儒家的情感是人与自我、与他人和与外部世界连接的基本方式，理性与情感不可分离，理性的基础是情感。工具理性主义会导

---

① 钱穆：《中国思想史》，九州出版社 2012 年版，第 234 页。

致人际关系变成冷冰冰的物与物的关系，儒家情感哲学主张，每个个体首先是情感存在的个体，人是基于情感流动的联合体。在机械图景的背景下，人与自然的关系是征服者与被征服者的二元对立，但基于整体论、有机论和系统论的儒家思想从来不会把人从社会性存在中抽离，也不会把人从其感受的外部世界中割裂出来，儒家情感哲学主张借助情感投射，人可以从自然界获得某种精神支持和审美愉悦。

一　儒家哲学的情感特质

中国儒家哲学是"情本体"，认为情是儒家思想的根本或出发点，情是情感，也是情景，是作为人际关系和人生活动的具体状态，被儒家认为是人道甚至天道的出发点。李泽厚认为，从孔子起，儒学的特征和关键正在于它建筑在心理情感原则上。而"仁"这个理性根本范畴，既被认作"性""理""道心"，同时又被认为具有自然生长发展等感性因素或内容。包括"天""心"等范畴都如此：既是理性的，又是感性的；既是超自然的，又是自然的；既是先验理性的，又是现实经验的。① 他主张，人的"本体"不是理性而是情理交融的感性。儒家所倡导的伦常道德和人际感情都与群居动物的自然本能有关。儒家的情爱学说是动物本能情欲，即自然情感所提升（社会化）的理性情感。与西方理性主义不同，偏于经验主义的儒家学说肯定人的动物生存，将社会性所要求的"理"渗入"欲"，将动物族类的自然本能转换性地提升，创造为理想化的伦常关系和伦常感情，强调理渗透情、情理协调、"合情合理"和人际温暖。

蒙培元在《情感与理性》一书中指出，儒家的理性是有情感内容的，是"具体理性"而不是纯粹形式的抽象理性。与西方哲学将情感与理性对立起来的二元论哲学以及视情感为纯粹私人的、主观的、非理性的情感主义伦理学相比较，儒家重视情感的共同性、普遍性，因而主张情感与理性的同一。这是儒家哲学的最大特点。② 他指出情感与理性二分是西方哲学的传统，通常，情感被视为非理性。而儒家从一开始就关注情感问题，仁就作为一种普遍有效的道德情感。儒家哲学的特点就是，将心灵视为整体的存在，并在整体中突出情感的地位与作用，以情感为核心而将知、意、欲和性理统一起来。他强调儒家所说的情感，主要是共同的、普遍的情感，也就是主观的客观性原

---

① 李泽厚：《哲学纲要》，北京大学出版社2011年版，第46页。
② 蒙培元：《情感与理性》，中国社会科学出版社2002年版，第2页。

理，其中也有美学问题，有直觉体验式的认识问题。而儒家的认识论、知识学也是同情感体验结合在一起的，是陶冶性情、提高境界的重要方法，所谓"知天命""尽心知性知天""穷理尽性""明明德""格物致知""识仁""致良知"等，都与自反式的自我体认不可分，即对自己的心性、德性有所自觉，从而实现内外合一、天人合一的境界。这种直觉式的体认，本身就是一种生命体验，在体验中进行认识，在认识中进行体验，才能使人的地位及其生命价值和意义显示出来，才能处理人与外部世界的关系。人与世界的关系不只是认知关系，人不只是认识主体；人与世界的关系，还是情感交流的关系，在这一关系中，人是德性主体，承担着道德义务。这后一方面，正是儒家最关心的。[①]

儒家对"情"的理解渊源颇深，自《诗经》时期就已出现，范畴广阔，包括事物实际内容，人之品行才质、人之真诚无欺、人的内心情感、忠诚正直之心等多种内涵。孔子讲仁是人之真性情的表现，礼是外在的社会规范，而直是内在的个人真性情。

"情"首先以"仁"来展现。如"樊迟问仁。子曰：'爱人'。"（《论语·颜渊》）"唯仁者能好人，能恶人。"（《论语·里仁》）"亲亲，仁也。"（《孟子·告子下》）"予之不仁也！"（《论语·阳货》）"仁者爱人。"（《论语·颜渊》）"君子之于物也，爱之而弗仁；于民也，仁之而弗亲。亲亲而仁民，仁民而爱物。"（《孟子·尽心上》）由是观之，所谓"仁"是指存于内心的情感，体现在不同人际关系中性情的流露，父母对子女的疼爱，子女对父母的敬爱，臣忠君，君怜臣，君亲民，民爱君，兄弟义情，朋友感情，师徒恩情等因"仁"而发生。孔子立"仁、义、礼"，孟子发展为"仁义礼智"，董仲舒扩充至"仁义礼智信"，"仁"无论在谁的发展下都居首位，可见"仁"在儒家看来是人行动的首要准则，也是人之为人的首要条件。

"情"其次表现在"礼"之中。《礼记·礼运》中讲："圣王修义之柄，礼之序，以治人情。故人情者，圣王之田也，修礼以耕之，陈义以种之，讲学以耨之，本仁以聚之，播乐以安之。"这其实是讲"仁"是聚情的根本，而"礼""义""乐"实现情的基本途径。荀子亦提出了以礼乐养人情的观点，云："人之性恶，其善者伪也。今人之性，生而有好利焉，顺是，故争夺生而辞让亡焉；生而有疾恶焉，顺是，故残贼生而忠信亡焉；生而有耳目之欲，

---

① 蒙培元：《情感与理性》，中国社会科学出版社 2002 年版，第 15 页。

有好声色焉，顺是，故淫乱生而礼义文理亡焉。然则从人之性，顺人之情，必出于争夺，合于犯分乱理而归于暴。故必将有师法之化，礼义之道，然后出于辞让，合于文理，而归于治。"（《荀子·性恶》）人的性情是恶的，顺性而为则会混乱文理秩序，若以礼约束则会恢复文理秩序，情在发动时需以礼加以约束才能天下顺焉，君子以礼相待表明君子对控制情的能力较强，天下君子多则昌盛顺遂。

"情"亦用"直"来传达，如"人之生也直，罔之生也幸而免"（《论语·雍也》）。一个人靠着正直存于世才是应有的状态，而不正直的人虽然也能存在，但是靠着侥幸避免祸端，不被尊敬和推崇，这表明君子因用礼约束了自己的情感，以正直的品性待人才是存于世上的正确方式。子曰："恭而无礼则劳；慎而无礼则葸；勇而无礼则乱；直而无礼则绞。君子笃于亲，则民兴于仁；故旧不遗，则民不偷。""直"也可释为对内不自欺、对外不隐瞒。叶公语孔子曰："吾党有直躬者，其父攘羊，而子证之。"孔子曰："吾党之直者异于是。父为子隐，子为父隐，直在其中矣。"（《论语·子路》）"直"是真情实感的代表，不欺骗、不隐瞒，对于事物的善与伪立体分明，直率而不矫揉造作。

除"礼""仁""直"外，也有以"情与性"的关系来传达情之意的，《孟子》文本中的"乃若其情"一段文字，受到了后世学者们的广泛关注，在理解者相异的诠释视域下，性情关系有不同解释，东汉赵岐在其《孟子章句》中指出："若，顺也。性与情相为表里，性善胜情，情则从之。"《孝经》曰："此哀戚之情。情从性也，能顺此情，使之善者，真所谓善也。若随人而强作善者，非善者之善也。若为不善者，非所受天才之罪，物动之故也。"[1] 王夫之把孟子之"情"诠解为人的喜、怒、哀、乐、爱、恶、欲之情感样式与情感需求，故他将孟子的情性关系剖析为："孟子言'情'可以为善者，言情之中者可善，其过、不及者亦未尝不可善，以性固行于情之中也。情以性为干，则亦无不善；离性而自为情，则可以为不善矣。恻隐、羞恶、辞让、是非之心，固未尝不人于喜怒哀乐之中而相为用，而要非一也。"[2] 孟子的性善论在其后引发了广泛关注，其实也从侧面表达出儒家对情感的重视，探讨情感出自何处无疑是想探寻情感于人的意义，进而阐发人的价值和意义。

郭店竹简把先秦儒家对情的推崇推向了顶点，认为情感是来自内心的真

---

① 转引自（清）焦循《孟子正义》，中华书局 1987 年版，第 752 页。

② （清）王夫之：《船山全书》（第六册），岳麓书社 1991 年版，第 965 页。

情实感。《性自命出》开篇就讲"喜怒哀悲之气，性也。……性自命出，命自天降。道生于情，情生于性"①。《性自命出》对情予以高度的评价。"凡人情可悦也，苟以其情，虽过不恶。不以其情，虽难不贵。苟有其情，虽未之为，斯人信之矣。未言而信，有美情者也。"② 也就是说，只要来自一个人的内心，真情都是动人的。发自内心，真心实意，就算有错也不是性恶；没有发自内心的、真实的感情，即使做到了难以做到的事情也没有价值。人们甚至在他做事之前就信任他了，因为他有一颗善良的心，有一种良好的感觉。

情感来源于真实的生活，无论是"性从情"还是"情发性"，都是真实生活中流露出的人情。情感是人的存在方式，有情感的人与人的相遇必然也是情感的交流和互动，人的情感是复杂的，但正是因为情感的多样才造就了人与人的情感交往，有情之人往往惺惺相惜，无论是医生还是患者都应正视自我的情感，不逃避不夸大。人本身就是情感发生、发展、流露的自然载体，情感是自身理性思考、生活经历和传统共同作用的产物，人的情感反应是人的理性的一部分，人需要在同他人的交往中获得情感认可和情感支持，生命既是一种个体的存在，也是一种关系的存在，人类生命意识的形成既离不开个体的觉醒，也离不开错综复杂的社会关系，社会关系的发生往往是因为情感的交往与互动，换句话说，正是社会关系的丰富才增加了生命的厚度。儒家以"仁"来作为人之为人的特性，或者生命的实质，以仁德贯穿于生活的始终，由"仁"所决定的生命，本身也有一种超越性。孔子曰："仁以为己任，不亦重乎？死而后已，不亦远乎。"（《论语·泰伯》）由于孔子把"仁"视作根本的人性，所以人的生命存在形式就是以德性生命为根本存在，也是生命的价值所在。人的自然生命不是不重要，但完全受制于自然本能存在的生命丝毫不能彰显人之为人的价值，那么生命存在的意义就会显得逊色，所以不难概括孔子将人的生命区分成了自然生命和精神生命，并且"仁"本身是"天命"与"人性的统一"，所以，人的生命会因"仁"而获得超越性，超越肉体存在于精神当中。

具体而言，儒家情感哲学的核心观点可以归结为以下三点：一是情感是人的存在方式，情感与理性是内在统一的；二是人是情感关系中的人，人在情感关系中获得存在感，不存在自然状态的原子化个人；三是人与自然的关系不是征服与被征服的关系，人是自然存续的一种方式，自然是人情感依托

---

① 郭沂：《郭店竹简与先秦学术思想》，上海教育出版社 2001 年版，第 231 - 232 页。
② 郭沂：《郭店竹简与先秦学术思想》，上海教育出版社 2001 年版，第 259 页。

和情感投射的对象，人在与自然的和谐共生中获得审美体验。

二　人的情感存在

孔子认为人最重要的是真性情，论语中有不少关于"直"的论述，"直"就是内不自欺，外不欺人，表里如一，而这个"直"也引发了关于"亲亲相隐"的公案：

> 人之生也直，罔之生也幸而免。（《论语·雍也》）
> 叶公语孔子曰："吾党有直躬者，其父攘羊，而子证之。"孔子曰："吾党之直者异于是。父为子隐，子为父隐，直在其中矣。"（《论语·子路》）

孔子认为父亲攘羊固然不对，但父亲保护儿子，儿子保护父亲，才是人之常情，这其中是真性情的自然流露。这个公案从古到今都成为儒学被诟病和申辩的热点，批评中多有法律、规则和人情之间的冲突，特别是在现代法治社会，这似乎是人情大于法的坏例子。但其实，孔子在说，亲亲相隐是从亲情的一种自然呈现，情感的自然呈现是真实的、不虚伪的、不矫饰的，而这样的情感自然生发对于人的存在而言是非常重要的。相反，巧言令色、曲意奉承、为达某种目的而虚与委蛇，则是他反对和抨击的：

> 巧言、令色、足恭，左丘明耻之，丘亦耻之。匿怨而友其人，左丘明耻之，丘亦耻之。（《论语·公冶长》）
> 子贡问曰："乡人皆好之，何如？"子曰："未可也。""乡人皆恶之，何如？"子曰："未可也。不如乡人之善者好之，其不善者恶之。"（《论语·子路》）

孔子耻的是不"直"，直是真实情感的自然表达，喜欢善的，讨厌不善的，这都是"直"。但"直"并不意味着无所顾忌地情绪宣泄和表达，"直"需要"礼"的规约：

> 子曰："恭而无礼则劳；慎而无礼则葸；勇而无礼则乱；直而无礼则绞。君子笃于亲，则民兴于仁；故旧不遗，则民不偷。"（《论语·泰伯》）

孔子推崇直，甚至认为即使过于直率，显得狂放不羁，不符合理想状态，也是好过虚伪矫饰的：

> 不得中行而与之，必也狂狷乎！狂者进取，狷者有所不为也。（《论语·子路》）

"仁"是儒家的核心概念和道德理想，仁可以理解为人之真性情之真及合礼的流露，哪怕这样的人显得寡言和迟钝，而人犯错也是某种真实性情的流露，因此：

> 子曰：巧言令色鲜矣仁。（《论语·学而》）
> 子曰：刚毅木讷近仁。（《论语·子路》）
> 子曰：人之过也，各于其党。观过，斯知仁矣。（《论语·里仁》）

既然"仁"是真性情的自然流露，每个人都有同情心，那么仁以同情心为根本。如何"为仁"呢？在于将心比心、设身处地、推己及人地思考他人的感受。因此，儒家的两个基于情感的基本法则就产生了。一个是"己所不欲，勿施于人"，另一个是"己欲立而立人，己欲达而达人"：

> 仲弓问仁，子曰："出门如见大宾，使民如承大祭。己所不欲，勿施于人。在邦无怨，在家无怨。"仲弓曰："雍虽不敏，请事斯语矣。"（《论语·颜渊》）
> 子贡曰："如有博施于民而能济众，何如？可谓仁乎？"子曰："何事于仁，必也圣乎！尧舜其犹病诸！夫仁者，己欲立而立人，己欲达而达人。能近取譬，可谓仁之方也已。"（《论语·雍也》）

主张"性善"的孟子，更是把自然情感作为道德判断的基础：

> 孟子曰："人皆有不忍人之心。先王有不忍人之心，斯有不忍人之政矣。以不忍人之心，行不忍人之政，治天下可运之掌上。所以谓人皆有不忍人之心者，今人乍见孺子将入于井，皆有怵惕恻隐之心；非所以内交于孺子之父母也，非所以要誉于乡党朋友也，非恶其声而然也。由是

观之，无恻隐之心，非人也；无羞恶之心，非人也；无辞让之心，非人也；无是非之心，非人也。恻隐之心，仁之端也；羞恶之心，义之端也；辞让之心，礼之端也；是非之心，智之端也。人之有是四端也，犹其有四体也。有是四端而自谓不能者，自贼者也；谓其君不能者，贼其君者也。凡有四端于我者，知皆扩而充之矣，若火之始然，泉之始达。苟能充之，足以保四海；苟不充之，不足以事父母。"（《孟子·公孙丑》）

既然人性中有善的根本，人人都有仁义礼智之四"端"，坚持和发展这些善端，不是由外向内的强加过程，而是由内向外的自然观照，人尽其才，就需要让这些原本拥有的本性展露出来，也就是恻隐之心、羞恶之心、恭敬之心和是非之心正常发挥着情感指引的作用：

孟子曰："乃若其情，则可以为善矣，乃所谓善也。若夫为不善，非才之罪也。恻隐之心，人皆有之；羞恶之心，人皆有之；恭敬之心，人皆有之；是非之心，人皆有之。恻隐之心，仁也；羞恶之心，义也；恭敬之心，礼也；是非之心，智也。仁义礼智，非由外铄我也，我固有之也，弗思耳矣。故曰：'求则得之，舍则失之。'或相倍蓰而无算者，不能尽其才者也。"（《孟子·告子上》）

孟子进一步指出这种四端的自然流动，就是人之为人的缘故，是人和禽兽的区别：

人之所以异于禽兽者几希，庶民去之，君子存之。舜明于庶物，察于人伦，由仁义行，非行仁义也。（《孟子·离娄下》）

同孔子一样，孟子认为"仁"就是人应有的性善的本性，而"义"就是按照性善的本能去做事：

仁，人心也；义，人路也。（《孟子·告子上》）

王阳明指出孟子的四端是良知这个本体的表现：

天命之性，吾心之本体，自然灵昭明觉者也。凡意念之发，吾心之良知无有不自知者。其善欤，惟吾心之良知自知之，其不善欤，亦惟吾心之良知自知之。(《全书·大学问》)

综上可以看出，儒家哲学认为人本身就是情感发生、发展、流露的自然载体，情感是自身理性思考、生活经历和传统共同作用的产物。它是人之为人的某种本质性规定，人的情感反应是人的理性的一部分，没有去掉情感的理性。情感与理性二者之间也许会有一些张力，但基于人的共同感受的判断基础上自然流露的情感，不矫饰、不虚伪、不扭曲、不变形，才是人的行为的驱动力，并随时指导着人的行动。因此，情感是人存在的方式，人存在的过程就是情理交融的。

正如蒙培元所言，情感是人的基本存在方式，是人的存在在时间中的展开。从下边说，情感是感性的、经验的，是具体的、实然的心理活动。从上边说，情感能够通向性理，具有理性形式。或者说，情感本身就是形而上的、理性的。或者说，情感是理性的实现或作用。①

三　人际的情感共通

情感是人的存在方式，因此人与人之间的联系在某种程度上也是人的情感的交流和互动，儒家哲学强调基于"家"的孝悌亲情，从而在此基础上向外推衍，形成人与人的情感关系，构建了家庭伦理本位的哲学体系：

子曰："其为人也孝弟，而好犯上者，鲜矣；不好犯上，而好作乱者，未之有也。君子务本，本立而道生。孝弟也者，其为仁之本与！"(《论语·学而》)

仁之实，事亲是也。义之实，从兄是也。智之实，知斯二者弗去是也。礼之实，节文斯二者是也。乐之实，乐斯二者。乐则生矣；生则恶可已也。恶可已，则不知足之蹈之，手之舞之。(《孟子·离娄上》)

孔子说："己所不欲，勿施于人。"表面上看这似乎是自我意识的体现，但实际上是根据个人情感体验的"欲"和"不欲"来判断，人们的情感体验

---

① 蒙培元：《情感与理性》，中国社会科学出版社2002年版，第21页。

和情感紧密相关，它是人的主观感受（缺乏把"自我"客体化的"推理"环节，抵抗把自我作为对象来理解），如孔子说："己欲立则立人，己欲达则达人"，这只能说情感是以一种既存的"共通性"为原则，它在个体实施的最终意义上仍是情感体验或基于判断的情感。梁漱溟指出：

> 团体与个人，在西洋俨然两个实体，而家庭几若为虚位。中国人却从中国就家庭关系推广发挥，而以伦理组织社会，消融了个人与团体这两端……吾人亲切相关之情，发乎天伦骨肉，以至于一切相与之人，随其相与之深浅久暂，而莫不自然有其情分。因情而有义。父义当慈，子义当孝，兄之义友，弟之义恭。夫妇、朋友乃至一切相与之人，莫不自然有应尽之义。伦理关系，即是情谊关系，亦即是其相互间的一种义务关系。伦理之"理"，盖即于此情与义上见之……举整个社会各种关系而一概家庭化之，务使其情亦亲，其义盖重。由是乃使此社会中者，每一个人对于其四面八方的伦理关系，各负有其相当义务；同时，其四面八方与他有伦理关系之人，亦各对他负有义务。全社会之人，不期而辗转互相连锁起来，无形中成为一种组织。①

儒家的人从来不是抽象的、原子化的、所谓有着完全自由和权利的自然人，而是从出生伊始，就是一个具体的、生活在各种关系之中的社会人。人在成长过程中，一直要在与他人的互动中、在社会共同体中不断学习和调整自己的行为。孔子提出的"仁者，爱人"以及"为仁之学"的两个标准，"己所不欲勿施于人""己欲立而立人，己欲达而达人"。孟子所言的四端——恻隐之心、羞恶之心、辞让之心和是非之心，就是这种心的感受性。心既是认知器官，又是情感器官，既象征着意识的功能，又象征着良心的功能。因为它不仅反思现实，而且在理解现实时也塑造现实，并创造现实对自身的意义。杜维明在《东亚思想观念中的"道德共范"》中指出："'道德共犯'有双重意义：一是人类是有道德的，作为可自我完善的存在物，他们不可能仅仅受求生存的本能驱使，亦即仅仅是受维系群落稳定及其种属延续的必要和需求所制约。人之为人的意义在于其独特的个体性质，因此各种功能性的解释，不管它们试图统摄的范围多大，都难以避免化约论的危险。二是

---

① 梁漱溟：《中国文化要义》，上海人民出版社 2005 年版，第 71 - 72 页。

人不可避免地是生物的、心理的和社会的人，并且为了实现自身，他们必须把这些限制转化成自我发展的必要手段。要学习成为应当成为的样子，远不是要完全否定人现存的样子，而是要必须从有批判性的自我反省开始，从'近思'开始。因此，共同体验到的情感就成了培植个体认知的出发点。"①

人在与他人的交往中获得情感支持和观照。如同照镜子般，人在与他人的情感连接中、在各种好恶中，不断调整自己的言行举止，获得他人的情感认同和个人的情感认定。每个关系中的个体，必须通过两个标准来判断和规约自己言行是否合理，一是外部的规范约束，在儒家就是"礼"；另一个约束机制就是内部的道德感知，就是"心""四端""性""理""良知"，为了让这些内在的道德情感能够自然地流动和呈现，人就要处理好"义"与"利"及"理"与"欲"的关系。《论语》中说：

> 子罕言利。（《论语·子罕》）
>
> 君子喻于义，小人喻于利。（《论语·里仁》）
>
> 君子之仕也，行其义也。道之不行也，已知之矣。（《论语·微子》）

君子做事以义为标准，至于结果是否有好处、对自己是否有利，就不是君子考虑的事情。所以这也与西方近代以来的功利主义形成了鲜明的对比，是否占有更多的财富或者其他物质不是儒家考虑的结果，儒家认为首先是做人，其次才是做事。在"做人"的逻辑中，衡量的是人在现实世界中是否秉持自己的道德感受来决定做什么、怎么做。在"做事"的逻辑中，衡量的是如何用最小的成本（时间、资源、实现目标，采取什么样的手段，实现成本收益比最大，因此更关注效率和效益的结果。另一需要警惕的是"欲"，情常常做情感、情理、情境，但也常常有情欲之所。人有七情六欲，欲望是人生存的动物性本能。不同于佛家"四大皆空"和基督教的"禁欲主义"传统，儒家的人一直是现实的具体的活泼的人，因此对人的欲望一直是接受乃至肯定的。孔子主要是通过"礼"来规制不恰当的"欲"的外显；而孟子本性洒脱，对于欲望的自然流动似乎更加肯定，并没有节欲的焦虑；其后荀子提出"性恶"论，虽然还是基于儒家情感先在的前提假设，但对人性善提出了质疑，认为人更多在"礼"的教化中，在他人的情感互动中，形成对善的追求。

---

① 杜维明：《儒家思想以创造性转化为自我认同》，生活·读书·新知三联书店 2013 年版，第13 页。

佛教传入中国以后，随着许多士人学佛，佛教的对于"欲"的斗争和戒除也成为儒家关注和回答的问题。

孔子谓"克己复礼"；《中庸》谓"致中和""尊德性""道问学"；《大学》谓"明明德"；《书》曰"人心惟危，道心惟微，惟精惟一，允执厥中"，圣贤千言万语，只是教人"明天理、灭人欲……性本明，如宝珠沉溷水中，明不可见。去了溷水，则宝珠依旧自明。自家若得知是人欲蔽了，便是明处"。

这里的"明天理、灭人欲"似乎也常常引发人们对"礼教杀人"的诟病，但其实儒家的理和欲不是截然分开、非此即彼的，人的存在是有生物、心理和社会基础的，这样必然有欲，而且合理的欲或者需求是人类社会发展的动力，但朱熹所言的欲，是那个遮蔽了本真、本性和本质的过度的不合理的欲。食物是人生存的需要，但追求山珍海味是过度的欲望；穿衣是人解决温暖的需要，但追求貂皮大衣就是过度的奢侈。

儒家伦理兼顾"人情"与"人义"，教化人们做有情有义、合情合理之人。何谓情？"喜怒哀惧爱恶欲七者，弗学而能。"何谓义？"父慈、子孝、兄良、弟弟、夫义、妇听、长惠、幼顺、君仁、臣忠十者，谓之人义。……故圣人所以治人七情，修十义，讲信修睦，尚辞让，去争夺，舍礼何以治之？"（《礼记·礼运》）。这表明儒家的情感与理性规范是与具体的主体对象相结合，而情理合一表现在"情"是"礼""义""仁""乐""孝""忠"得以实践和实现的"沃土"。情理合一是儒家道德教化的最高标准。儒家对道德情感的运思和认知方式，虽有忽视知识和逻辑之不足，却有自己的独特优势。就道德认知方式而言，"道德"既立于理性又发自情感，是情与理的统一。"道德"教育如果不是情理交融，就不能以情动人。

儒家学说强调个体的"信"是一个人立身行事的根本。孔子曾说"弟子入则孝，出则弟（悌），谨而信，泛爱众，而亲仁，行有余力，则以学文"（《论语·学而第一》），把"信"作为做人的首要道德原则才能立于世。"信"也是人与人、人与物体系统之间进行交往的基础。曾子曾说"吾日三省吾身：为人谋而不忠乎？与朋友交而不信乎？传不习乎？"（《论语·学而第一》），在这里，"信"正是"与朋友交"的前提。"人而无信，不知其可也。大车无輗，小车无軏，其何以行之哉？"（《论语·公治长第五》）是儒家为人、做事、为学对"信"的普遍阐释。医患之间的信任既是立身、立世的需要，也是为人、交友的需要。儒家强调人际关系的和谐，提倡"贵和尚中"。儒家认为，"和"的实现需要依靠"仁"与"礼"。"孝悌者也，其为仁之本欤。"

（《论语·学而》）"礼"是外在的社会规范，"仁"则是人内心的道德情感，"礼"只有植根在"仁"之上才会发挥作用，"仁"和"礼"结合起来，才能实现"和"。

综上，儒家的自我从来不是孤独的原子化个体，而是存在于某种他人的参与下的关系，而最开始这个关系的起点就是家庭，从亲情开始延展出每个自我与他人的情感关系网—家庭、乡里、国家和世界—这个关系网以自我为中心，形成亲疏的差序格局。儒家的自我是人际关系中的自我和不断在情感连接的关系中调整自己精神状态的自我，具体的个人在具体的情境中不断深化和拓展他人存在的意识，也不断观照内心形成对自我的认知。因此，"一方面作为关系的中心，我们并不是孤独地走向我们的最后归宿；我们总是生活在家庭和朋友的情感关系之中，不管他们是在我们的回忆中、想象中，还是实实在在地出现在我们面前。另一方面，自我并不是一个静止的结构，而是一个动态的过程；它是诸种关系的中心，而不是一个个人思想和情感的封闭世界；它需要伸出去接触其他的自我，通过不断扩展的人际关系网络与他人沟通"①。

四 人与自然的情感共在

儒家如何看待人与自然的关系？首先，自然是不以人的意志为转移的存在，人是联系存在物的其中一环，我们应该抱持着感恩和敬畏之心对待自然。孔子在《论语》中说道：

> 天何言哉，四时行焉，百物生焉，天何言哉！（《论语·阳货》）
> 天行有常，不为尧存，不为桀亡。（《荀子·天论》）
> 天生德于予。（《论语·述而》）
> 天地之大德曰生。（《周易·系辞传》）
> 唯天为大，唯舜则之。（《论语·泰伯》）

这里的天，指自然，不是那个西方理性主义传统中客体化的自然，而是包含着人在内的有机、无机世界统一的、整体的自然，这是中国传统文化特有的整体有机论的世界观。这个自然有着某种万物不断发展、生长、凋亡，

---

① 杜维明：《儒家思想以创造性转化为自我认同》，生活·读书·新知三联书店2013年版，第147－155页。

四季更迭的规律，与人没有关系。而这种生生不息本身就是自然的本质，即为德，所以孟子说："人之所以异于禽兽者几希，庶民去之，君子存之。"（《孟子·离娄下》）这说出了人禽的区分，但这种区分"几希"，也就是那种性情是人与其他物种的区别，其他则一样。荀子说："水火有气而无生，草木有生而无知，禽兽有知而无义，人有气有生有知，亦且有义，故最为天下贵也。"（《荀子·王制》）按照荀子的说法，从水火到植物，从植物到动物，从动物到人，形成了一个连续的系列。张载说"民胞物与"，即"生理"或"生生之理"，人与万物之间只有实现程度的不同，而没有"有无"的不同。①钱穆在《中国文化精神》指出，中国人也崇拜自然，崇拜天地，也懂得人之卑小，比西方信宗教的，更有一番深切的谦恭心。纵说中国人没有宗教信仰，但对宇宙有一种理性上的认识。知道天地之伟大，又有一种"报本返始"之心。知道人从何处来：从父母来，从大自然来。敬天尊祖，极"谦恭"，报本返始，极"敦厚"。不是讲交道，衡量利害，只是一番感恩图报的诚挚心情。②

其次，以情感为基础的体察和体悟天道是实现人道的关键。《易传》的主题就是"生生之谓易"，其中《贲·彖传》说："刚柔交错，天文也。文明以止，人文也。观乎天文，以察时变。观乎人文，以化成天下。""'天文'（包括'地文'）代表自然界的变化生生之道。万物变化是在时间中进行的，生命流行是在时间中展开的，所以'时'的观念非常重要。春生、夏长、秋熟、冬藏，就是'时变'，这种变化直接关系到人类的活动，因此，要'观天文'而'察时变'，使人类活动与自然界的'时变'相适应、相协调。提到只有在人与自然相适应、相协调的情况下，才能创造出人类文明，推行'人文'以行之天下，从而出现'天下文明'的景象。"③ 正如孔子所言：

岁寒，然后知松柏之后凋也。（《论语·子罕》）

子在川上曰："逝者如斯夫，不舍昼夜。"（《论语·子罕》）

《中庸》第二十二章说："能尽其生，则能尽人之性；能尽人之性，则能尽物之性；能尽物之性，则可以赞天地之化育；可以赞天地之化育，则可以

---

① 蒙培元：《人与自然》，人民出版社 2004 年版，第 69－70 页。
② 钱穆：《中国文化精神》，九州出版社 2012 年版，第 159 页。
③ 蒙培元：《人与自然》，人民出版社 2004 年版，第 131 页。

与天地参矣。"尽其生则尽人性，尽人性则尽物性，而最终实现用自己的行动赞天地之化育，从而可以说与天地同行，中国哲学是在人与自然的和谐统一中发展出人文精神的。张载在《正蒙》中有《大心》篇，该篇开首说：

> 大其心则能体天下之物，物有未体，则心为有外。世人之心，止于闻见之狭。圣人尽性，不以见闻格其心，其视天下无一物非我，孟子谓尽心则知性知天以此。天大无外，故有外之心不足以合天心。见闻之知，乃物交而知，非德性所知；德性所知，不萌于见闻。

因此人道的德行之知来源就是尽心知性知天道，自然界变化蕴涵的普遍性和规律性，自然界生生不息中的常与非常、变与不变都是一样的。"朱子主张'格物致知''即物穷理'。这个理不仅有物理还有人性的理，朱子哲学所表述的理性，是生命存在的意义、价值以及人与自然界的价值关系。意义需要认识而得以明确，得以自觉，但不完全是由人的理智能力'赋予'或决定，它是由'生生之理'在人的生命中的实现而得以自觉，由人心之生命情感而得以呈现，理智能力则使其成为客观普遍的，人人能够理解的……由此可见，培养道德情感，提高个人情操，实现理性自觉，实现'天理流行'的境界，是朱子哲学的根本使命。所谓'天理流行'就是人与自然的完全统一，生生不息，万物的生命因而得以畅遂人则尽到人的责任，完成人的使命，从而体验到生命的意义，感受到人生的快乐。这就是人的'安身立命'之所。"①

最后，自然是人的情感投射的对象。孟子说："君子之于物也，爱之而弗仁；于民也，仁之而弗亲。亲亲而仁民，仁民而爱物。"（《尽心上》）这种基于亲情而扩充的对他人的善意，进一步扩展到万物，形成某种对自然本身存在、生生不息和活泼的赞赏与喜爱。仁民爱物是儒家的核心概念，王阳明则明确提出对自然界的鸟兽、草木以至瓦石之物要有"一体"之爱。王阳明和程颢、朱熹一样，认为仁爱应当从父子兄弟之爱开始，但这只是"发端处"而不是仁之全部。"惟其有个发端处，所以生；惟其生，所以不息。"如同树之有根，才能生长发芽。"父子兄弟之爱，便是人心生意发端处。"（《传习录上》）正是有了"发端处"，所以才能"生"，以至"生生不息"，而只有"生生不息"，才是仁之本质，其实际表现则是"仁民爱物"。② 人与自然是平

---

① 蒙培元：《人与自然》，人民出版社 2004 年版，第 330 页。
② 蒙培元：《人与自然》，人民出版社 2004 年版，第 372 页。

等的，虽然"人"具有特殊性，但人不是自然界的主宰，而是自然的一部分和自然生命力的一部分，人与自然不是主仆关系，人对自然充满了欣赏、依恋和喜爱。

综上，儒家认为关于人与自然的关系有三个主要观点：一是自然界是生生不息的，人只是自然界存续的一个环节，对待自然我们应该拥有感恩和敬畏之心；二是自然界的生生不息蕴含的"天道""天命""天理"，是需要人们去体察和体悟的；三是自然界是人的情感投射对象，人与自然是和谐共生的。

第三节　仁的理想

不同于西方基督教传统中，"上帝"作为某种外在的超越性的力量存在，儒家鼓励每个个体在具体而日常的生活实践中实现内在超越，其终极目标是成为"君子"。在追求称为"君子"的过程中，仁成为了最高的道德理想。所谓"杀身成仁"，追求仁的实现甚至可以付出生命的代价。仁本是一种情感现象和情感表达，是以同情和爱的情感因素为基础的道德判断。对于每个追求内在超越性的个体而言，仁不仅是一种基于情感的道德要求、道德标准，甚至也可以成为一种产生情感满足的灵性体验。

一　何为仁

"仁"在《论语》中出现了百次以上，其含义多变，也给后人留下了解读的空间。冯友兰在《中国哲学史》中指出："总而言之，仁者，即人之性情之真的合礼的流露，而即本同情心以推己及人者也。"① 李泽厚在《中国古代思想史论》一书中写道："仁学结构的四因素分别是（一）血缘基础，（二）心理原则，（三）人道主义，（四）个体人格。其整体特征则是（五）实践理性。"其实，"'仁'就是一颗爱人之心，而这颗爱人之心，却是人心所固有，所同有。换言之，这是人心之本质……父母爱其子女，子女爱其父母，便是人人有此一颗爱他之明证。把这爱他推扩，即是孔子之所谓仁"②。

---

① 冯友兰：《中国哲学史》，重庆出版社 2009 年版，第 64 页。
② 钱穆：《中国思想史》，九州出版社 2012 年版，第 11－12 页。

　　樊迟问仁，子曰："爱人。"（《论语·颜渊》）

　　有子曰："孝悌也者，其为仁之本与？本立道生。"（《论语·学而》）

　　子曰："弟子入则孝，出则弟，谨而信，泛爱众，而亲仁。行有余力，则以学文。"（《论语·学而》）

　　孟子曰："仁者爱人。"又曰："仁者，人心也。"（《孟子·离娄》）

　　可以发现，儒家的核心概念之一"仁"本身是一种情感现象和情感表达，是以同情和爱的情感因素为基础的道德判断。儒家认为，正是这种对亲人、他人和万物的关爱之情，成为人类德行的最高和最全的代称。一个不孝的人不可能仁；一个不仁的人不可能忠；"仁"与"知""礼""信"都有关。因此，冯友兰说儒家的"仁"是全德之名：

　　未有仁而遗其亲者。（《孟子·梁惠王上》）

　　未有仁而后其君者。（《孟子·梁惠王上》）

　　未知焉得仁。（《论语·公冶长》）

　　仁者必有勇。（《论语·宪问》）

　　克己复礼为仁。（《论语·颜渊》）

　　子张问仁于孔子，孔子曰："能行五者于天下为仁矣。"请问之，曰："恭、宽、信、敏、惠。恭则不侮，宽则得众，信则人任焉，敏则有功，惠则足以使人。"（《论语·阳货》）

　　"为仁之方"可以归结为三点：一是由己；二是推己及人；三是知命顺天。由己，就是每个人是实现"仁"的主体，行"仁"是关乎自己修为的事情：

　　颜渊问仁，子曰："克己复礼为仁。一日克己复礼，天下归仁焉。为仁由己，而由人乎哉？"颜渊曰："请问其目？"子曰："非礼勿视，非礼勿听，非礼勿言，非礼勿动。"颜渊曰："回虽不敏，请事斯语矣。"（《论语·颜渊》）

　　推己及人，就是"忠恕"之道。就消极方面来说是"己所不欲，勿施于人"；就积极方面来说是"己欲立而立人，己欲达而达人"：

子曰:"参乎! 吾道一以贯之。"曾子曰:"唯。"子出, 门人问曰:"何谓也?"曾子曰:"夫子之道, 忠恕而已矣。"(《论语·颜渊》)

知命顺天, 提供了每个人在践行"仁"的过程中某种根据实践情况采取对不可逆形势的顺应。"命"并不是某种宿命论, 而是某种外部限制, 天也不是某种宗教意味的人格神, 而是某种不可控的外部因素。既然我们总是在各种客观条件和具体情境的制约下, 那么我们应该在了解和顺应这些不可改变的因素后来实现人的主观能动性的最大化, 从而尽最大的努力来行"仁":

不知命, 无以为君子。(《论语·尧曰》)
子贡曰:"如有博施于民而能济众, 何如? 可谓仁乎?"子曰:"何事于仁, 必也圣乎! 尧、舜其犹病诸! 夫仁者, 己欲立而立人, 己欲达而达人。能近取譬, 可谓仁之方也已。"(《论语·雍也》)

事实上, 如果能普惠于众人, 当然很好, 但即使尧舜也要受到诸种制约。因此, 仁的标准是, 在现实情境和实践中, 能近取譬, 将心比心, 将这个作为追求自身德行完善的标准。儒家的"仁"不同于基督教伦理中的"博爱", 它强调关爱的能力受到外部环境的制约; 也不同于墨家的无差等的"兼爱", 它强调事实上关爱的确会受到亲疏的影响; 更不同于佛教基于轮回观的"大爱", 它的同情与关爱始终是在现实和现世的。儒家的仁来自人内心自然的要求, 是对人内心的情感回应和情感满足, 所以"为仁"本身就是一种报偿, 不需要对方的感恩, 不需要结果的衡量:

求仁得仁, 又何怨?(《论语·述而》)
知者利仁, 仁者安仁。(《论语·里仁》)
仁者静。(《论语·雍也》)
仁者不忧。(《论语·子罕》)
不知命, 无以为君子。不知立, 无以立。(《论语·尧曰》)

仁是基于情感的道德判断。正如蒙培元在《情感与理性》中所言:"仁学包含了道德上的人格平等和尊严等内容……它既承认人人在人格上是平等的,人人有道德和人格上的尊严。"① 杜维明进一步指出："在既具有认知又具有情感意义上的自我认识和群体意识所赖以发生的符号交换，就这样变成了人道基本生活环境。在这种情况下，充满类比推理的对话交谈，就不仅仅是一种'不健全的归纳陈述的形式'。因为它们的说服力并不在于不带感情色彩的逻辑推理的准确无误，而在于诉诸常识，诉诸健全恰当的情理，诉诸参与共同价值的创造性活动的意愿。"②

二　君子与为仁

"仁"既是人类情感的温柔的表达，即爱，也是利他的关切。仁既是一种道德判断，也是一种道德要求，更是一种道德理想。但儒家的仁从来不是遥远的："仁远乎哉？我欲仁，斯仁至矣。"（《论语·述而》）有了实践的意愿本身就可谓在实现仁。儒学有"修己"和"治人"的两个方面，但无论是哪一方面，都需要成为"君子"，修己是为了成为君子，治人则必须成为君子。等同君子的称谓有"士""仁者""贤者""大人""大丈夫""圣人"等。

> 子曰："圣人，吾不得而见之矣；得见君子者，斯可矣。"（《论语·述而》）
> 子曰："质胜文则野，文胜质则史。文质彬彬，然后君子。"（《论语·雍也》）

君子要处理好本真性情的自然流露和文化教养之间的张力，只有真性情是只有内容却缺乏恰当的形式、只有装模作样又徒具形式。君子的本质就是"仁"，君子的内心为仁，外在表现就是"义"和"礼"：

> 君子去仁，恶乎成名？君子无终食之间违仁，造次于是，颠沛必于是。
> 子曰："君子义以为质，礼以行之，孙以出之，信以成之。君子哉！"（《论语·卫灵公》）

如何成为"君子"？一是自省；二是学与思；三是实现内在超越。自省是

---

① 蒙培元：《情感与理性》，中国社会科学出版社 2002 年版，第 326 页。
② 杜维明：《儒家思想以创造性转化为自我认同》，生活·读书·新知三联书店 2013 版，第 85 页。

对自我进行反思，反思就有标准，按照一定的标准检视自己的言行，并意识到自己的不足，这是内省的意义：

> 见贤思齐焉，见不贤而内省也。（《论语·里仁》）
>
> 吾日三省吾身：为人谋而不忠乎？与朋友交而不信乎？传不习乎？（《论语·学而》）
>
> 君子求诸己，小人求诸人。（《论语·卫灵公》）

自省是自己与自己的精神对话，并不需要做给别人看，获得他人的赞誉。君子在道德修养方面必须不断地"反求诸己"，层层剖析和认识自己。但不同于有某种外在超越神祇的目视下的基督教传统的忏悔，儒家的自省是一种内在超越性追求的思考，并没有救赎的动机和某种对无处不在全能神的敬畏，而是对自我道德完善理想的追求和实现。也不同于佛家的"打坐""禅定"，儒家的自省是为了在现实中更好地行"仁道"，实现君子的理想人格；而佛家的静是为了看清世界的"虚"和"空"，为了遁世和避世。

自省之后就是学与思。在日常生活中学习，向身边人学习，学习与思考的相辅相成都是孔子常常论及的：

> 子曰："学而时习之，不亦说乎？有朋自远方来，不亦乐乎？人不知，而不愠，不亦君子乎？"（《论语·学而》）
>
> 子曰："学而不思则罔，思而不学则殆。"（《论语·为政》）
>
> 子曰："三人行，必有我师焉。择其善者而从之，其不善者而改之。"（《论语·述而》）
>
> 子曰："莫我知也夫！"子贡曰："何为其莫知子也？"子曰："不怨天，不尤人。下学而上达，知我者其天乎！"（《论语·宪问》）

学与思的努力是为了实现内在超越，这种超越可以理解为日新月异，也可以理解为与参透万物原理与天地同行的某种灵性体验：

> 苟日新，日日新，又日新。（《礼记·大学》）
>
> 天命之谓性，性之谓道，修道之谓教。道也者，不可须臾离也，可离非道也。是故君子戒慎乎其所不睹，恐惧乎其所不闻。莫见乎隐，莫

显乎微。故君子慎其独也。喜怒哀乐之未发，谓之中；发而皆中节，谓之和。中也者，天下之大本也；和也者，天下之达道也。致中和，天地位焉，万物育焉。（《中庸》）

《中庸》开篇就提出君子的理想。正是天命所赋予的人性界定了"道"是什么，而后者又界定了"教"应该是什么。正是君子对内在自我的戒慎和恐惧，使他意识到道与自己人性不可分离，所以君子慎独，君子不仅关切他的行为的结果，而且还关切隐藏在背后的因果关系。杜维明解释道："'中'是一种本体论状态，这个字只能够恰当地运用于'喜怒哀乐'之未发的内在自我。另一方面，'和'则标志着'发而皆中节'时人所取得的现实成就。这样设想的'和'，就必然是'中'的一面镜子。我们可以把'中'设想为存有的终极依据，即'天下之大本'，而把'和'设想为他的自然表达的展现过程，即'天下之达道'。"[1]

三 仁者之乐

儒家哲学是乐感文化，乐是一种审美与道德的体验，是整个人生的快乐；乐意味着仁的真正实现，意味着真、善、美的统一。这种乐不是一种物质占有多少引发的占有满足，而是一种对自己、对他人和对自然的怡然自得。"兴于诗、立于礼，成于乐。"（《论语·泰伯》）一个人的学习应该从诗开始，诗用于表达感情，礼是情感的合理表达，而乐是最后情感积极的实现。儒家乐的内涵有两种。一种是人对自己的人格状态的情感满足：

叶公问孔子于子路，子路不对。子曰："女奚不曰：其为人也，发愤忘食，乐以忘忧，不知老之将至云尔。"（《论语·述而》）

子曰："一箪食，一瓢饮，在陋巷，人不堪其忧，回也不改其乐贤哉，回也！"（《论语·雍也》）

子曰："盍各言尔志？"子路曰："愿车马衣轻裘与朋友共，敝之而无憾。"颜渊曰："愿无伐善，无施劳。"子路曰："愿闻子之志。"子曰："老者安之，朋友信之，少者怀之。"（《论语·公冶长》）

---

① 杜维明：《中庸论儒学的宗教性》，生活·读书·新知三联书店 2013 年版，第 27 页。

孔子曾问学生理想状态是什么，子路说与朋友分享，颜渊说希望世界没有战争和苦役，而孔子自己的答案呢？他说，他的自己人生理想就是让老人安心，朋友信任，年少者怀念。可以看出一种"求仁得仁"后呈现出来的人际间信任、和谐、相互倚重的状态，让孔子有了满足的情感状态。

> 孟子曰："君子有三乐，而王天下不与存焉。父母俱存，兄弟无故，一乐也；仰不愧于天，俯不怍于人，二乐也；得天下英才而教育之，三乐也。"(《孟子·尽心上》)

孟子说的君子三乐与权力和资源无关，而在于人情关怀。一是亲人在，可以事亲；二是内心光明磊落，无愧于天地；三是可以教化育人，实现君子的社会责任。从小家到社会到国家，从存在于关系中的个体，到人格自觉的个体，再到社会担当的个体。孟子的一番叙说，生动描摹了儒家君子的人格理想。

另一种是人获得超验性的情感体验。李泽厚指出："自孔子开始的儒家精神的基本特征便正是以心理的情感原则作为伦理学、世界观、宇宙论的基石。它强调，'仁，天心也'，天地宇宙和人类社会都必须处在情感性的群体人际的和谐关系之中。这是人道，也就是'天道'。正因为此，也就不再需要人格神的宗教，也不必要求超越感性时空去追求灵魂的不朽。永恒和不朽都在此感性的时空世界中……中国哲学正是这样在感性世界、日常生活和人际关系中去寻求道德的本体、理性的把握和精神的超越。"[1] 儒家的个人是自然联系存有物的一环，当然也是最重要的一环，人的快乐一方面来自自我满足；另一方面也来自某种超越现实的灵性体验。这种体验可能是从自我提升、自我更新中回到人的理想真性情状态，即"诚"，也可能是一种来自真、善、美统一、天人合一的灵性体验：

> 万物皆备于我。返身而诚，乐莫大焉。(《孟子·尽心上》)

"万物皆备于我"，一切事物与我这个主体都是相通的，天道也在人道，心怀万物，没有内外、主客之分，自然能体验到"天人合一"的境界。梭罗

---

① 李泽厚：《中国古代思想史论》，生活·读书·新知三联书店 2008 年版，第 328 页。

的《瓦尔登湖》书写的人与自然亲近获得宁静和快乐，是与儒家的人与自然情感感通一致的。冯友兰解释道："中国哲学中，孟子派之儒家，及庄子派之道家，皆以神秘境界为最高境界，以神秘经验为个人修养之最高成就。但两家之所用以达此最高境界、最高目的之方法不同。道家所用之方法，乃以纯粹经验忘我；儒家所用之方法，乃以'爱之事业'（叔本华所用名词）去私。无我无私而个人乃与宇宙合一……以恕求仁，以仁求诚。盖恕与仁皆注重在取消人我之界限；人我之界限消，则我与万物为一体矣。"① 孟子又言：

> 可欲之谓善，有诸己之谓信。充实之谓美，充实而有光辉之谓大，大而化之谓圣，圣而不可知之之谓神。（《孟子·尽心上》）

充实浩然正气，就可以成圣、成神。儒家的内在超越体验，不是通过救赎接近外在的神祇，也不是得到某种欲望的解脱，而是感通自然界，形成天人合一、天理贯通的体验。因此，大自然就成为个人获得内在超越的情感来源：

> 知者乐水，仁者乐山。（《论语·雍也》）
>
> 徐子曰："仲尼亟称于水曰：'水哉水哉！'何取于水也？"孟子曰："源泉混混，不舍昼夜；盈科而后进，放乎四海：有本者如是，是之取尔。苟为无本；七八月之间雨集，沟浍皆盈，其涸也，可立而待也！故声闻过情，君子耻之。"（《孟子·离娄上》）

孔子对山水的喜爱，孟子对有本之水（流动的水）和无本之水（静止的水）的解读，都说明自然界万物都是儒家灵性体验的来源。《论语》中有一则故事，充分说明了儒家如何看待人在自然中得到的快乐：

> 路、曾皙、冉有、公西华侍坐。子曰："以吾一日长乎尔，毋吾以也。居则曰：'不吾知也。'如或知尔，则何以哉？"子路率尔而对曰："千乘之国，摄乎大国之间，加之以师旅，因之以饥馑；由也为之，比及三年，可使有勇，且知方也。"夫子哂之。"求！尔何如？"对曰："方六

---

① 冯友兰：《中国哲学史》，重庆出版社 2009 年版，第 110 页。

七十，如五六十，求也为之，比及三年，可使足民。如其礼乐，以俟君子。""赤！尔何如？"对曰："非曰能之，愿学焉。宗庙之事，如会同，端章甫，愿为小相焉。""点！尔何如？"鼓瑟希，铿尔，舍瑟而作，对曰："异乎三子者之撰。"子曰："何伤乎？亦各言其志也。"曰："莫春者，春服既成，冠者五六人，童子六七人，浴乎沂，风乎舞雩，咏而归。"夫子喟然叹曰："吾与点也！"

大意是孔子问诸弟子各自的抱负，有人说当国师，有人说可以做地方官，有人说可以做宗庙司仪，孔子都不以为然，然后问曾皙，他回答说："我想春天的时候，和五六个大人、六七个孩童一起去沂水里玩耍，在舞雩台上吹吹风，唱着歌儿回家。"孔子深以为然。这个故事似乎一反儒家入世治国平天下的抱负，而是肯定在山水之间与友人畅游的快乐。其实孔子主张，人真正的境界是人之真性情的流露，顺其自然，春天郊游戏水，童真未泯的人与山水同乐，自然是人的情感共在，也是人的快乐源泉。李泽厚在《中国古代思想史论》中写道："'乐'在中国哲学中实际具有本体的意义，它正是一种'天人合一'的成果和表现……可见这个极致并非宗教性的，而毋宁是审美性的。这也许救赎中国乐感文化（以身心与宇宙自然合一为依归）与西方罪感文化（以灵魂皈依上帝）的不同所在吧？"①

---

① 李泽厚：《中国古代思想史论》，生活·读书·新知三联书店2008年版，第329页。

第六章　情感回归：基于儒家情感哲学的医患关系重建

近代启蒙思想从反神学与科学理性征服自然开始，主张人不再是神的奴仆，人应该是自治自尊自立的个体，因而在反神学的过程中也缺乏对人类内在精神世界的观照，缺乏对人的终极关怀，在征服自然的过程中形成狂妄的人类中心主义与生态环境破坏乃至人与人之间的冲突。生老病死本是自然规律，抗拒疾病、延缓衰老的技术手段是有限度的，敬畏自然的复杂、不可知，接受生命的有限、不可控，方能使人类不致在技术至上、医学万能的"迷梦"中迷失。随着科学技术的发展，人的主观能动性不断增强的同时，人类也发现未知的疆域更是宽广得难以想象，甚至人类自身在与自然的互动中也产生了新的问题。人类基因组已经找到所有基因的排序，但是人类生命的密码还远未破解，甚至更加难以破解。人类找到青霉素等各种抗生素，却发现各种抗生素催生出来的耐药病毒成为人类更加难缠的杀手。人在参与自然界的变化，人与自然的关系在很大程度上是人与未知的关系。面对现代慢性病成为主要的流行病的老龄化社会，医生每天都会面对各种崭新的挑战。医生应该秉持一个开放学习的心态，从儒家情感哲学中，源源不断地汲取新的精神资源，构建一种对话中交流的模式，去感受自己、他人与外部社会互动的过程与结果。

第一节　医者仁心

在有机论、整体论、人本论为基础的儒家情感哲学视野下重构医患关系，首先要使医患双方回归为"有温度"的"情理共存"的"完整人"。儒家情感哲学主张情感与理性的有机融合是良善生活的必要前提，强调情感是一种内生于人的力量，情感是在先的，理性则是情感的后天应用效果。在医患关系中则具体体现为：医生和患者首先是有温度的有情感表露和交流需求的情理交融的完整的人。事实上，在求医问药的过程中，患者不仅仅是寻求技术的支持和帮助，也需要一种对其身陷困境的悲悯和同情。医生需要重新评估理性与情感的关系，要习惯基于情感的沟通和保持情感与理性某种平衡的融合。在专业、理性和科学的基础上，拥有"仁心"、传递"仁爱"的医生也许才是真正意义上的"仁医"。

一 仁心

现代中国社会的一大特征是陌生人社会，与费孝通《乡土社会》中熟人社会不同，随着社会流动性加强、城市化进程加快，出现了乡村空心化和城市陌生化的趋势。此时，不妨做一个思想实验：某天早晨，我们出门，电梯里也许正好遇到了隔墙而居多年的邻居，但彼此并不知道对方名字，也没有兴趣知道，大家目光短暂地相接，然后迅捷而礼貌地转移。小区的保安可能是一张新面孔，地铁里每个人都在埋头看着手机，办公室里每个人都在自己的小隔间里操作，我们在社会遇到的很多是陌生人。现代社会人与人的陌生感既是事实，也成为某种彼此的保护色，既然不知根知底，那么身边的这个人还是保持点距离为好，甚至身体保持距离的远近可以看出对方来自小地方还是大城市。冷漠成为现代社会人际交往的底色，如果某个刚刚相识的陌生人打了一个热情洋溢的招呼，我们也许会心里犯嘀咕："这人怎么了？"其实，是社会病了，冷漠成为流行病，也许一些故事太具有影响力，老人变坏了、善良的女大学生被诱拐、爱情中谁认真谁就完了……所有的故事都在说情感成了我们的弱点，情感等于非理性，情感会导致我们陷入被动。

在医院，情感的出场更加成为问题。坐诊的、急诊的、专科的医生等待着不知道是什么样的病人，而所有的病人都是身陷焦虑、恐惧和痛苦的陌生人。他们不知道自己的不适是否严重，不知道要花多少时间、经济成本才能"恢复"到原来的样子，不知道自己会不会死。在中国，大型医院求医问诊的病人往往经历着漫长的等待和痛苦的煎熬，在身体和精神的双重煎熬中遇到的可能是忙碌到没有时间喝水和去卫生间的门诊医生。更何况，正如前述，经过长期专业训练的医生，看到的是某个分类下的疾病，患者成为普遍化疾病的一个载体，而所有的检查数据和资料都在佐证一个诊断判断和治疗方案。

患者在一定程度上已经消失了，而患者的感情更是某种干扰诊疗的因素。但事实并非如此，儒家哲学揭示，情感是人存在的方式，因此任何"去情感化"的努力都是违背人性的。我们都有过感受他人温暖和真诚的美好，我们也都会记住人生中他人的友善和微笑。有时候，我们以为"冷漠"是现代社会的标志，但其实"冷漠"的盔甲和保护色更多地来自对未知的恐惧和害怕，"冷漠"是病，是我们每一个人应该检视和反思的流行病。既然冷漠并非人的本性，人并不应该"冷漠"和"去情感化"，那么作为救死扶伤的医生也许更应该反思，医生的职业真的需要用"去情感化"来实现所谓职业的、专业的"冷静"吗？

事实上，"冷静"不等同于"冷漠"，前者是一种情感引发的情绪控制；而后者是一种彻底的去情感化，我们需要"冷静"的医生，但不需要"冷漠"的医生。相反，情感在医患关系中扮演了重要的角色。

一方面，患者的情感需要得到医师的承认和重视。以生物学为基础的还原论、机械观的现代医学忽视了人的整体性存在。儒家情感哲学强调人是情感与理性共存，每个个体都是关系的存在，每个患者都是带着自身的情感、社会连接和生命故事来到了医生的面前。因此，从整体论的视角，医生不能把患者只是还原为某种疾病状况，而应该承认其情感的先在性和基础性。阿瑟·克莱曼在《疾痛的故事：苦难、治愈与人的境况》详述了患者情感为何需要得到医生的积极回应。症状量度表、调查问卷，以及行为衡量表等，把人体功能损伤和残疾程度数量化，替代性地反映了人的身体质量。然而，它们没能反映疾痛之苦。从这些研究中浮现的患者和家属形象必定是稀疏的，隐去了许多内容。这种研究结果可以被科学地复制，但是无存在论上的意义；它有统计学的意义，而没有认识论的意义，是种危险的歪曲。但是，要真正评估疾痛，不仅仅是给自我做问卷报告，或者在常规访谈中多加些问题而已，它必须从完全不同的方式陈述疾痛的产生。民族志、自传、历史、心理治疗——这些才是建立个人苦难经历的环境知识的正确方法。这些方法使我们可以透过简单的身体疼痛和心理症状，理解病人复杂的内在语言所表达的伤害、绝望和道德苦楚。探求这种人文知识的正当性让我们对之肃然起敬，因为我们人类的内心深处存有嘤嘤相鸣的情感。[1]

而且，对患者的情感支持有利于患者的治疗。生病对患者意味着什么？

---

[1]　［美］阿瑟·克莱曼：《疾痛的故事：苦难、治愈与人的境况》，方筱丽译，上海译文出版社2010年版，第31页。

患有多发性硬化疾病的图姆斯描摹道：

> 疾病从本质上表现为机体的一种整体失调感——这种失调包括活生生躯体的破坏（伴随着自我和世界的失调）和躯体与自我之间关系的改变（通过躯体的客观化以及与躯体的疏远感而表现出来）……对于这种失调感，它直接呈现出活生生的生病体验，这种体验具有一种典型的存在方式，即它表现为整体感的丧失、控制感的丧失、行动自由的丧失和熟知世界的丧失等。①

> 正如活生生的空间感是由外在的距离感、目的和意图所规定的一样，时间也不是体现为一种静态的现在，而是体现为一种向着未来的运动状态。正常情况下，我们或多或少是根据与未来的可能性有关的特定目标在现在时段活动。生病时，这些目标似乎突然间与自己不再相关或者超出能力范围。患者会发现自己已被束缚于此时此地，界定在现在时刻，无法有效地规划将来时段。②

> 患者对生病必定不仅仅理解为机械的、生物学躯体的生理功能失调，而是理解为躯体、自我和世界（一个人所生存的世界）的失调。③

因此，这种功能失调和意义感的消失，是亟须医护的干预和支持的。电影《心灵点滴》由真实故事改编，主人公帕奇亚当斯在 20 世纪 60 年代末进入弗吉尼亚医学院学习，毕业后，他成立了一个学院，致力于更接近人性化的治疗方法，80 年代中期，他个性化的诊所受到了媒体的注意并由此出版了一本关于他成就的书。在书中，亚当斯阐述了他的基于幽默的处方，解释了他为什么穿得像个大猩猩，为什么在病房里堆满气球或在浴缸里装满蜡烛以引起欢笑，给病人精神上的接近或纯粹的欢笑。在使用特殊的方法来减缓病人的紧张情绪后，亚当斯以先驱者的身份提出了医生应该治疗人，而不是疾病，他坚信，同情、加入和心灵相通对医生来说与灵丹妙药和技术进步一样重要。现在，在以色列、澳大利亚、美国、加拿大以及欧洲，"小丑医生"已

---

① ［美］图姆斯：《病患的意义：医生和病人不同观点的现象学探讨》，邱鸿钟、李剑译，广东高等教育出版社 2020 年版，第 89 页。
② ［美］图姆斯：《病患的意义：医生和病人不同观点的现象学探讨》，邱鸿钟、李剑译，广东高等教育出版社 2020 年版，第 69 页。
③ ［美］图姆斯：《病患的意义：医生和病人不同观点的现象学探讨》，邱鸿钟、李剑译，广东高等教育出版社 2020 年版，第 81 页。

是一个严肃且专业的职业。作为医学领域里替代疗法的一个分支，医疗小丑通过爱与幽默的力量，改善住院病人治疗期间的总体状况，帮助患者克服焦虑感、挫折感。实验证实，"幽默的力量"确实能够带来一定的医疗效果，它能促使大脑产生更多的内啡肽，从而减轻痛感，生成更多白细胞，从而提高免疫力。概括说来，它能帮助病人加快痊愈。在"治疗"过程中，"小丑医生"常常运用魔术、表演、面具、音乐等不同道具，尽情发挥想象去帮助病人。比如，在门诊抽血时，他们用表演吸引患儿的注意力，让医生有更充分的时间来开展医疗。通常，他们去"查房"前，要和医生进行简短会面，了解患者的具体情况，并沟通和设计演出的具体内容。然后再走进病房为患者制造欢乐，偶尔也会把患者家属和医务人员编排到表演当中来。表演结束之后，他们还将表演记录下来，并把互动过程中发生的问题及时反馈给医生。

　　另一方面，医生需要在医患关系中得到患者的情感回应。事实上，带着"冷漠"的"专业主义"面具下的医生，也在某种长期侵扰的惶恐与不安中。医学是一个经验能力与艺术直觉的时间性积累和沉淀，每个医学生的成长，都要面对未知的恐惧和永远的本领恐慌。一位曾经的医生坦言，医学院毕业后他在一个县中心医院工作了三年，就在他值夜班的时候，遇到了多次以"发烧"为症状的病人，然后又各种"不明原因"地死亡，这种无力感让他彻底怀疑自己是否适合当医生，从而转换从事医学基础研究。《中国医生》纪录片中，中国科技大学附属医院血液科的孙医生，一直耿耿于怀当年没有救活患了血癌的大学同学。《当呼吸化为空气》的作者保罗·卡拉尼什原本是一名医生，在 35 岁忽然诊断出患有第四期肺癌，他在从医生转变为绝症患者后，有了很多深刻的发现，他敏锐地捕捉到自己主治医生的无力感："我们面对面，一个是医生，一个是病人，我们之间的关系有时候是前者对后者绝对的权威和把控，有时候呢，就像现在，只是两个凑在一起互相安慰的人，而其中一个正面对着死亡的深渊。原来，医生们也是需要希望的。"①

　　我们都希望医生是富有同情心、热情的人。同时，我们也希望他们是专业的，他们必须不顾我们的悲惨现实有效地工作。我们不能期望他们两方面都充分做到。在一定程度上，专业主义是个面具。在专业主义的最佳形式里，戴面具的医生永远意识到自己正戴着面具，他们也许正用颤抖的手拿着它，但他们知道它是必要的。他们必须客观地衡量数据，迅速地做出决定，并在

---

① ［美］保罗·卡拉尼什：《当呼吸化为空气》，何雨珈译，浙江文艺出版社 2016 年版，第 172 页。

甚至濒临死亡时以鼓励他人的自信态度面对问题。医生的自卫可能导致自我腐蚀的消极主义，或者把自己关进一个职业隔离的铁笼，自己和家人都无法解救。"燃尽"是形容老现象的新名词：医生失去了兴趣和责任感，最终也就失去职业权威。[①]

事实上，"去情感化"并不是专业化的路径，反而是专业发展中的障碍。专业需要信仰、信念和热情，这些来自每个人内心的情感流动。孟子说道："仁义礼智，非由外铄我也，我固有之也，弗思耳矣。"（《孟子·告子上》卷十一）《中庸》道："返身至诚。"人人皆有情，医生的成长中也需要患者给予的情感回应、支持甚至鼓励。一位胸外科的张医生分享了他关于真诚的理解：

> X1：那您是怎么看待真诚的？有些人会觉得付出了真诚，但很容易受伤。
>
> Z1：没有，你把真诚给他了，他也不傻，他嘴上要闹、要说，但是他心里是明亮的。不管是大山深处来的，还是城市里来的，真心假不了。
>
> X1：您感受到真诚很有价值了是吗？
>
> Z1：是很有价值的，如果你付出真心，他还要闹，这个交给我们医疗后勤打官司的人来解决，你也不用去管，但是你内心是安定的。
>
> X1：因为尽力了？
>
> Z1：对，你内心是安稳的，不会晚上睡不着觉。如果说我们每天经历这些事情，每天都有可能让你晚上睡不着觉。今天做个手术大出血了，明天做个手术大出血了，比如以前我有个病人，他是肺癌，切下来之后我推他，有多么巧嘛，刚推下来我还没有吃饭，就去看另一个食管癌的病人，他的肚子爆开了，直接露在了外面，我刚好在那里包扎，那个肺癌病人推过来说没有心跳了，然后我一看他的胸引瓶里装满了血，马上推过去用刀切开，把他那个接住。
>
> X1：慢一点就不行了。
>
> Z1：对，晚一分钟都不行。肺动脉出血量非常大，他已经出了 2000 毫升的血了，人总共才 5000 毫升的血，推下来已经没有心跳了。之后马上就推过去大量输血，我就用碘伏一波，直接用刀把他胸腔划开，伸手

---

① ［美］阿瑟·克莱曼：《疾痛的故事：苦难、治愈与人的境况》，方筱丽译，上海译文出版社2010 年版，第 274－275 页。

就去把血吸了，这个病人就救活了，如果说那个肠子露出来的家属他看到了，他心里也不舒服啊。

X1：对，他觉得被您丢下了。

Z1：因为我知道那个肠子露出来的病人死不了啊，而这个马上要死了，所以说我觉得我真心不假，如果他还要来质问我、埋怨我、状告我，我也无所谓。

X1：您对得起自己。

Z1：因为别人怎么看你无所谓，你自己看得好就行了。这个情况当然也是非常极端的情况，发生在ICU嘛，我正好去看那个病人，这个人推进来又是个没有心跳的。

"仁者，人心"，情感本是人的自然属性，情感的自然流动和良性回馈往往是每个个体存在感和获得感的来源。面对未知的世界，医生和患者唯有彼此坦诚，才能形成心心相印和心意相通的善意的医患关系。

二　仁爱

"仁者，爱人"，这种爱是人与人之间的关爱，是基于同为人类的某种共同性和共通性基础之上的一种关切，这种人与人之间的情感关切，正是形成人类社会共同体的基本要素。这种爱不是情爱也不是亲人之爱，也不是基督教传统中的无差别的博爱。这种爱承认人的亲疏和远近导致的差等，但更强调的是人与人之间的温暖和关切。

孔子曰，"人之生也直"。情感是我们的本质属性，我们的确会受累于情感，同时也得益于情感。关键是我们不能否认情感的存在，这样一方面会导致人与自己、与他人、与自然界形成隔膜，导致异化；另一方面也违背了医学的目的和医生的使命。图姆斯指出，作为治疗者，医生的作用不仅是作为科学家，也是作为医患关系中的合作者。对患者活生生体验的充分理解是非常重要的，使医生不仅了解作为人的患者（在其角色中作为合作者），而且以科学家的身份治疗患者（运用科学知识为患者制定有效的治疗方案，医生必须对活生生体验有一种充分的理解）。[1] 同情源自对他人处境的理解，从一开始就是某种"感同身受"的共情开启的理解。孟子提到，当一个人看到一个

---

① ［美］图姆斯：《病患的意义：医生和病人不同观点的现象学探讨》，邱鸿钟、李剑译，广东高等教育出版社2020年版，第117页。

孩子靠近一个水井的时候就会情不自禁地担忧和紧张，人皆有"恻隐之心"，同情源自对他人处境的感知和"人同此心"的情感外推。

医生对患者应该是充满同情的，并且应该基于同情给予帮助。因为每一个患者都多多少少面临着人生的困境，需要医生的同情和照顾。科学的方法论是人们的双手创造出来的，因此无法涉及一些永恒的真理。我们建立科学理论，是为了组织和掌控这个世界，将各种现象局限在可控的范围内。科学的基础就是各种现象的重复出现以及人为制造的客观性。这是很强的后盾，让科学有能力去建立并阐释各种关于物质和能量的主张，但也让科学知识无法解释人类生命中存在主义的本能特性。人类生命本身就是独特的、主观的、无法预测的。也许在组织和研究重复出现的经验主义数据时，科学提供了最有用的方法，但科学却无法用来解释人类生命中最为核心的方面：希望、恐惧、爱、恨、美、妒忌、荣誉、软弱、奋斗、痛苦和美德。这些核心的情感与科学理论之间，总是存在一道鸿沟。① 因此，医生的职责，不是延缓死亡或让病人重回过去的生活，而是在病人和家属的生活分崩离析时，给他们庇护与看顾，直到他们可以重新站起来，面对挑战，并想清楚今后何去何从。② 在不能治愈的病患中，希望与坦率地面对疾病并向前继续走下去的勇气有关。在确信者在将来是可治愈的、目前是可被治疗的时候，医生能够帮助患者树立希望的能力。这不是一种无意义的保证，更确切地说，这是一件阐述患者病情的程度，与病患妥协，帮助患者即使生病也要向更好的生活努力。③

但医生们常常担心：如果工作中太多情感投入，是否会导致自身陷入"情感泛滥"的泥淖，或可能因为投入感情的病人最终转归不好引发自己的愧疚、痛苦，长此以往形成"情感过载"？

《中庸》第一章就道："喜怒哀乐之未发，谓之中；发而皆中节，谓之和。中也者，天下之大本也；和也者，天下之达道也。致中和，天地位焉，万物育焉。"某种意义上，如何完善自我，处理好适度和恰当的问题，即"致中和"一直是每个人毕生的修炼。医生需要对病人有充分的同情和适度的共情，同情是指在感情上对别人的遭遇产生共鸣；共情是指感受他人的感受。在一些书籍和文献中，二者常常混用。但本书强调，同情有两个内涵：一是"仁

---

① ［美］保罗·卡拉尼什：《当呼吸化为空气》，何雨珈译，浙江文艺出版社2016年版，第150页。
② ［美］保罗·卡拉尼什：《当呼吸化为空气》，何雨珈译，浙江文艺出版社2016年版，第146页。
③ ［美］图姆斯：《病患的意义：医生和病人不同观点的现象学探讨》，邱鸿钟、李剑译，广东高等教育出版社2020年版，第10页。

者，人心"，就是人的情感本性；二是基于情感的道德判断，表现为"忠恕"之道。同情可以通过共情达到，而共情是感同身受的一种体验，但同情更是一种含有理性的情理相容的道德情感。共情是一种换位思考引发的感同身受，共情能力是实现同情的先决条件，但共情必须适度，过度的共情认同如过犹不及的事物一样，本身会成为问题。所有年轻医生必然要经历职业成长中的某种共情能力的调适。通常，一名刚刚毕业的医学生总会一次次地在职业生涯中经受希望—挫折—错愕—失望—希望的循环。正如对一名年轻的 ICU 医生采访时所呈现的，医生需要充沛的情感去感知和同情患者的处境，但同时，医生也需要冷静和适度的共情来处理各种复杂的情况。

　　Z2：患者是不可控的，但是医生自己的情绪又是可控的，所以说作为医生的话可能要偏理性一点更好，不能太感性了。

　　X1：那您算是偏感性还是偏理性？

　　Z2：我偏感性。因为有时候抢救不过来病人我会哭，然后有时候会很急，但是这种情感的流露不能表述、表露在病人家属面前，只能自己在旁边处理。

　　X1：躲在医生的办公室里？

　　Z2：对，而且这种情绪有时候也不能说处理就处理得了。我自己有时候也特别着急，想抢救，一看这个病人还有机会，如果你要拉回去多可惜。

　　X1：就是说有些家属已经放弃治疗了，但您觉得还可以救。

　　Z2：对呀，还很年轻，就三四十岁那种，拉回去太可怜了。

　　X1：但是为什么他们放弃了，出于经济的原因？

　　Z2：基本上都是这个原因，如果你给他出主意，比如想办法在水滴筹或者轻松筹上给他一点点补偿的话，他们可能会坚持个两三天。如果能够看到效果、病情好转的话，我们就会继续治，就这样千方百计地说服他留下抢救。

　　X1：没办法是吧？所以您发现谁处理得比较好？让您感到在情感和理性两个方面的平衡处理得比较好？

　　Z2：你说医生吗？

　　X1：对。您想学习的榜样，不一定是具体的人或一个名字，就是说您感觉好的模式或者理想的模式应该是怎样的？

Z2：我们医院有一个比较让我钦佩的赵老师，他是神经外科的，比较理智，没有太多的情绪，但他知道什么该抢救，什么该放弃。

X1：是您想要的那种冷静理性的感觉？

Z2：对。

一位在儿科病房工作多年的资深医生说，有一次治疗儿童白血病，患儿本来已经很有希望转归，但忽然病情恶化，各位专家会诊完毕，她从治疗室走出来，看到孩子父母时忍不住哭起来。孩子逝世多年后，孩子母亲告诉她，正是看到主治医生哭的瞬间感到彻底崩溃。她从此明白，如果医生情绪失控，那么对于患者和患者家属而言更是一片黑暗。因此，医生对患者充分的同情是实现情感自然流动、以患者为中心的医疗目的；共情是实现和表达同情的某种手段和方式，适度的"共情"是必需的，但过度的共情是没有必要且有害的。一位医生分享了他对二者区别的把握。

X2：共情很重要。其实患者和医生之间应该建立一种共情，比如在面对这个疾病的时候，我们像一个战壕里的战友，这个时候你不能拖我后腿

X1：但是您不是生病的人啊，医生只是陪伴。

X2：你要去理解，理解他的痛苦，理解他的难处。

X1：那会不会因为与病人共情着病痛和绝望甚至死亡，所以医生承受着巨大的心理负担与压力？

X2：会。这就是一个医生的职业素质问题了。要入，又不能入深，而且要随时能抽离。如果这层关系处理不好，医生走不远的。因为当一个病人把他的所有隐私、把他的命交到你手上的时候，他没有跟你进行过情感的交流，没有一种基本的互信，你觉得他会是什么感受。

儒家所言的仁爱是一种基于情感共通和共鸣之上的一种人与人的关切。每个个体基于自己的感受来"推己及人"，医生设身处地得与病人沟通的同时，又基于专业训练中把握情绪的度。情感是一种感知，情绪是一种感知的外化，作为医生永远不能丧失自己的感知能力，但也要学会控制自己的感知外化表现。

三　仁医

好医生的标准是什么？毫无疑问，一名好医生一定具备优秀的情感与理性统一的综合素养：一方面医生应该有感受患者需求的能力；另一方面又有足够胜任的专业知识和专业能力。查尔斯指出，人们描述的理想的临床医生特征包括了科学的准确性、绅士的敏感性以及以病人为导向的社会理解。医生与病人之间的关系应该是一种双方的关系，而不是单向活动的总和。① 医生的"医学关注"导向临床图景，而其"人性视界"则集中于患者身上。② 医者仁心，好医生的情感内涵可能有两个方面：一是对患者体验的仁爱之情；二是基于"忠恕"之道、推己及人的情感判断。

一方面，好医生应该知道患者的困境和需求是什么，并帮助患者走出困境和对这些需求进行力所能及的回应。医学的一个重要目标在表面上与其说是解决我们身体和精神病患的紊乱，不如说是要发展一个置人类病患经验于核心的病患理论模式。③ 医患关系是"面对面"关系中较为独特的一种，其中彼此介入对方的处境（共享世界）是建立在患者的病情体验基础之上的。在患者来看，医生是因为身体有某些已被察觉到的不适（某些不寻常的感觉体验或功能紊乱或其身体中出现了某种可被认为是病患或疾病的改变），并且这些可察觉到的不适正是相遇的重点。患者与医生的关系有一种特殊的目的——患者的治愈，这一关系始终贯穿于这一可见的目的之中。④ 在慢性疾病的背景下，这意味着在目前身体或心理缺乏能力，并认识到紊乱是生活的一种方式的情况下，学会生活得更好一点。医学的目标必须有助于这个过程，不管在何种缺陷不可避免的情况下，都应尽可能地使患者生活得更充实一些。⑤ 由于强调疾病的治愈，治疗的重点可能集中在医学的干预，而不是直接面对患者的生存困境上；反过来，这种对于医学干预和治愈的强调又会激起

① ［美］查尔斯·罗森博格：《当代医学的困境》，张大庆译，北京大学医学出版社2016年版，第150页。

② ［美］图姆斯：《病患的意义：医生和病人不同观点的现象学探讨》，邱鸿钟、李剑译，广东高等教育出版社2020年版，第32页。

③ ［美］图姆斯：《病患的意义：医生和病人不同观点的现象学探讨》，邱鸿钟、李剑译，广东高等教育出版社2020年版，第1页。

④ ［美］图姆斯：《病患的意义：医生和病人不同观点的现象学探讨》，邱鸿钟、李剑译，广东高等教育出版社2020年版，第109页。

⑤ ［美］图姆斯：《病患的意义：医生和病人不同观点的现象学探讨》，邱鸿钟、李剑译，广东高等教育出版社2020年版，第3页。

慢性疾病患者不切实际的期望。在这里存在着一个巨大的压力要"去做"一些事情（"做"即等同于药物治疗或其他的医学措施）。这种既存在于患者也存在于医生的压力，极可能导致一些不恰当的治疗。此外，这种治疗不可避免的失败（在不能完全恢复健康的意义上）又会进一步导致失望、挫折和无助感。① 如果"治愈"被视为目标，那么疾病就是敌人，而患者的躯体就是战场。重点就是赢得战争，而无论其代价如何。将"疾病"作为一个抽象的实体来面对，它在某种意义上又与患者的躯体相分离。②

另一方面，好医生应该基于"推己及人"的"忠恕"之道进行情感判断。现代医学在面临医疗决策的时候，强调病人的"知情同意权"。因此，按照规范操作，也为了避免医疗纠纷，医生往往会在医疗决策前，告知病人和家属疾病情况、目前可能的治疗方案及可能的预后，然后医生会问，你选择哪个方案？在绝大多数情况下，被告知的一方是茫然和混乱的。一则是医学知识壁垒，一般人不能迅速理解自己的疾病到底意味着什么；二则并不知道各种治疗方案的差异在哪里、主治医生更擅长哪种；三则是身处其中的焦虑不安也影响其做出决策。因此，所谓"知情同意"似乎更多成为程式化的操作和合理规避诉讼的手段而已。问题是，怎样做出一个明智的临床决策呢？毫无疑问，单靠患者一方是不可能的。一个合理的决策围绕着患者的病情、支付能力、病人对病情的改善预期，也取决于医院的资源、医生的能力经验等。因此，医生不应该处于防御姿势的按部就班，而是能够作为患者的知己、顾问和仲裁者采取行动，使患者能够明白他或她的处境并做出正确的决策和判断。③ 这个时候医生可能会说，"如果是我遇到这样的情况，我建议……"医生把陌生人熟悉化的第一步就是"亲亲"，想象对方就是自己亲人，从而产生的关切和合情合理的判断。孔子曰："己所不欲勿施于人""己欲达必先达人""己欲立必先立人"。一所基层二乙医院的 ICU 主任分享了他如何在诊疗中"推己及人"的。

L2：在 ICU 里有很多患者，之前我们每天必须去查体、去跟他交流。

---

① ［美］图姆斯：《病患的意义：医生和病人不同观点的现象学探讨》，邱鸿钟、李剑译，广东高等教育出版社 2020 年版，第 111 页。
② ［美］图姆斯：《病患的意义：医生和病人不同观点的现象学探讨》，邱鸿钟、李剑译，广东高等教育出版社 2020 年版，第 112 页。
③ ［美］图姆斯：《病患的意义：医生和病人不同观点的现象学探讨》，邱鸿钟、李剑译，广东高等教育出版社 2020 年版，第 115 页。

比如昏迷的病人，我有时候也要去握他的手，这种肢体上的交流有时候也是治疗的一部分。比如你离患者远，在视频上给他治疗和面对面治疗是不一样的感觉，所以有时候病人不愿意远程会诊，很多家属宁愿多花点钱把教授请到面前，视觉、听觉还有触觉很重要，所以有时候我每天都要和病人握手，有些医生有时候感觉 ICU 病人因为有很多细菌而不愿意接近，就得远远地站在那里谈，还有的科室医生在摸病人之前，要戴手套，我会说你干嘛？又不是传染病，脱掉。你还有温度，温度会让病人感受到。虽然我们护士长经常说这样不讲卫生，但我认为肢体交流更重要。还有，我的病人对我的依赖程度比较高，是因为我有时候站在患者的角度，比如使用约束带，站在医疗安全或各种制度方面，我把他绑得严严实实的，他不去拔管子我不扣钱、他不坠床我不扣钱。但是你想一下，护理员去休息，把病人绑一天，你来谈谈感受，为了顺利交班就把病人绑住，在情感上是合理的吗？

所以有时候我说今天的任务是下床，虽然这个工作很复杂，但是人还是要接地气，病人也要踩到地面上来，但有时候他们觉得我这个做法很奇葩，本来事情就做不完，还让我们把病人弄下来。这就是为什么后来我在 ICU 里安了两个电视，因为特别烦躁的病人的关注力全部在工作的仪器声音上，放一个电视，分散一下会好很多。

因此，医学教育应该教会医学生释放自己的情感，保持充分同情的同时适度共情。如果医学教育者不能要求学生充满同理心地对患者的痛苦做出回应，他们至少应该可以训练学生具有同理心的先决条件———能够感知痛苦解释所感知的，在共鸣和超然之间达到平衡，能够多角度地看待疾病，预见疾病的衍生事件，能够被感动而采取行动。[①]

第二节　倾听与对话

"工欲善其事必先利其器"，如何构建良好的医患关系？总有医生抱怨病人素质低难以沟通，总有病人抱怨医生"目中无人"。事实上，正如孔子所

---

① ［美］丽塔·卡伦：《叙事医学：尊重疾病的故事》，郭莉萍译，北京大学医学出版社 2015 年版，第 10 页。

言，"诚者，天之道也；诚之者，人之道也。"医生和患者都是人，彼此是否真诚是可以感受到的。不排除有蛮横的病人和坏医生，但人与人之间的良性交往总是以诚开启的。成语"开诚布公"，也许道出了关键，基于坦诚的倾听与对话，在尊重情感互动的自发性的同时，可以构建医患之间"心意相通"的互动模式。儒家情感主义重视人作为目的的存在，而不只是实现技术目标的手段，病人不只是疾病的携带者和技术实施对象，医生也不只是医疗技术的载体，医患双方应该都作为人出现在彼此的视线中。医患关系中的"情感回归"，使得诊疗的目标不再只是技术对疾病的胜利，更是患者和医生作为完整的人的价值实现。在儒家情理交融语境下，医患双方"心意相通"互动模式得以构建，双方都是情感的发生者和接受者，医生既无需压抑自身情感表达，也不会把接受患者的情感表达视为负累。

一　人同此心

工具理性主义思维主导下的医生会更关注自己想要的数据和信息，因此他们的诊疗更像是基于各种数据和指标的基础上进行抓取信息的过程。事实上，病人会通过医生的身体语言和眼神，来确认医生是否真的在倾听自己的诉说。有研究发现，医生的点头方式、不安或者一个注视都会影响患者诉说他们的疾痛故事；当医生巡视病房的时候，如果医生坐在患者的床旁，与患者平视，哪怕事实上双方交流的时间是一样的，患者的主观感觉是医生付出了更多的时间用于倾听。[①] 如果医生没有真正的倾听，医生事实上阻断了情感的交流，形成了一个自我的情感封闭的茧房。因此，不管是出于保护自己在治疗重症患者时不为悲伤所累，还是保证其临床判断的客观性，医生的行为似乎与患病和垂死的患者相隔很远，他们对疾病的理解，以及什么是导致疾病、如何治疗疾病、如何在情感上回应疾病的出现都与患者有巨大的差别，导致了他们与患者之间的隔阂。而且，效率与效益观念下形成机械景观的医生不仅不听病人诉说、对病人关闭了情感通道，甚至也与其他医务人员和社会形成了某种隔膜。时间和金钱的压力侵蚀了医学教育曾经的主要特点——亲密的师徒关系和言传身教；转诊大战削弱了医生与护士、医生助理、社会工作者、治疗师、心理学家相互尊重的同盟关系，结果是许多医务工作者感

---

① ［美］阿瑟·克莱曼：《疾痛的故事：苦难、治愈与人的境况》，方筱丽译，上海译文出版社2010年版，第58页。

到孤立、不被信任或互相争斗，而不是为了患者的利益一起工作。[1]

那么如何构建良好的医患关系？孟子曰，"人同此心"。事实上，构建良性医患关系的第一步是需要医生承认情感存在的第一性，敞开心扉感知病人的感受，开始学会真正的倾听。真正的倾听应该是有情感的自然双向的流动，真正的倾听应该是饱含着人际间那种真诚与达成共识的努力。事实上，现实的医学是一种过度自信和缺乏内省的技术医学，通常与之相比较的是：医学应该对情感需求、生物个体、特定的人生活的社会环境等做出回应。[2] 而任何时候都不能忘了医学的初心：医学是人类情感和人性的表达，目的在于维系人类自身的价值和保护自身的生产能力。[3] 一位工作 5 年的 ICU 医生分享了她与病人交流的感受和经验。

　　C1：我觉得刚开始的时候，有些事情就是说说话，刚进入这个行业，有的时候就不能太主观地跟家属沟通，跟家属沟通最大的一个误区就在于很多主观的思想想要灌输给患者家属，比如我认为这个病是怎么样的，那时对患者本人的了解太少，对患者家属的了解也太少。

　　X1：那现在呢？

　　C1：现在我知道要先倾听，要先了解家属的期望值，或者他的目标，然后从你的角度再跟他沟通。刚开始我们要先分清主次，换一个方向。这就是刚入行业时的误区和现在进入行业以后你得到的最后一个结果，主次要先颠倒一下，先从了解别人的目的开始，再了解他的需求，然后再从自己的角度给他解答。以前我们是直接跟你说这个病是什么，现在主次可以先颠倒一下，这样可能有时候让病人及其家属觉得这场对话他在主动地把握节奏，可能心里会更好受一点。一个谈话，如果说你在主导别人，别人就算最后理解了，他心里可能是不舒服的，有时候，他得有个倾诉对象，他把该说的都说完了，心里可能就放下了，就觉得这场对话或者沟通就是成功的。我觉得现在做了这么久的医生，最大的改变就在这里。我们以前是直接说，现在则是先倾听，技巧性和观念要改变，但这种改变不是说一下子就改变了，得慢慢积累以后才能改变。

---

① ［美］丽塔·卡伦：《叙事医学：尊重疾病的故事》，郭莉萍译，北京大学医学出版社 2015 年版，第 9 页。

② ［美］查尔斯·罗森博格：《当代医学的困境》，张大庆译，北京大学医学出版社 2016 年版，第 148 页。

③ 韩启德：《医学的温度》，商务印书馆 2020 年版，第 180 页。

X1：像您这样得到的经验，平时有跟别人交流吗？或者能听到别人跟您讲过这方面，比如沟通的技巧之类的吗？

C1：就是自己总结一下，或者是在不断地同家属的沟通中，突然就发现了这个点，我不该说这个话，但有的时候，就会有这种意识在里面。

访谈中提到的医生对自己经验的反思和思考是非常重要的，通过这种回顾性的分析，会发现患者显性话语背后的隐性动机，可以真正为患者答疑解惑。对医生来说，表达医学的解释模式是一种翻译。如果表达得好，医生受益极大：那些得到正确咨询的患者及其家人会尽力配合，促进治疗的进程；如果表达得不好，临床沟通就会出现严重的问题，导致医患关系不稳定，治疗受损害。解释的技巧与医生对患者理解水平的敏感性、了解患者的意愿，以及他的朴实、简练的语言能力有关。精通这种转译技巧的人，都有运用患者的隐喻甚至他们的模式来说明生物医学的资料，并提出具有说服力的生物医学判断的能力。这里有一个向患者解释的修辞问题，而医生在做出临床判断、说服患者及其亲密社交圈的态度和技巧时有着很大的差别。① 同一位医生分享了在治疗病人的过程中，如何理解病人常常问的一句话——"医生，我这个病为什么越治越差了？"

C1：病人其实最大的一个问题，也是他最爱问你的问题就是：我这个病为什么越治越差了？这是你很难解答的一个问题。

X1：那您是怎么回答的呢？

C1：这个问题其实很难解答。现在很多医生都是从病理、生理方面去给他解答，为什么这个病是一个发展性的、药物对其效果不好等。其实我以前也是这样解答的，就说这个病本来就重，有可能吃了药效果也不好，比如一个肿瘤病人，他到了医院的结局跟不进医院的结局其实是一样的，有些家属能够理解他就理解了。但是有位高年资老师跳出来问我，为什么家属会给你提出这个问题？家属为什么要问你为什么越治越恼火？因为这个问题他不是在刚进医院时就会提问，它是在治疗一段时间后才会提出来，那么其实就有一个暗示在里面，即家属对你的信任度没有达到对医生的预期，这其实不是说家属之前不好沟通或者怎么样，

① ［美］阿瑟·克莱曼：《疾痛的故事：苦难、治愈与人的境况》，方筱丽译，上海译文出版社2010年版，第290页。

可能就是之前沟通的某个点让他没有对你产生很好的信任感。

X1：其实还是信任问题。

C1：对，信任问题。他反映的不是说他不理解这个病，他反映的是他现在这个家庭对你治疗这个病人没有达到一个信任的状态，如果真的是那种好沟通的病人，他是很少提出这种疑问的。然后有些经验丰富的老师就会说，你要去追踪一下这个病人为什么现在要给你提这个问题，发生了什么，或者说此时他的需求是不是变了？就像在重症监护室遇到存在这类问题的病人，我们总结了一下原因，多数是因为有些病人治不起了，家里已经没有经济能力来治疗他的病了，其实根源是在这里。

X1：出现了新的情况。

C1：对，他为什么会在治疗一段时间后才提这个问题？这个问题肯定不是现在才发现的，但是他会在这个节点提出来，是因为其他原因。现在有些生活阅历或沟通阅历的老师，他们会点醒我们，提醒我们思考：为什么会问你，你应该怎么回答这个问题，你要想这个病人为什么会在这个时候问你这个问题，当你把这个问题找到了，你就能解答这个问题了。的确如此，有些病人家属你仔细追问一下，就会知道他为什么会提这个问题。还有一个例子，有个患者家里突然回来的亲戚对医学这方面特别了解，他知道情况后就来问你，为什么我觉得这个病人越治越严重了，这也是一种原因，家里新的因素参与进来，所以才会出现这种新的问题。再就是之前我们提到的，ICU 里遇到比较多的这类病人，家里面花的钱确实太多了，到后期也看不到一个尽头，他看不到希望的时候，就会产生一种焦急，他会觉得自己的付出没有回报，这个是很正常的，我也确实很理解，比如他花了大价钱，最后这个人确实回不来了，这个时候就需要同理心去安慰他，而不是说你去给他解释这个病确实难治，这个时候的安慰可能比他最后得到的那种心理上的安慰更重要。

医生必须诠释种种非语言的、隐喻性的沟通方式，以便敏感地领会言外之意，觉察被掩饰的和被杜撰的部分。解释模式是医生对他所认为患者的想法的诠释，并非患者实际陈述的直接翻译。[①] 为了充分地评价患者的观点和确认患者究竟想要什么样的护理，医生必须清楚患者的解释模式（与生物医学

① ［美］阿瑟·克莱曼：《疾痛的故事：苦难、治愈与人的境况》，方筱丽译，上海译文出版社 2010 年版，第 289 页。

的解释模式相对立）。这意味着要明确关注患者的叙述，并且要求患者详细说明这些事情，如症状在某特定时间出现的原因，他或她对于引起这种症状的原因的理解以及病情的预期进展和已被察觉到的严重性。此外，为了理解病患对于患者的意义，图姆斯建议医生应该问道："这种病（或治疗）主要是通过什么方式来影响你的生活的？""关于这种病患（或治疗）你最担心的是什么？还应该指出，关于后一个问题的看法通常由患者在叙述病患中透露出来。尤其是在提供病患体验的叙述说明中，患者应集中关注病患所反应出的生活世界的破坏，并且尝试表达这种破坏所带来的影响。"[1] 事实上，对医生们来说，在所有对患者的反应中，愤怒是最难控制的。医生对付自己的愤怒以及其他烦扰情绪和伦理的反应，有一个有效的方法，那就是诚恳地检查他的解释模式，找出影响他思考治疗的强烈不满情绪和习惯道德判断的依据。临床医生应该检查他的解释模式，然后评定个人或专业的偏见是否对治疗造成不利的影响。这应该成为临床例行工作的一部分。[2] 真正用心的倾听可以捕捉言外之意，及时满足患者的需要，构建良性互动的医患关系。说到底，医学也许不能总是治愈患者，但至少可以安慰患者。

二　推己及人

如何知道正确的沟通方式？如何听出患者的弦外之音？如何更好地理解患者的感受、真正地安慰患者？儒家情感哲学的基础是人与人之间的同情共感，强调具体的人在具体实践中的情感感知和基于情感感知基础上的道德判断。因此，具身性和实践性是儒家哲学的独特之处。构建良好的医患关系的第二步是学会"将心比心"，即在充分倾听了患者诉求的基础上换位思考，某种情景的置换中推己及人，从而更好地理解患者的诉求，并真正的帮助患者。如何知道正确的沟通方式？如何听出患者的弦外之音？如何更好地理解患者的感受，真正地安慰患者？无独有偶，近年倡导的叙事医学就是一种"将心比心""推己及人"的路径，真切地了解患者经历了什么。叙事医学（Narrative Medicine）是在 2001 年由丽塔·卡伦（Rita Charon）提出的医学概念。叙事医学是"由叙事能力所实践的医学"，充分挖掘了个体的叙事能力，在很大

---

① ［美］图姆斯：《病患的意义：医生和病人不同观点的现象学探讨》，邱鸿钟、李剑译，广东高等教育出版社 2020 年版，第 103 页。

② ［美］阿瑟·克莱曼：《疾痛的故事：苦难、治愈与人的境况》，方筱丽译，上海译文出版社 2010 年版，第 294 页。

程度上整合了医学的专业性与普世性，为科学与人文之间的交流开辟了通道。每一个医生应该有某种对患者感受的想象力。只有理解了患者如何饱受病魔的折磨，医生才能对患者提供有效的临床帮助，但是这需要医生进入患者的世界（哪怕只是通过想象力），并从患者的角度看待和理解这些世界。做出正确的诊断需要一种关于疾病和健康的亲身经历的、不言而喻的知识，而这些知识只能来源于疾病自然史的浸淫和对每个患者的身体在长时间内变化的仔细观察。医生考量自己围绕患者和死亡的生活的得失时必须要反省和自我审视，而把自我作为患者疗愈的工具更是要冒风险的，需要医生了解自我并意识到自己的独特性。[1] 有效的交流则要求医生做到几件事：注意倾听，认同理解患者感觉病患的重要性，乐意尝试发挥人的想象能力，尽可能地通过患者的眼睛看世界。[2] 将心比心的关键是真诚的情感交流，因此比实用技巧更有价值的，是医生以自己的身份表示他有真挚的热诚，认真地寻找疾痛和病人的社会环境方面的历史。[3]

这也是为什么很多忽然成为病人的医生开始明白病人需要什么，也开始明白自己做医生的时候还有什么欠缺。保罗在自己的医生和自己讨论手术预后的时候，忽然发现"当我自己成为这个数据中的一员时，我与数据的关系，就完全改变了"。甚至医生作为家属去医院的时候，也产生了对自己平时行为的检视。

　　Y：我在我们医院当过家属、在华西医院当过家属、在北京协和医院当过家属，所以可以说我在各个级别医疗层次的医院都当过家属。一个总体概念，病人挺难的，病人家属也挺难的，你不去当家属你是想象不到的。举个很简单的例子：病人第二天上午有手术，家属上午来找主刀医生签字，医生没来，通知家属下午再来。对于医生，可能昨晚做了通宵手术，当天上午还有手术，所以让家属下午来，告知第二天病人手术。医生已经做得很好，但病人家属可能是向自己老板请了半天假没有办成事，打乱了自己的节奏。

---

① ［美］丽塔·卡伦：《叙事医学：尊重疾病的故事》，郭莉萍译，北京大学医学出版社 2015 年版，第 11 页。

② ［美］图姆斯：病患的意义：《医生和病人不同观点的现象学探讨》，邱鸿钟、李剑译，广东高等教育出版社 2020 年版，第 10 页。

③ ［美］阿瑟·克莱曼：《疾痛的故事：苦难、治愈与人的境况》，方筱丽译，上海译文出版社 2010 年版，第 284 页。

X1：你们跑到那么远的地方去做手术，可见也是觉得这个地方的资源更好。

Y：不，因为我们有亲戚是那边的科主任，当时因为都要特需门诊，血液也查了，但是彩超卡那了，我和我妈大概等了三个半小时，当时我觉得能够进行彩超，三个半小时怎么都可以做彩超了，但你知道三个半小时我们等到了什么吗？给我一张预约条告诉我，大概三周以后来做彩超。

X1：天哪。

Y：但后面通过一些方法解决了这个问题。

X1：那一般人呢？

Y：所以说，一般人呢？这怎么弄？很多麻烦的东西。像我妈做完手术，第三天就化疗了。我妈是拔了针以后，我马上就和她坐飞机飞回来了，因为我知道协和的床位是非常紧张的，如果她出现化疗反应的话，我在北京弄不了，或者要花非常高的成本。没办法，我妈十点拔的针，十一点半出的院，然后下午两点四十我们就起飞了。

X1：她的身体经得住这样奔波吗？才做了手术。

Y：没办法。那有什么办法？真的是没有办法。

除了叙事医学之外，还有微型民族志和生活简历。民族志，又称人种志，是一种写作文本，是人类学的一种研究方法，是建立在人群中实地调查（FieldResearch）基础下第一手观察和参与之上的关于习俗的撰写，或者通常说是关于文化的描述，以此来理解和解释社会并提出理论的见解。在医疗中引进微型民族志的目的，是要让医生深入患者疾痛的生活经验中去。医生尽可能地了解（甚至发挥想象力去感知、感觉）疾痛经验，就像患者那样去理解、领会和感觉它。① 生活简历过去是（现在有些地方仍是）临床工作人员必须做的住院登记记录，是标准详细病史的开头部分。在这部分中，医生要求患者和家属概括说明病人的生活经历，如态度、个性、主要生活目标和障碍的沿袭与改变，以及处理疾痛和其他严重症状的相关经验……医疗的重大特权之一，就是被允许进入患者的生活隐私。这项特权除了对治疗有实际价值外，至少还有其他两种重要意义。其一，患者的简历一旦成了医疗的一部

---

① ［美］阿瑟·克莱曼：《疾痛的故事：苦难、治愈与人的境况》，方筱丽译，上海译文出版社2010年版，第282页。

分，治疗过程淡化患者的人性，剥夺其疾痛经验的特殊性的可能性就会大大减少。其二，也是同样重要的，倾听患者的生平经历会使医生对此病案保持积极的兴趣。我们可以从本书的几个病案中看到，医生很容易受到挫折，变得士气低落和厌烦。耳濡目染病人的简历，进而有兴趣诠释它与疾痛的关系，往往会重新赋予医生活力。医生从道德动因出发与病人接触，会使他们振奋士气和道德精神。①

第三节　理解与重塑

医患关系失和与工具理性主义导致的某种科学万能的机械图景有密切关系。在医疗科学技术迅速发展的今天，我们不断有了新的延缓衰老和拯救生命的可能性，这一定程度上导致人们对于医疗技术和医生产生了错误的期待。如何看待生命？如何看待死亡？如何看待疾病？如何看待医学？这一系列问题的答案需要重新思考。不同于西方理性主义传统对自然和外部世界的隔膜，儒家情感哲学一直把人作为自然生命谱系中的一员，因此构建了某种顺其自然的生死观，承认疾病的复杂性和医学的有限性的基础上采取了视死如归的态度。儒家情感哲学主张：生老病死本是自然节律，抗拒疾病、延缓衰老的技术手段是有限度的，敬畏自然的复杂、不可知，接受生命的有限、不可控，"知生安命"方能使人类不致在技术至上、医学万能的"迷梦"中迷失。

一　知生安命

孔子"未知生，焉知死？"（《论语·先进》）一语中表明了孔子对于生命的尊重与热爱。不知道"生"，如何去了解"死"；没有"生"又何以言谈"死"，更无法言谈人生之其他。对"生"没有尊敬可言，对"死"就永远无法心生敬畏，无论是医者还是患者，在面对生死时都应有正确的认知和态度。

知生安命在儒家生命伦理中占据重要位置，释义为注重生命，肯定生命，强调"生存"的重要性。在《诗经》时期，人们认为生命乃是上天所赐，是神的旨意，天地是万物之母，上天有好生之德。在《诗经》中，往往以言物起兴来表达对生命的崇拜。如"螽斯羽，诜诜兮。宜尔子孙，螽斯羽，薨薨

---

① ［美］阿瑟·克莱曼：《疾痛的故事：苦难、治愈与人的境况》，方筱丽译，上海译文出版社2010年版，第286页。

兮。宜尔子孙,绳绳。螽斯羽,揖揖兮。宜尔子孙,蛰蛰兮"(《周南·螽斯》)。诗人用蝗虫多子来表达对多子者的祝贺,从而传递出对生命的渴望。在《诗经》有大量用鱼来起兴的诗文。如"敝在梁,其鱼鲂鳏。齐子归止,其从如云。敝笱在梁,其鱼鲂。齐子归止,其从如雨。敝笱在梁,其鱼唯唯。齐子归止,其从如水"(《齐风·敝笱》)。从这里可以看出,人们对生命是认可的、崇拜的,生命从大自然中孕育,来之不易,求之,珍之,惜之。知生安命除了肯定生命,还在于安于命运。《庄子·德充符》中道:"知不可奈何而安之若命,唯有德者能之。"《韩诗外传》道:"传曰:安命养性者,不待积委而富。"《园葵赋》道:"荡然任心,乐道安命。"《送卢日新序》道:"读古人之书,求志于义,安命于时,其退有以为仁,其进有以为智,使后有述焉,岂不善哉!"《怜香伴·惊飓》道:"达人长避险,戒临危,知安命。""安"字释为安稳、安宁、平静。安于命运释为平稳,安定地度过一生。这种平稳安定往往只有大智者才能做到,不以物喜、不以己悲,不因事急,不因灾惧,不因祸避,临危不惧,化险为夷。知生安命无论是对于医者还是患者都应当是首要遵循的,因为对生命的认可和肯定是践行生命的基础,无论是经历生命的患者,还是可以修复生命的医者,认可生命才能知道生命的珍贵和意义,生命生于自然,自然中的一切生命都是值得珍惜的。

知生安命在强调生命的诞生基础上更加注重生命的延续。《左传·襄公二十四年》记载:"穆叔如晋,范宣子逆之,问焉,曰:'古人有言曰:死而不朽,何谓也?'穆叔未对。宣子曰:昔匄之祖。自虞以上为陶唐氏。在夏为御龙氏,在商为豕韦氏,在周为唐杜氏。晋主夏盟为范氏。其是之谓乎!穆叔曰:以豹所闻,此之谓世禄,非不朽也。鲁有先大夫曰臧文仲,既没,其言礼,其是之谓乎!豹闻之:大上有立德,其次有立功,其次有立言。虽久不废,此之谓不朽。若夫保姓受氏,以守宗祈,世不绝祀,无国无之。禄之大者,不可谓不朽。"这段对生命不朽的讨论反映着一种大生命观,在宗族和世袭制度下的生命意识。氏族的绵延不绝构成了一种大的生命体,也强化了传宗接代的意义。

知生安命的另一重含义是对父母给予生命的感恩,尊重生命的安排,这其实也是大生命体循环下的分系。身体发肤受之父母,父母是构成子女生命的源泉。这种生命伦理思想不仅体现在父母与子女的血缘关系上,也体现在父母对子女的养育。关爱之恩,子女对父母的反哺之情中。《小雅·蓼我》道:"蓼蓼者我,匪我伊蒿。哀哀父母,生我劬劳。蓼蓼者我,匪我伊蔚。哀哀父母，生我劳瘁。瓶之罄矣，维罍之耻。鲜民之生，不如死之久矣！无父何怙，无母何恃！出则衔恤，入则靡至！父兮生我，母兮鞠我。拊我畜我，长我育我，顾我复我，出入腹我。欲报之德，昊天罔极。"此诗从劳动者的视角赞美父母养育的艰辛，也传达出子女对父母生育与养育之恩的感慨，同时又因不能反哺父母而哀叹。在《豳风·鸱鸮》中道："鸱鸮鸱鸮！既取我子，无毁我室。恩斯勤斯，鬻子之闵斯！"在《小雅·四牡》中道："翩翩者鵻，仔飞载下，集于苞栩。王事靡盬，不遑将父！翩翩者鵻，仔飞载止，集于苞杞。王事靡盬，不遑将母！"在《邶风·凯风》中道："睍睆黄鸟，载好其音。有子七人，莫慰母心。"这些诗句都传达出父母对子女的生育之功，养育之情，关心之爱，以及子女对父母的感恩，父母是子女的源头，子女是父母的延续，这种世代传承的关系构成了儒家的大生命体，并在此基础上衍生出父慈子孝，不孝有三、无后为大，百善孝为先等生命观。

绝大多数医者和患者都能做到"知生"，肯定生命和认可生命，一个人的一生无论有多么顺利都该知道生命的不易，生命诞生的艰辛，生命成长的漫长，但"安命"却很少能做到，因为不以物喜、不以己悲，临危不惧，化险为夷的能力不是谁都能具备的，特别是患者在得知自己或家属患重大疾病时不知所措，这其实就是无法"安命"，无法以平静的心态对待自然生命的出生与消亡。在知生安命这一层面，大多数人都比较注重生命的延续，认为生命的传承是对家族或社会的一种责任，对大生命体观念持比较认可的态度，但知生安命的第二层面常常被人忽视，安命还在于感恩，对生命源泉的感恩，尊重生命的安排，无论来到世上的是一具什么样的躯体，美丑或残健都不应该被质疑或讽刺，它都是生命的一种状态，应该受到尊重。

如何安命？儒家提出了"为仁仁"的价值导向。正如前文所述，儒家对整个生命历程的价值规定和导向。孔子主张"克己复礼为仁"，这其实是孔子对于安命的一种法则，前者是"己所不欲，勿施于人"，后者是"己于达必先达人，己欲立必先立人"，人在世需遵循"仁"的法则，不仅对自己要施以"仁"的约束，也当对他人施以"仁术"，而"仁术"则是孔子讲的六艺。孔子在论君子与小人的区别时，讲道："君子之仕也，行其义也。"（《论语·微子》）"君子喻于义，小人喻于利。"（《论语·里仁》）用义礼与利益的平衡来区分君子与小人，其实也侧面表达出人安身立命的道德追求和价值导向。《礼记·大学》有云："古之欲明明德于天下者，先治其国；欲治其国者，先齐其家；欲齐其家者，先修其身；欲修其身者，先正其心；欲正其心者，先诚其意；欲诚其意者，先致其知，致知在格物。物格而后知至，知至而后意诚，意诚而后心正，心正而后身修，身修而后家齐，家齐而后国治，国治而后天下平。"只要明确自己的目标和信仰，格物修身，修炼德性。是非曲直的分明，真诚伪善的辨别，久而久之，小至家庭大至国家的治理总能实现公正和正义。《论语》中道："志士仁人，无求生以害仁，有杀身以成仁。"（《卫灵公》）所以在生死过程中，生是有价值的，死本身没有价值，而"仁心""仁德"使生的价值得以彰显。

人应该怎样活着？《左传》中范宣子和叔孙豹的一段对话尤为经典："穆叔如晋，范宣子逆之，问焉。曰：'古人有言曰，死而不朽，何谓也？'穆叔未对。宣子曰：'昔匄之祖，自虞以上为陶唐氏，在夏为御龙氏，在商为豕韦氏，在周为唐杜氏，晋主夏盟为范氏，其是之谓乎！'穆叔曰：'以豹所闻，此之谓世禄，非不朽也。鲁有先大夫臧文仲，既没，其言立，其是之谓乎！豹闻之，大上有立德，其次有立功，其次有立言。虽久不废，此之谓三不朽。……'"（《襄公二十四年》）"立德""立功""立言"成为儒家思想中的三不朽。具体说，"立德"是指献身于道，以身携道，终身献身于高尚的道德行为，以卓越的人格和行为成为世人的楷模。"立功"是指对国家和社会事务，包括政治、经济、文化、军事等事务有突出贡献的人。"立言"就是创造言说，从思想上拓展生活境界，为团体生活找到最佳方案。他们认为人之所得需从他们或社会对人的评价中寻找，人的肉身会消失，但精神永远不会。

综上所述，儒家情感哲学主张每一个生命都是平等的，值得被尊重，每一个生命都是珍贵的，不能做无谓的牺牲。俨然，当生命降生顺应接受，当死亡来临默然接受，生死乃自然之道。安身立命在于找到整个生命的价值导向，用"己所不欲，勿施于人"，"己欲达必先达人，己欲立必先立人"明确自我目标，格物修身，以"仁心""仁术"修炼德性，"立德""立功""立言"不断实现自我的个人价值和社会价值。肉体凡身不能永久，但精神却可长立，所以在考虑自我价值时，应把视野放于整个自然界中去观察和体悟何为不朽、何为意义。

二　顺其自然

疾病一直是人类永恒的话题，人类历史上与疾病的斗争从来没有停止过，在这个意义上，人类的历史可以说是同各种疾病进行抗争较量的历史。回顾人类的疾病史，病痛给人类的健康和生存造成了极大的挑战。在疾病的诸多隐喻中，常常伴随对疾病的神秘化叙事和令人恐惧的厌恶，"尽管疾病的神秘化方式被置于新的期待背景上，但疾病（曾经是结核病，现在是癌症）本身唤起的是一种全然古老的恐惧。任何一种被神秘之物加以对待并确实令人恐怖的疾病，即使事实上不具有传染性，也会感到在道德上具有传染性。"① 在19世纪，结核病被认为是一种难以治愈？神秘莫测的疾病，当它的病因并未被医生查清楚时，它总是被当作对生命的邪恶来对待。几乎所有人，包括研究医学疾病的科学家在内都对此感到无能为力。"疾病"这个词语在人们看起来其实是有道德色彩的，感冒和癌症背负着两种全然不同的道德境遇，若是感冒，只会让人觉得你该休息一下或是最近状态不佳，过一个星期就好了，人们会投来怜惜的目光；若是癌症，就会被置于受到歧视甚至身败名裂的道德境遇。因为在人们的观念里，癌症是不堪启齿的。"只要某种特别的疾病被当作邪恶的、不可克服的坏事而不是仅仅被当作疾病来对待，那大多数癌症患者一旦获悉自己所患之病，就会感到在道德上低人一头。"② 也有可能出现其他道德困境，例如一位性病感染者会被人们认为"活该"，是患者自己在行"越轨"之事而染上的，即使有病痛也不值得被同情，反而成为被指责的对象、诸如此类的认识在今天已愈发普遍，不可避免，但事实真的无法改变吗？

何为疾病？标准定义是，疾病（Disease）是一个极其复杂的过程，许多情况下，从健康到疾病是一个由量变到质变的过程。当外界致病因素作用于细胞，达到一定强度或持续一定时间，也就是说，致病因素有了一定量的积累，就会引起细胞的损伤，这个被损伤的细胞出现功能、代谢、形态结构紊乱。很明显这个定义是基于生物医学的模式而得出的。疾病在古希腊时期可能是基于体液论基础上的某种失衡；在中国传统医学中可能是阴阳失调。疾病的现代观念有两个发展阶段。第一阶段是接受了疾病是特异性实体，具有应的临床病程及病理学基础的观点；第二阶段是19世纪病理学的发展开启了传染病病因学研究的革命，即细菌理论。这个新理论强调并进一步证实了之前已经被医生和临床病理解剖家描述的疾病实体的本体状态。19世纪晚期细菌学的重大发现使人们逐渐质疑惯有的整体论疾病模型的可信度，更加支持以疾病特异性、还原论和机械论为取向的疾病观的中心地位。③

① ［美］苏珊·桑塔格：《疾病的隐喻》，程巍译，上海译文出版社2020年版，第6页。
② ［美］苏·桑塔格：《疾病的隐喻》，程巍译，上海译文出版社2020年版，第8页。
③ ［美］查尔斯·罗森博格：《当代医学的困境》，张大庆译，北京大学医学出版社2016年版，第62-63页。

对疾病的认识离不开对疾病的生理感知，即身体的病痛。病痛体验是多维的主观体验，从不同的角度分析会产生不同的理解，有学者认为病痛与疾病存在本质区别，病痛更加强调症状和人类内在痛苦的社会生活体验，包括患者自己能认知到的身体功能失调和身体组织衰竭；而疾病多是强调身体偏离正常标准的状况。疾病的定义受到历史、社会和政治背景的影响；病痛体验则伴随着文化的进步、患者素养的提升和医务人员对生命的感知而改变。即便是较为轻微的症状，忍受病痛的人们也还是会质疑自己生活的全部，试图为自己的疾病找到合适的解释，因此疾病与个体对于自我的认识是具有内在联系的。病痛的发生是对主体的完整性和自我的存在构成的某种威胁，主体的身份也因此从健康者转变为病人。

当患者求医时，病患具体生动的直接经验被医生"强行"纳入医学的分类范畴和因果解释范畴之中，并加以概念化，病患被当成了一个细菌感染或组织损伤的问题或事实，各种症状与体征都按照物理符号进行了重新解释，并翻译成各种客观的量化的数据。至此，病患通过医学范畴界定被构造成一种理性抽象的存在物。[①] 正如福柯指出给疾病分类的思想提供了一个基本空间，疾病只存在于这个空间里，因为这个空间把它构造成一个自然种类；但是它又总是显得与那个空间不协调，因为它体现在实在的病人身上，呈现给预先武装起来的医生的观察目光。[②] 分类医学或分类凝视的出现对人类理解生命创造了更好的契机，通过分类凝视，"医生和病人被卷入一种前所未有的亲密关系中，被绑在一起。医生是一种更专注、更持久、更有穿透力的凝视而导致的，病人是因虽然沉默但不可替代的特质而导致的，这些特质在他身上泄露出——既揭示又变换——秩序井然的各种疾病形式"[③]。经过这样的凝视，疾病形成原理的面纱仿佛被掀开了：它仅仅是自然的一般秩序。"疾病的秩序不过是生命世界的一个'复写'（décalque）：都是由同样的结构支配着，具有同样的分工形式，同样的布局。生命的合理性与威胁着它的东西的合理性完全同一。它们的关系不是自然与反自然的关系。相反，因为二者具有同样的自然秩序，因此二者相互契合、相互重叠。人们在疾病中辨认生命，因为对疾病的认识正是建立在生命的法则上。"[④]

---

① ［美］图姆斯：病患的意义：《医生和病人不同观点的现象学探讨》，邱鸿钟、李剑译，广东高等教育出版社 2020 年版，前言第 5 页。
② ［法］米歇尔·福柯：《临床医学的诞生》，刘北成译，译林出版社 2011 年版，第 8 页。
③ ［法］米歇尔·福柯：《临床医学的诞生》，刘北成译，译林出版社 2011 年版，第 16 页。
④ ［法］米歇尔·福柯：《临床医学的诞生》，刘北成译，译林出版社 2011 年版，第 6 页。

近年来，以还原论、机械论为基础的疾病观遭遇了重大的挑战和困境：一是整体论、有机论的世界认识；二是在生物—心理—社会医学模式下，疾病意味着患者体验的巨大改变。一方面是功能失调、经济成本付出和日常生活的打破；另一方面是患病本身带来的心理和社会象征意义。福柯敏锐地捕捉到，这种医学意识在时空中扩散，开放而机动，与每一个人的存在相联系，与全体国民的集体生活相联系，永远警觉地注视着那个不确定的领域：疾病在那里以各种形象暴露出自己的庞然身影。①

每当周期性症状开始时，病人对自己身体的可靠性和适应性就失去了信心，而这种信心正是一般健康人的感觉的一部分。对自己身体失去信心常常使病人作最坏境况的冷酷推测，有些病人还会因此而意志消沉和绝望。上面案例已经说明了与疾痛紧密相关的感情，即健康不复存在的伤心和悲惨的心境，为失去作为日常生活基础的健康体魄和自信心而哀伤。忠实的躯体与生俱来，所以我们从来没有想到过，它是我们日常生活的确实无疑的基础，而慢性疾痛就是对这种基本信任的背叛。慢性病患者觉得自己处在不信任感、对无常的怨恨、对失却的痛苦的包围之中。肉体的背叛引起慌张、震惊、怨愤、嫉妒、绝望等恶劣情绪，慢性病人的生活必须与它们打交道。②

当患病时，人会忽然发现自己身体的存在，疼痛让不知不觉活着的人真切地感受到身体的某种完整性的缺失、功能的失调、恐惧的弥漫。笔者一次不小心搬重物导致右手中指腱鞘炎，症状表现就是右手中指弯曲如鸡爪，弯曲的时候并不疼痛，当力图拉直却疼痛难忍。因此，每天早上醒来感受着无法打直的手指，很多事情都无法独立完成，哪怕是拧开水杯的盖子。当然还有不断在 APP 预约、去医院做血象、B 超检查，每一个环节都要等待。忽然发现，日常生活的维持其实是很多正常工作的器官在发挥作用，而好好活着是一件多么偶然的事情。每一位患者都可能通过大大小小的疾患认识到自己身体的存在，也在不知不觉中把患病本身赋予一定的意义或者解释系统。对于癌症患者来说，最爱问医生的是："医生，为什么是我得这个病？"当然，医生是很难回答这个问题的。一个从来不抽烟的人，却患了肺癌；一个从来不饮酒的人，却得了肝癌；一个刚刚博士毕业找到好工作的年轻人，却忽然得了尿毒症，需要日复一日的透析，并等待肾源。对于长期慢性病患者是如

---

① 　［法］米歇尔·福柯：《临床医学的诞生》，刘北成译，译林出版社 2011 年版，第 35 页。

② 　［美］阿瑟·克莱曼：《疾痛的故事：苦难、治愈与人的境况》，方筱丽译，上海译文出版社 2010 年版，第 1 页。

何与疾病长期相处，对于绝症患者是如何与死神拉锯，每个患者最大的痛苦是，为什么是我得了这个病。疾病需要一个解释系统，一个发生后才建构的意义系统，也许是"大难不死，必有后福"，也许是"上辈子的债，这辈子还"，也许是"轮回"，也许是"灵魂的洗涤"。这种种解释体系在一定程度上安抚被疾病暴击和恐吓的病人和家属。实际上，这是我们在生活中构建的种种因果关系，如果疾病是果的话，我们要找到原因，否则就是难以忍受的焦灼和煎熬。也许比疾病本身还令人难以煎熬的是对这个原因的寻找。为什么呢？其实我们在寻找意义，寻找那个承担着疾病的苦难的我的意义，而借助生物医学本身来解释价值和意义的问题是非常无力的。

我们会用道德观念来解释和处理伦理方面的困扰；或者用宗教教义使我们的不幸升华为某种意义；或者越来越多的是用医学的观点来应对我们的困苦。在传统社会里，通过共通的道德和宗教观念看待人生危机，可以使焦虑情绪稳定在现存制度的控制下，并以终极意义之网将威胁捆住。在个性化、多元化的现代世界中，焦虑情绪问题越来越捉摸不定、难以控制，先辈们用以指导处理苦难经验的共通的道德和宗教意义不再管用，需要个人创造独特的意义来对付。由于当代社会对人生不幸缺乏普遍认同的权威性诠释，于是就产生一种明显的倾向，即把这些问题医学化转向另一种文化权威——医疗保健专家和科学技术，去寻求解决困境的答案。然而，医疗或科学观念并不能帮助我们对付苦难困境，因为当代生物医学和其他的辅助专业并不包括针对疾痛的目的论观念，也就不能够说明苦痛经验内在的与人文环境相关的成分，诸如困惑挫折、等级秩序、邪恶罪孽。相反，就如我们看到的，现代医学科层机构及其辅助专业都倾向于把遭受疾痛之苦看成人的肌体的机械故障，可以诉诸技术来修复。①

事实上，儒家有一整套基于人与自然和谐共生和生生不息的天命观。孔子曰，"不知命，无以为君子""五十而知天命"。天命就是万事万物的普遍规律，一年四季轮回是规律，人的生老病死是规律，君子就是要学会顺应天命，即"顺其自然"。在医患关系中，"顺其自然"往往会被误解为一个负面和消极的词汇，患者如果这样说似乎是放弃了抵抗，医生如果这样说似乎是消极怠工。启蒙以来人类科技领域的各种发展和突破，让人类对于战胜困难产生了各种坚定的信念，甚至衍生了"人定胜天"的豪言壮语。从发挥主观

---

① ［美］阿瑟·克莱曼：《疾痛的故事：苦难、治愈与人的境况》，方筱丽译，上海译文出版社2010年版，第30页。

能动性，激发人类的潜能的角度，"人定胜天"没错，如果任由"顺其自然"的话，人类的创造性和各种物质精神成果就会消失殆尽。但人类的主观能动性不能脱离事物的客观规律和社会条件的制约，因此"顺其自然"是接受生老病死的自然规律的同时顺应事态的一种大智慧。在接受疾病甚至死亡不可避免的时候，病人和家属可能会相对平静下来，不再焦灼如何消灭疾病和抵抗死亡，而是思考如何真正的相对高质量地走完最后的时光。

疾病可能是一种人与外部的失调，每个个体不是单独的原子化存在，患者除了药物和治疗，更需要家人的陪伴和支持，需要爱的在场。患者要回到家庭的意义之网中，回到亲情的连接中。得知自己患癌的母亲告诉自己已经中年的孩子，"我也70了，够本了，早晚要来的，你别怕"。因尿毒症长年肾透析的中年男子，每天都乐呵呵的，因为他知道亲人在看着。有时候，患者要让自己精神不倒，是因为他（她）关爱的人在场。因此，医生要意识到：患者需要的不仅仅是医学的注视，更是亲人的注视、爱的注视，帮助患者产生意义系统。有调查发现，除了单纯地延长生命之外，重病患者还有其他的优先考虑事项，他们的主要关切包括避免痛苦、加强与家人和朋友的联系、意识清醒、不成为他人的负担，以及实现其生命具有完整性的感觉。我们的技术性医疗体系完全不能满足这些需求，而这种错误的代价远不是金钱可以衡量的。因此，问题不是我们如何能够承担这个系统的开支，而是怎样建立一个系统，能够在人们生命终结之时，帮助他们实现其最重要的愿望。[1]

三　视死如归

记得曾经去俄罗斯旅游，在圣彼得堡的一个著名的公墓里走着，这里埋葬了王明、戈尔巴乔夫和俄罗斯的首席芭蕾舞艺术家，一切繁华都归于了平静，我们正在看着各种或朴素或华丽的墓碑，忽然，旁边一位朋友幽幽问道，"嘿，你的墓志铭是什么？"我的墓志铭？在一瞬间的震惊后，忽然意识到有一天我也会死去，离开这个万般不舍的世界和人们，那么我的墓志铭会是什么呢？意识到生命的有限和死亡的遵守，是一种开启思考我是谁、我从哪里来、我到哪里去的灵魂追问。

孔子说，"未知生，焉知死""怪力乱神，敬而远之"。因此有人批评儒

---

① ［美］图姆斯：《病患的意义：医生和病人不同观点的现象学探讨》，邱鸿钟、李剑译，广东高等教育出版社2020年版，第141页。

家哲学只关注现实和当下，忽略了死亡和生命的终极意义。在一定程度上，中国文化不像西方文化从对人的必死性开始思考，来寻找活着的意义，儒家哲学没有道教长生不老的企图，也不愿落入佛教万事皆空的窠臼，而是对死亡采取搁置和敬畏的态度。事实上，孔子只是不妄议死亡，但对于死亡对人类的深层次恐吓转换为一套丧葬祭祀的礼仪。只是随着社会发展，火葬的集中处理和移民的流动性，这种关于死亡的告别仪式就开始简化、隐匿化，更不妙的是，资本无孔不入的入侵，让丧葬变成了某种资本化的运作和展示，而其背后的庄严、肃穆和郑重变得敷衍而缺乏内涵。儒家的这种丧葬仪式，让亲人朋友聚在一起追思去世亲人的过往，让人们在哀伤中一起面对死亡的必然。死亡一直在我们生活中，死神一直在人间游荡。正如研究发现，唯一让死亡并非毫无意义的途径，就是把自己视为某种更大的事物的一部分：家庭、社区、社会。如果不那么想，那么死亡只能是一种恐惧；但是如果这么想，就不是。① 因此，医生应该帮助最终走向死亡的病人和家属，一定程度地克服恐惧，一定程度地缓解悲伤。这个时候让他们感觉到同情、理解、陪伴，告诉他们怎么做是非常重要的。

儒家认为生死是自然现象，生死一理，始终一贯，生为开端，死为休息，故对死就不必畏惧、忧伤，要顺从自然，安宁而去。如同王夫之所讲"草木任生而不恤其死，禽兽患死而不哀死，人知哀死现实不必患死"（《尚书引义》卷二十八）。人的死亡正如人的出生一样是凡人所不能干预的，《礼器》有云："天时有生也，地理有宜也。"一个人的出身是无法选择的，何时生、生在哪里不由人定，且自然的平衡需要生生不息的繁衍，也需要生与死和始与终的交替循环。"死生无二理，能原其始而知所以生，则反其终而知所以死矣。盖无极之真，二五之精，妙合而凝，乾道成男，坤道为女，二气交感，化生万物，此天地所以生人物之始也。人得是至精之气而生，气尽则死，得是至真之理所赋，其存也吾事，则其没也安死而无愧。始终生死，如此而已。"《北溪字义·似道之辨》生之安然，死之无愧，当生命来临时，安然接受；当死亡降临时，无愧无惧，生死乃自然之道。

医院就是生死场，有呱呱坠地的新生儿，也有抢救无效的病人，有手术后苏醒的激动，也有推入太平间的哀悼。无论对于医生还是患者和家属，接受个人的必死性、清楚了解医学的局限性和可能性，这是一个过程，而不是

---

① ［美］图姆斯：《病患的意义：医生和病人不同观点的现象学探讨》，邱鸿钟、李剑译，广东高等教育出版社2020年版，第116页。

一种顿悟。① 因此，对于大多数病人及其家人，他们要么被疑惑、害怕和绝望所撕裂，要么被医疗科学能力的幻想所蒙蔽。而从医者的责任，是按照人类本来的样子对待病人。人只能死一次，他们没有经验可资借鉴，他们需要医生和护士同他们进行艰难的谈话并将看到的情况告诉他们，帮助他们为后果做好准备，帮助他们摆脱那种被丢进仓库一样地被人遗忘的状况——人喜欢那样的境遇。② 因此，医生可能在某种意义上就是某种君子的化身，一方面像个古希腊智者，肩负着利用自己专业知识为病人减轻痛苦、挽救生命的求真的使命；另一方面像个灵魂的摆渡人，用自己的仁爱、真诚和善意，帮助患者和家属一起面对死亡的终极恐吓，帮助他们。如果医生能理解人和死亡及时间的关系、疾病发生的独特情境、在健康和疾病中病因和偶然性的中心作用，以及真诚的、合乎伦理道德关系发生的情感因素，那么医生和患者就可以在死亡的阴影下找到相互团结的方法，尊重每一个人的独特性，真诚地关心对方，并充满勇气、正义和希望地面对未知的一切。③

医者仁心，仁不仅仅是仁爱、仁善，还有某种阅尽人世、超越生死的仁慈和悲悯。孟子曰，万物皆备于我。当个体与自己、他人和外部世界有某种感通的时候，的确会有某种大生命视野的悲悯和慈爱，也会有一种天地间浩然正气的感动。具有反思和内省能力的医生，如同三省吾身的君子，也在不断关注自己的精神成长和气度胸怀，也会感谢每一次人与人的相遇和相互的给予。因为医生为病人情感付出的过程中，书写着自己的生命故事，也在病人的情感回应中，创设了自己的意义。医生可以在倾听发现病人的解释模式中，在与病人团结一起形成情感共同体的同时，去感悟生活和生命。

在慢性疾病的治疗中，患者解释疾痛的模式开辟了另一种实用的行为选择，它是患者整理、调节和沟通的途径，从而能够象征性地控制症状。慢性疾病的有效临床治疗的关键任务之一，就是要肯定患者的疾痛经验其实构成了非专业人士对疾痛的解释模式。医生应该懂得这种模式的特殊语言，并且用以与患者商讨沟通，找到可行、可接受的医疗途径。这一任务及其价值恰恰都被低估了。临床医生的另一关键的任务，是对患者的经历故事作设身处

---

① ［美］图姆斯：《病患的意义：医生和病人不同观点的现象学探讨》，邱鸿钟、李剑译，广东高等教育出版社 2020 年版，第 164 页。

② ［美］图姆斯：《病患的意义：医生和病人不同观点的现象学探讨》，邱鸿钟、李剑译，广东高等教育出版社 2020 年版，第 169 页。

③ ［美］丽塔·卡伦：《叙事医学：尊重疾病的故事》，郭莉萍译，北京大学医学出版社 2015 年版，第 47 页。

地的解读，把疾痛问题转化为患者人生履历中的一个主题。这样，医生倾听每位病患者的传奇故事，这些故事给医生提供了疾痛的具体描绘，不然的话，那只是遥远的可怕现实。这样，医生会注意到患者和家人在日常生活中所做的所有努力和尝试。他们的诉说突出了人生的核心主题，比如不公、勇敢、战胜极端不利的条件。疾痛经验的细节为他们关于人生主题的观点提供了论据。因此，患者的疾痛诉说就是对自己疾痛经验的梳理——它对自己意味着什么？对与自己休戚与共的人又意味着什么？①

面对即将到来的死亡，医生不仅仅要帮助患者，还要帮助家属。阿瑟指出，引发家庭成员的解释模式，常常是鼓励他们表达压力的有效方法，这样做不仅可以找出家人与生物医学模式的矛盾，也可以发现其与患者模式之间的冲突。这也是促进家人与患者协商、找出家人在治疗中的最恰当角色的一个有效方法。也许对某些家庭，这个角色是至关重要的，而对另一些家庭来说，它却是无关紧要的。在危机出现的紧要关头，医生也必须能够帮助患者家属，他们的个人资源已经在支持病人治疗中耗竭。家人和患者都会因为医生愿意聆听（并认可）他们的诉说而获益；他们可能会要求协助解决与病症有关的实际问题；他们也可能要求情绪宣泄的机会，或者某种更特别的感情支持，特别是当他们被焦虑困扰时。可以这么说，有时候，配偶甚至比患者本人更需要别人来认可他们的愤怒，鼓励他们短期"撤退"，以便养精蓄锐。哀伤疾痛引起的损失也是家庭的普遍经验，医生也可以帮助促成这种经验。对患者及其家属来说，没有任何一件事，比知道医生了解他们的需求，并有能力给予帮助更重要、更值得欣慰。②

面对生命最后阶段的病人和家属，应该告知对方可能的死亡方式，因为很多时候，死亡都是猝不及防的，比如可以让病人选择最后要不要进入 ICU插管、帮助病人有尊严的死亡、帮助安抚家属也是医生的一种修炼或者某种自我超越。

C2：我觉得其实刚刚接触 ICU 的时候，刚刚接触这种重病人的时候，对于死亡的震撼挺大的。那个时候对于死亡确实压力挺大的，有的时候

---

① ［美］阿瑟·克莱曼：《疾痛的故事：苦难、治愈与人的境况》，方筱丽译，上海译文出版社2010 年版，第 54 页。

② ［美］阿瑟·克莱曼：《疾痛的故事：苦难、治愈与人的境况》，方筱丽译，上海译文出版社2010 年版，第 300 页。

病人如果预后不好，或者是大家都很尽力了，但是没有拉回来，其实你会看到那两天大家的情绪都很压抑。

X1：整个科室都会弥漫这种压力。

C2：但是在这监护室上班上了很久之后，就觉得在某些情况下，其实死亡并不可怕，死亡就像我们常说的，如果不能有尊严地活着，那就有尊严地死去，现在说这种话就容易理解了，就是有些死亡对于一部分病人来说确实是解脱；但是对于有些病人来说，死亡确实是很可惜的，要看他患的疾病，还有当时这个治疗到底能带来什么。换句话说，有的时候该撒手时就要放手，如果你紧紧不放手，其实最后对于家属来说，就承受了很大的负担。举个例子，癌症晚期的病人刚刚到 ICU 来，或者说我们刚刚接触专业的时候，肯定是不管患者结局怎么样，不管疾病预后怎么样，不管最后的转归怎么样，我们都会全力以赴地去抢救，因为那个时候觉得生命是至上的、生命是最高的。之后我们慢慢地在这一行通过不断地外出学习，考虑了许多伦理上的东西。现在对于癌症晚期的病人，可能我的关注重点并不是一定要让他活下来或者活得很长时间；我关注的就是这个病人在他生命最后这段时间，他是不是生活得疼痛，是不是生活得很舒适，是不是家属可以尽可能多地来陪伴他。我们考虑更多的是他在这段时间中的生命质量，而不是说长度，不一定让他痛苦地、孤独地活下去就是最好的，我们考虑更多的是他的生活质量，以及他会不会那么痛苦。另外就是尽可能创造一些条件，让家属来陪他，当然我们也会考虑家属的想法和意愿，增加家属的陪护时间，甚至家属可以 24 小时守着他，不会让病人感到孤独。虽然这个病人在那个时候是昏迷的，我们也不知道这个病人到底会想什么，但是我们会设身处地地想，病人最需要的是家属的陪伴。

X1：这对家属也是个心理安慰。

C2：对，所以我觉得在一些情况下，有一部分病人走向死亡时，其实并不是说按照规章制度，家属每天只能陪半个小时，那时我们会考虑更多人性与情分在里面。

X1：为什么有那些规则，是怕院内感染？

C2：对，主要是怕院感，还有一些其他要求。我们会在不违反院感原则的情况下，给病人创造条件，比如尽量放到单间，有一个送别的过程。因为以前只会想到延长他的生命、承受他的生命，不会考虑更多的因素，但是现在我们会考虑更多的因素。所以，以前病人走了我们会很难过，但是现在我反而觉得不会那么难过，因为在他最后的阶段，我们都想了很多，也都他做了很多。

X1：其实从这个角度来说对双方都是安慰，你们也觉得你们尽力了，你们对他的死亡已经做了一种仪式的告别。而且单间这样的考虑也很好，陪护送别这样的仪式感也很重要。

C2：对，有了这些行动以后，很多家属最后都是很感激的。

在整个医疗系统中，除了 ICU 之外，面对死亡最多的当属安宁疗护和临终关怀。此外，除了妇产科之外迎来最多微笑的，除了太平间之外人生得以最释怀的，除了医务科医患沟通交流最多的，也当属临终关怀与安宁疗护。"临终关怀（hospice care）是为了满足临终阶段的患者及其家属的需求而产生和发展起来的照护模式，在中国香港称为'善终服务'，在中国台湾称为'安宁疗护'。长期以来，我国大陆对临终关怀和安宁疗护不区别使用，现考虑公众的接受度，经过专家讨论达成共识，统一称为'安宁疗护'。"[①] 临终关怀最早是 1960 年代由英国的西西里·桑德斯女士发起的全人照顾模式运动，随后传播至全球。这种模式的侧重点不在于疾病的治愈型治疗，而是舒缓治疗，更多地在于帮助人们安详平和地离开人世，帮助人们充分享受生命的最后时光，提升死亡前的生命质量。安宁疗护的标准在界内普遍定义为当医疗科技无法治愈疾病，病人被预期在 6 个月内死亡时，病人被纳入安宁疗护项目，接受临终关怀服务。

在医疗实践中，临终患者由于各种原因，大多数都是在普通医院中度过生命的最后历程。他们从经历疾病，到面对死亡，最后接受死亡，这个过程经历大量生理和心理上的磨难和痛苦，医院在治疗疾病时建立的一系列诊疗方案大多为治疗疾病或延长寿命，医生总是基于"救命"目的，忽略患者的实际需要和真实意愿去实施诊疗方案，却很少能减轻患者痛苦或给予心理安慰。有些患者在临近死亡时极度衰弱，被病痛折磨，有的医生明知患者已处于临危状态，但考虑最多的还是如何调整方案，继续艰难又无希望的治疗以延长患者的生命时长。有些医生是为了避免医疗纠纷，或受家属和社会的影响，在本知道治疗措施已无济于事的情况下依然坚持治疗，这些做法既浪

---

① 陆宇晗：《我国安宁疗护的现状及发展方向》，《中华护理杂志》2017 年第 6 期。

费了医疗资源，又增加了患者的痛苦，对患者、家属和社会都是不利的行为。临终患者相对于普通患者具有特殊性，其生命特征脆弱，情绪波动较大，更需要关怀和身心照顾。

因此临终关怀有其独特的要求：第一，尊重患者的权利。临终患者虽生命体征较弱，但仍具有感情、思维和想象，他们有选择自己死亡方式的权利，有对生命抱有希望的权利，有对自己医疗方案做出决定的权利。针对临终患者权利目前讨论最多的是，是否应将真实的病情告予患者。支持者认为临终患者虽病情严重，身心脆弱，但仍有知情权，并且如若提早告知真相，患者会有充足的时间处理自己的后事，例如财产的分配、工作的交接、完成许久未了的心事；反对者认为，临终患者心理承受能力较弱，病情变化多端，若将真实病情和预后告知患者，恐病情恶化，或产生其他不良后果。第二，尊重患者的生活。死亡是人的生理发展必然经历的过程，但临近死亡的患者仍有选择生活的权利，临终只是生命的一个特殊状态。尊重临终患者的生活，实质上是对人的尊严的一种尊重，不能认为临终患者仅仅在等待死亡，对生活毫无价值。第三，适当的临终关怀教育。目前，国内受传统因素影响，在现实生活中比较忌讳谈论死亡，大多数人在面临死亡时是恐惧的，对死亡的到来没有心理上的准备。因此，临终关怀因多渠道面向社会开展安宁疗护教育，向临终者开展死亡教育，指导患者理解生命弥留之际的意义，引导患者树立正确的死亡观。目前的医疗环境仍以治疗为主，临终关怀仍缺乏，始终处于被动状态，所以，临终关怀教育还需付出更多的努力。第四，更加注重护理。临终关怀同普通治疗不同，医院对临终者施以护理为主、治疗为辅的医疗措施，因此更加注重护理，包括心理关怀、生活照料、陪伴患者、举办活动提高患者生活质量等。第五，同情和关心临终患者的家属。由于患者的缺席，可能会造成患者家庭经济、生活或精神方面的失衡，因此在照料患者和教育患者的同时，需要关心和照顾患者家属。在面对患者家属应激行为时，要设身处地地给予理解与同情，增加相互间的信任与合作。

儒家情感哲学重视生，生是生命和生活也是生长和生发，儒家情感哲学推崇在生活世界中的活泼泼的生。与此同时，对死亡采取的态度是"敬"，先秦儒学中有很多祭祀仪式就是对死者隆重的告别，而这些仪式的意义在于安抚活着的人。医生需要帮助患者和家属重建某种"视死如归"的生命观，用更多的人文关怀帮助他们度过人生中最难的时光。

第四节　内省与超越

医生是非常特殊的职业，因知识复杂精细，需要付出很多时间来学习医学技能和知识，因是与人的生命打交道，需格外小心谨慎。常常有医生抱怨，工作如何艰难、患者如何刁钻。但让医生引以为傲和念念不忘的，往往也是他生命中经历的的一次次来自患者一方的感动和启示，是某种"返身而诚""万物皆备于我"的"为仁"的超越性体验。儒家以"仁"来作为人之为人的特性，或者生命的实质，以仁德贯穿于生活的始终，由"仁"所决定的生命，本身也有一种超越性。孔子日："仁以为己任，不亦重乎？死而后已，不亦远乎。"（《论语·泰伯》）由于孔子把"仁"视作根本的人性，所以人的生命存在形式就是以德性生命为根本存在，也是生命的价值所在。人的自然生命不是不重要，但完全受制于自然本能存在的生命丝毫不能彰显人之为人的价值，那么生命存在的意义就会显得逊色，所以不难概括孔子将人的生命区分成了自然生命和精神生命，并且"仁"本身是"天命"与"人性的统一"，所以，人的生命会因"仁"而获得超越性，超越肉体存在于精神当中。

一　德不孤

医患关系更多是一种共同战斗和相互安慰的关系。面对疾病的发展、各种未来的风险，医生与患者虽然角色不同，但可以说是同舟共济。因此，不仅仅是某种让病人转归和得到治疗这个共同的目的集结的利益共同体，也是一起面对各种挑战和风险的情感共同体。阿瑟写道："我认为，在疾痛加剧导致不可逆的逐渐病残的阶段，重振道德精神不能只依靠某种特殊的技术，而是要诉诸许多临床行为的结合。上面我已经强调过医生对疾痛的见证应该是设身处地，富有同情心。与病人在一起，营造诉说疾痛的环境，帮助他们改善处境，使疾痛经验变得有意义和价值，这是医生的有关生存的责任。不过，医护人员也在努力塑造勇气，并希望他人以此为榜样。医生还应具有智慧，以特殊的方式认可患者的痛苦，这往往是借用讽刺，或引用似是而非的隽语、幽默等，当然也包括掌握分寸——知道适可而止。在我看来，这是医生和患者共同的道德核心。这种共同美德，不是费用/受益恒等，或者经济实力能够获得的。所以把医生—患者的关系商品化为金钱交易，就无法解释医生—患者关系的这一方面。宁可说，这是医生和患者给对方的礼物。"[1] 一位 ICU 护士长的分享，说明当医患在共同面临不理想的医疗结果时，在这样的过程中情感的连接就是最重要的。

    C2：情感很重要，也就是说共情真的很重要，在某些时候你如果能够换位思考或是以病人为中心，其实最后都归究于你跟家属和病患有那种共情，在某些特定的时期、某些特定的环境下，你如果能够有这种共情产生，我觉得你都不用说什么，可能你一个动作、一个语言、一个表情，家属都会很感激的。

    X1：请您说具体一点。

    C2：比如说因为我们经历死亡比较多，我们抢救的经历比较多，有时候当你面对一个死亡的病人，或者当你面对一个突发车祸伤或者外伤的病人时，你明明知道可能他已经拉不回来了，但在我们抢救病人的同时，如何让家属接受，或者让家属把这种伤害降到最低，是我们一直在思考的问题。

    X1：对于这种情况，有什么办法延缓一下再告诉他们？

    C2：通常的话我们会给家属一个缓冲的时间，特别是这种突然间的、没有预期的死亡或者骤停、没有预期的抢救的时候，我们会给家属一个缓冲的时间，让家属也有一个接受的过程。

实际上，生命是一场经历，也是一场历险，医生在诊疗中可能会感受到人性的脆弱和不堪，但又常常能从患者家属的身上学到很多。一位医生写道："我真的感谢我的职业，是它让我知道如何平等善良，如何真诚地对待每一个生命，是它让我理解活着就是一种美丽，是它让我理解生命的意义。"[2] "以患者为中心的医疗"是一项起源于美国和英国的理念和临床运动，就是强调医患是一个情感共同体，强调在医疗卫生的全过程中要囊括患者的视角和要求，尊重患者的选择，关注患者对疾病信息和教育的渴求，鼓励患者家属和朋友的参与，保证治疗的连贯性和合作，直面疾病中的情感因素。[3]

---

    [1]　[美] 阿瑟·克莱曼：《疾痛的故事：苦难、治愈与人的境况》，方筱丽译，上海译文出版社 2010 年版，第 60 页。

    [2]　参见《死亡如此多情》，中信出版集团 2019 年版，第 100 页。

    [3]　[美] 丽塔·卡伦：《叙事医学：尊重疾病的故事》，郭莉萍译，北京大学医学出版社 2015 年，第 35 页

一位医生分享了他一次"失败"治疗后的故事。

Z1：是这样的，在我从事医生工作的第五个年头，我收治了一个肺癌病人，手术后他出现了严重的并发症，当时诊断是肺部感染（MAR-SA），还有耐药菌的感染，就转到了ICU那里，用了很长时间的药物。

X1：耐药菌怎么办呢？更换药物吗？

Z1：更换药物，因为我们的药物它是有一个天花板的。比如说MAR-SA就是耐甲氧西林的金黄色葡萄球菌，那么一旦出现这种细菌感染的话，无非就是用万古霉素，万古霉素是我们现代医学的一个天花板。就是说如果这个药都不行，那你就命苦了。他用了这个药后，刚开始效果还是蛮好的，但是后来这个人的精神状态、营养状态越来越不好，没有办法，他的妻子就要求他回来。

X1：病患多大岁数？

Z1：60多岁的样子，具体多大我不记得了。回来后的一天晚上，他妻子找到我，欲言又止，其实我知道她要说什么，我当时内心想的是她要找我麻烦，要医闹了嘛，但其实并没有。她开头就说了一句话，让我觉得自己作为一名党员都惭愧的话，她说"我是共产党员"，我从来没想过她会是一名党员。

X1：您也没想到她会以这样的方式开场？

Z1：对！她说她是共产党员，说她准备明天把老伴接回去了，于是第二天，她说他们要回去了，我怎么都要去送一下。本来我是想挽留一下的，因为花了那么多钱，那个时候七八万对于一个农村家庭来说还是很多的。

X1：哦，2008年的时候。

Z1：很多了，我本来是想去挽留她，让他们不要走，再努力一下，但看到戴着呼吸机的老人后，这个事情在我生命中就戛然而止了，本来我也没有敢再去打这个电话，因为这件事对别人来说也是很残忍的，对我自己也很残忍。到了2012年7月28日，我的小朋友出生，我不知道他妻子怎么知道的这件事情，正好是8年前，今天是7月28日。

X1：这么巧。

Z1：对。她给我送了50个鸡蛋来，提到了医院来，我们当时在医院一楼。

X1：他的病是 2008 年年初发生的，然后 7 月份已经过了半年了。

Z1：对，所以说我就觉得那个时候我也很迷茫、很困惑。首先我觉得这个事儿我肯定是搞砸了嘛，但是我搞砸肯定不是我的初心嘛，那个肺部感染是一个机会性感染，99% 的人都不会感染，到现在感染的概率肯定是更小了，因为我们现在是层流手术室了，各个环节的消毒越来越好。但是我就是想不通，为什么发生这么重大的一件事情，人家也没有埋怨你，然后还会给我拿点东西来，我完全没有想到。

X1：那她老伴儿现在怎么样，您也不知道。

Z1：我没敢打这个电话，百分百去世了，这个病在 3 年之内肯定会去世的，因为他的氧合指数越来越差，最后肯定会去世的。这件事情对我情感上的冲击很大，她看到了你比较真诚的付出，但有些时候我们还是很追求那个结果的，看好了还是看坏了挺重要的。我们治疗恶性肿瘤的过程很重要，有时候开玩笑，因为我是做腔镜食管癌的，有的时候恢复顺利的病患一点感谢也没有，恢复不好的病患家属反而又送锦旗又感谢的。

X1：为什么呢？

Z1：因为陪伴他的时间很长，每一步都是一起走过来的，做这个手术他是知道的，医生必须一步一步陪他走。顶级的，比如说北京协和医院，做食管癌也是这样，医生得一步一步陪着病患。

孔子曰，"德不孤，必有邻"，儒家强调"物以类聚，人以群分"，天地之间的万事万物，都有一种朝着与自己相近的事物移动的倾向，相同或者相近的事物总会走到一起的。志同道合的人们之间，或许时空距离很近，或许很远，但是不管是近是远，最终他们都会产生共鸣。医生最大的价值感来源不是物质的丰沛，而是精神上的道德奖励，是否全力以赴的"救死扶伤"才是医生自我审视和相互审视的最终标准。

二 我欲仁

在当下中国，说到医患关系，很多人会提及如果改变支付方式，让医患之间更多呈现为合作关系，而不是消费关系，就会减少资本逻辑发挥作用的可能；如果改变医疗资源的集中性，更多分散，就会缓解小病跑大医院的情况；如果有完善的全科医生和分级转诊，就会减少医生的工作压力，极大地减少医患纠纷；如果医保不审查病历，导致医生手脚捆绑，医患关系会更加融洽。一位三甲医院的医生说，他一天的门诊量是100人，一天工作8个小时，平均下来每个人就5分钟，如何能倾听和详谈？如何能充分了解对方的体验和需求？外部的制度要素和机制极大地形塑着医患互动的模式，曾经实行的"举证责任倒置"极大地导致防御性医疗的产生。而"知情同意"的双刃剑，也导致拿着手机录制与患者家属对话的医生更像是一个竞争者，而不是一个合作者。医患关系的特殊性在于，它永远是供需失衡的，在医学技术发展的过程中，越来越多的治疗方案可能也意味着越来越高的医疗支出。澳大利亚是高税收和医保全覆盖的国家，但漫长的排队和略显滞后的医疗技术成为大众诟病的焦点。美国是以商业保险为主来分担医疗费用，从奥巴马医改到特朗普宣布彻底推翻，美国的医疗制度安排更是在新自由主义逻辑下的赢者通吃。中国也在一轮轮医改中寻找市场激活与公益保障之间的平衡点。因此，医改还在路上，但每位医生和每位医学生不能等着更好的制度安排来做更好的自己。

孔子说，"为仁由己""我欲仁，斯仁至矣""日日新，又日新，苟日新"。孟子说，"人人皆可为尧舜"。王阳明说，"致良知"。儒家哲学强调，每个凡人在每天的日常当中都可以"为仁"，都可以"三省吾身""日日精进"。每个医生不仅仅是知识专家，更是灵魂的摆渡人，既然常常面对生死，又有机会更多地去参悟生命的真谛。作为医生首先要反思，当下西方理想主义传统影响下的机械观医学图景导致的种种去情感化趋势，也要反思种种新科技发展是不是医学进步的必然，抑或是一种倒退？一位医生分享了他如何面对患者的愤怒情绪和误解。

Z3：严格意义来上说，这个可能涉及心理学，包括我去理解病人家属。这些年我也碰到过病人家属找你闹，我觉得这也是个自我修炼的过程，去慢慢认识核心的东西、本质的东西。病患找你闹你，你心里肯定不舒服，让你很不爽。让你不爽，你肯定就要攻击他、反驳他，把他压下去。但是当你成为病人家属，也就是你的亲人生病后，你的理解和当时的心情、情绪是不一样的。之后你就会理解，很多家属这样做，实际上是在宣泄自己的情绪，他总要找个投诉的地方，他的心理压力其实是很大的，正是因为你跟他接触多，相关性更强一些，他才找你宣泄。其实他也可以回去对自己的爱人、对自己的小孩宣泄自己的情绪。你这样去看他，你会觉得他其实是很可怜的。虽然他在骂你，但实际上他很可怜。

X1：因为他失去了。

Z3：对啊。他其实是焦虑恐惧、害怕失去，心理有压力。虽然他是在骂你，但是其实他是在宣泄自己的情绪。从他的潜意识里，他不是真的恨这个医生，慢慢地他就释然了，即使是语言上有不太客气的时候，你也不会像以前那样一下子被点起来、马上发生冲突，你会亲近他、表示同意。我跟家属谈话久了，基本上我都一定会让家属把他想说的说完，然后表示对他情绪的理解，我会点头，让他充分表达完。如果医生常常反思自己的言行，了解自己的解释模式的特点和不足，了解每一个患者及家属的解释模式的特点和诉求，就能主动创设合作的场域，规避冲突，构建更好的情感关系。

Z3：这些年我跟家属打交道、沟通很有长进，也会有一些经验，我们也会跟年轻医生讲。比如我和家属要见面，首先，要扪心自问一句：你是否是百分之百地用心去治的这个病人？如果你觉得问心无愧、毫无私心的话，你的状态是无愧的、自信的。如果你觉得自己没有做好，你的心情、眼神都是不一样的。除此之外，是一些很小的细节，比如你在哪里和家属会面。我基本上不会在所谓的家属谈话间和家属谈，我基本都是把他请进我的办公室。

X1：家属谈话间和办公室有什么区别？

Z3：有很大的区别。这样一个环境，就像我把他接到家里来一样。你想，我能把一个相对陌生的人请到我家里来坐着，这是对他多大的信任、多大的认可。而那边就是一个桌子加上一个椅子，什么都没有，里面有一个冰箱，护士时不时还得进去拿东西。那就是一间空屋子，又没窗户又没家具。所以你要在哪里谈话要进行思考，其实家属对医生还是有敬畏的，即使他表现出来很凶，但在内心他对医生是有敬畏的。比如，他会站在门口看半天，不敢走进来。当你把他请进来后，他其实会有一种受宠若惊、尊重的姿态，所以在哪里会面是很重要的事情。进来之后你跟他怎么坐，就是位置的高低，比如你现在坐在沙发上，我坐在这里，和我坐在那个地方，你坐在沙发上，再有就是他站着我坐着，效果都不一样。

X1：那您会把他安排在哪个位置？

Z3：其实你要判断他当时的情绪和他的距离。举个例子，比如说我坐在这个地方，家属坐在那个地方，我们之间的距离，包括你的姿态，是稍稍前倾一点去直视他，还是你坐直去俯视他，是完全不一样的。当然谈话内容我们先不说，我们主要说非谈话内容上的一些其他东西。

X1：肢体语言？

Z3：对，那些东西其实都是很重要的。而且谈话的第一点，都是要表现出对这个病人的慰问，要产生共情。然后有可能的话先聊一些其他东西，让他舒缓一下情绪，最后再说病情的事。

事实上，很多被采访的医生都提到自己在长年的救治生涯中对于人的理解加深了。

Q：最重要的因素是你不能把患者当成一个枷锁，他也是一个需要你帮助的人。实际上家里有重病人的话，他们的精神压力和思想负担是很重的。你如果不能理解他，他的情绪就不可能平静下来。所以第一次沟通很重要，医生必须把存在哪些风险完整地告诉家属，如医生能够主动问一句，这个家属还有什么想法。往往是单向的告知，导致沟通不畅和潜在的纠纷隐患。其实有很多家属很关注这个病人能不能救活，他也有其他经济上的压力，你如果没有跟他沟通，后面的隐患还是很大的。

X1：那如果说了经济上的困难，你们也会考虑他经济能力来决定施救的方案吗？

Q：嗯，会跟他讨论，但是最开始不会讨论太多，因为重病人最初这两天的救治是最关键的。但是如果后面的这个费用已经很巨大了，我们就会在不同的阶段跟家属谈话。一是经济承受的能力，二是病人的预后走向，要详细地解说。

X1：有没有你们和患者家属的意见不一样，比如你们想救而对方不想救，或者由于经济或者其他原因，他们想救而你们不想救的？

Q：他们想救而我们不想救？

X1：比如医生觉得不值得了或者这样对病人只剩痛苦了。

Q：都有，但是第一种更多一点。其实十年前，我在做心内科医生的时候，可能我一年会有几个病人死亡。在ICU之后，可能每个月都有几个死亡，所以ICU前面那几年，病人没救过来我是不能原谅自己的。如果家属放弃，我也不原谅家属，所以经常情绪很激动。如果家属要放弃，我还会指责这种，虽然不是当面，但从心里要指责这个家属。但是在我干了 ICU 五六年之后的话，可能也有其他老师的影响，也有我自己的一些体会吧，包括年龄的增长，很多老人，包括我的爸爸的离开，就是承担了很多家庭的责任和医疗决策，我思考的东西就不一样了。所以在五年之后我在 ICU 的时候，我是不会指责任何一个放弃做抢救的家属。因为每个人都会有他们自己的理由，有他们的难处。肯定不是说他是想选择不好的那种，肯定有他不得已的原因，而不是说他对这个病人没有感情或者是很决绝。有了这种想法之后的话，后面这几年我反而跟家属沟通得更顺畅，我也就这个方面给我的年轻医生进行培训。你不能去指责家属做的任何决定，而要去理解他。这个时候他做这个决定其实他更痛苦。所以说你更需要的是，一是同情，另一是从他的角度看有哪些你还能帮助他，帮助他减轻心里面的内疚和负罪感。其实医生面对的不光是这个病人吧，还包括这个病人身上附带的各种社会关系，如果你只把他当成一个疾病来救其实是很简单的。教科书上都说了哪种情况下，你用哪种方案最好；哪些情况下他已经是到了最后，没法救了。如果只单纯地考虑这个的话，其实当医生很简单。但是，你要当好一个医生，能够把他作为一个社会的人，也还是要关注很多其他问题的。

医患关系本是一种双向互动的关系，常常会有医生指出，单是医生一方的努力是不够的。的确，医患纠纷的减少不能只依赖医疗一个系统，还需要政治、经济、法律、社会的协同治理；医患关系的优化也不能只依靠医生单向的改变，还需要病人教育、媒介宣传等多种手段的介入。但儒家情感哲学强调通过自我更新来改变外部世界。孔子的"为仁由己"，主张每个人在追求"成仁"的过程中，首先从自己做起，即从自己的角度来努力和解决问题，不是怨天尤人，不是指责他人，而是通过改变自己来改变世界。最终，"我欲仁，斯仁至矣"。

三　民胞物与：医患情感共同体

医患关系就其本质来讲是人与人的关系，是人在生存问题中遇到困难并转而向他人求助时构建起来的特殊人际关系。面对生存问题，医生和患者处于同样的"边缘境遇"，组成新的共同体。医患共同体就是基于医者和患者之间，以人性本位的沟通来建立休戚与共的求同存异的共同体。雅斯贝尔斯（Karl Jaspers）在其著作《技术时代的医生》中，从医学哲学的高度提出"医患命运共同体"这一医患关系新类型。① 就人的本质讲，人的社会性决定了人类终究是一个命运共同体，共同体"是个特别有力量的词语，"'共同体'之所以会给人不错的感觉，那是因为这个词所表达出来的含义——它所传递出的所有含义都预示着快乐，而且这种快乐通常是我们想要去经历和体验，但看起来又可能是因没有而感到遗憾的快乐"。"首先，共同体是一个'温馨'的地方，一个温暖而又舒适的场所。它就像是一个家（roof），在它的下面，可以遮风避雨；它又像是一个壁炉，在严寒的日子里，靠近它，可以暖和我们的手。其次，在共同体中，我们能够互相依靠对方。"② 在共同体的世界里，没有纷争，没有嘲笑，没有幸灾乐祸，有的是友好、信任、坦白。儒家情感哲学强调"为人由己"，主张凡事不怨天尤人，要改变从自己做起；"仁者，二人也"，每个人是社会存在的连接点，每个人的言行必然会辐射到他人；"民胞物与"，万民皆同胞，万物皆同类，形成了一种人与自己、与他人和与自然和谐共生的大生命观。

医患情感共同体就是医患双方在面对诊疗过程中的各种事件中形成的以情感存在、情感交流和情感认可为基础的情感联盟。提出医患情感共同体这一概念的意义如下：一是强调情感在医患关系中的重要作用，反对和警惕医患关系中"去情感化"的趋势；二是主张基于情感的医患沟通，是让医患双方回归本性的同时，更好地构建医患双方的良好关系；三是明确面对生命不确定性和健康风险，医患双方都需要来自对方的情感认可和激励；四是重申情感对于医患双方个体的存在感、获得感和价值感的重要性。如何构建医患情感共同体？需要四个维度的努力。首先，鼓励"情感在场"的医生。即医生要承担更多的情感责任，发挥重建以情感为基础的医患关系的主导作用。医患关系永远都是一种不平等的社会关系，医生是拥有专业知识、技能、经验和话语权的一方，而患者是某种无知、蒙昧、惶恐和疑虑的一方。这样不平等的关系就必然要求医生担当更多的责任，呼唤更多的道德义务。在医患关系构建中，医者需"有德"，正所谓"为医之道，必先正己"，"无恒德者，不可以为医，医生，人命生死之所系"。"修身以俟之，所以立命也"，既强调

---

① 金寿铁：《医生开业是具体的哲学——论卡尔·雅斯贝尔斯的现代医学理念》，《社会科学战线》2018 年第 11 期。

② ［英］齐格蒙特·鲍曼：《共同体》，欧阳景根译，江苏人民出版社 2003 年版，序曲第 2 页。

医者要追求"仁爱之术"，也强调患者须"修身自爱"。（《孟子·尽心上》）医者尽职后，也需患者守礼，"格物""致良知""修身"，当两者都具备"仁者爱人"的品质时，医患就结成和谐的共同体。当医患形成良性互动后，便可享受"仁者之乐"，此乐在于超越，物欲的超越、道德的超越，在于对自己人格状态的满足，在于超验性的情感体验。医患在交流互动中，增加对生命的感知对死亡的体悟，医患之间都感受到彼此的温暖：人性的光辉。其实医者的责任感、使命感、成就感来自每一位患者、每一位家属，他们都会给医者带来不同的生命体验。当患者因为信任了医者，听取医者的建议，采取了正确的应对措施，从容地面对疾病或死亡时，患者或患者家属都会非常感激医者。其实，患者或者患者家属的每一次生命体验不仅教育着自己，也教育着医者，医者因为患者和患者家属的感激会更加坚信自己的职业使命，会努力帮助更多的人更好地感知生命、面对死亡。

其次，构建"情感在场"的医学教育和病人教育。一方面，现有的医疗教育体系在循证医学、大数据医学和精准医学的潮流中越发走向了工具理性，情感沦为沟通的技巧，总是服务于某种功利的目的。但人是目的而不是手段，情感是因其本真性的存在而得到呈现和认同。现有的医疗教育体系过于强调技巧和知识，而忽略了从人的本性来思考医患关系。在应试教育的大趋势中，培养了很多有种种考试技能但缺乏起码情感表达和理解能力的医学生；在职业化培养的系统中，情感往往成为了应该警惕和规避的对象。事实上，医学教育体系的构建者应该意识到，"医者仁心"首先是一种情感现象。另一方面，病人教育也叫患者教育，是指医生在诊疗过程中对患者进行的有针对性的教育，目的是使患者理解与其健康问题相关的预防、治疗和康复措施，以便促成患者的自我保健意识，增加对治疗措施的依从性。原有的病人教育注重医疗知识的普及，强调"情感在场"的病人教育应该加强对病人的情感的正确认识，引导患者对医生进行"将心比心""推己及人"的情感教育。

第三，构建确保"情感在场"的制度环境。医疗相关的各种制度、医疗资源配置和医疗支付体系会很大程度改变医患关系，情感的出场更需要各种制度的保障。如果医院管理方提供各种环境和方法鼓励医生和患者的双向情感交流，就会有利于医患情感共同体的生成。相反，如果在某次医疗诉讼中，指责医生的正常情感表达，成为质疑其职业能力的证据，就会导致去情感化的医患关系。正如前文指出，市场化对医疗系统最大的伤害就是，医疗的公益性受到了资本逻辑的侵害，当医院都在考虑成本效益扩大规模的时候，也是效益效率这种工具理性主义大行其道的时候，而在利益指挥棒下面，呼唤医生的情感回归更加困难重重。

最后，营造"情感在场"的社会大氛围。社会各方应该自觉抵制工具理性主义的影响，重新构建一种情感回归的大人文环境。例如当下各种医疗有关的报道、影视作品往往会关注医疗技术本身的复杂性和医疗事件的曲折，忽略了其中人物的情感要素。在各种脸谱化的描摹中，医生被塑造为那种冷静决策的技术人，事实上，好的医疗叙事中，医生应该是和患者同情共感、共同面对不确定性和经历情感起伏的身处情理张力中的现实人。

医患情感共同体的特殊性在于，情感投入会换来情感回馈，从而在医患之间形成情感的正反馈和强大能量场。人永远是社会关系的人，是带着情感的人，人不是孤立的原子化个体，人是在互相沟通中形成联结的共同体。沟通的目的是要达成一种共识，而共识的基础是主体间对于有效性要求的认可。这些有效性要求反过来又是由交往参与者提出来的，并加以彻底的批判和检验。医患之间的沟通更是如此，主体间根据彼此的需要进行沟通，患者对身体状况的期待、对心理安慰的渴望都会在与医者的沟通中表露出来，医者也会根据患者的表达给出相应的措施或是给予言语的安慰，最终双方在彼此会意后达成共识形成伦理共同体，这是和谐医患关系的基础，也是医患沟通的理想状态。不必讳言，医患共识的形成在现实中是困难的，双方在医学知识、学历、素养、生命体验、信仰等方面存在差异，沟通中或多或少会出现摩擦，由这些因素导致的矛盾或许只有情感来化解，因为情感是会意他人真实需求的最好媒介。"愿望和情感的倾向性在语言层面上表现为对要求的解释，也就是说，表现为评价，所使用的是评价性表达。根据这种评价性表达所具有的描述内涵和规范内涵，可以澄清价值判断的意义。"①

如果说"情感在场"是医患情感共同体的密码，那"仁爱"就是情感发挥作用的本质。"仁民爱物"，医患之间的情感也是极其丰富的，医者作为患者的诊疗医生有责任感与使命感，作为与患者对话的倾听者有同情之心，作为服务于国家医疗体系的工作者有爱国、尽忠之情；患者作为受帮助对象有感恩之情，其实也感恩作为陌生人的医生的倾听与陪伴。医患之间以情为本质的关系联结是对人最大的尊重，以情为本，是强调人的感性生命、生活、生存，从而人的自然情欲不可毁弃、不应贬低。在当代我们虽然承认并强调

---

① ［德］尤尔根·哈贝马斯：《交往行为理论》，曹卫东译，上海人民出版社2018年版，第123页。

"理性凝聚"的道德伦理，但反对以它和它的神圣化状态来全面压服或取代人的情欲和感性生命。在儒家看来，理性的情感是伦理的基础，没有情感的生活无法想象。因此，人对伦理共同体的皈依与共识，既是理性的认同，亦是对人的共同情感的皈依。儒家伦理的价值在于，其所提出的抽象的伦理原则，都是基于情感的对家、民族、国家、天下这些伦理实体的思考，家国情怀、仁民爱物、万物一体之仁等，追求的是人的情感的不断扩展与延伸。[1] 以情感联结起来的医患关系是最本真的伦理共同体，以"人"为本，以"仁"为道，同呼吸共命运，尊重彼此的生命观、人生观和价值观，在沟通中达成共识，方可形成和谐的医患关系。

---

[1] 徐嘉：《儒家伦理的"情理"逻辑》，《哲学动态》2021年第7期。

小　结

如何正确处理医患关系、科学解决医患矛盾是当下伦理学、法学、医学、管理学等学科关注的一个重要问题。

本书的主要观点可以总结为以下几点。第一，系统透视医患纠纷中的情感与理性，有助于寻找到医患纠纷中的情感要素，为缓解工具理性过度张扬而来的医患关系紧张提供支撑。第二，医患沟通意愿缺乏背后是"去情感化""物化"和"简单化约"的工具理性主义思维模式。第三，新冠肺炎疫情下的社会是一个处于高度不确定性的"风险社会"，在某种极端情况下，情感对于医患关系的重要意义凸显了出来。第四，中国传统的源远流长的儒家情感主义思想因其固有的特质，而成为抗拒西方工具理性主义的可能的伦理资源，因为它始终强调人的情感在先性、主张人与人之间的情感共通和人与自然的情感共在，这一伦理立场既可以从根本上破解工具理性主义的情感与理性二分的局面，又为构建新型医患关系的伦理提供了基于"仁"的情理合一的道德标准。第五，儒家情感哲学强调优化医患关系的关键是四个阶段。首先，医生应该追求"成仁"的内在超越性目标，仁医应该具有情感充沛的仁心和同情共感的仁爱能力；其次，医生基于同理心，通过倾听和对话，推己及人去充分感受病人的境况，从而形成一起面对各种诊疗中挑战和风险的情感共同体；再次，医生主导下，医患双方应该建构一种"顺其自然"的疾病观和"视死如归"生死观；最后，医生可以在一次次面对生死、追求"成仁"的过程中，实现个人的道德境界的提升。第六，以情感联结起来的医患关系是最本真的伦理，医患情感共同体以"情感"为本，追求"成仁"，同呼吸共命运，尊重彼此的生命观、人生观和价值观，在沟通中达成共识，方可形成和谐的医患关系。

本书尝试主要从伦理学的视角出发，同时借鉴其他学科来回答医患关系失和与重建的问题，可能的特点有两点。一是比较的视野。从历史和现实两个维度，探究了医患关系之伦理问题，在对中西哲学和伦理的考察中，发现了传统情感哲学有众多可以利用的优秀伦理资源。在对现实医患关系理论研究和实证分析中，论述了情感回归、情感在场和情感共同体建立的内在逻辑和重要性。二是大量的访谈和个案资料。本书通过大量案例分析和第一手的调查访谈，分析了当下医患纠纷问题产生的原因、种类、表现等，明晰了医患关系中的情感伦理问题的有效处理对解决医患纠纷问题的重要性。

本书的不足也是明显的：第一，本书主要聚焦在医患关系中工具理性主义导致的情感退场引发的一系列后果，虽然医患关系涉及到制度安排和利益分析，因不是本书重点，故提及不多。第二，中国传统文化博大精深，儒家学说的文本解读历来也颇多不同的声音。本书对儒家情感哲学的阐发和解读，特别是对人的情感存在、人与人的情感共通和人与自然的情感共在的归纳恐有不足之处。

总之，建构新型医患伦理关系必须坚持情感回归的宗旨，这是服务健康中国战略，实现人民福祉的重要方法和手段。当下学界强调制度安排解决医患失和的不少，但从深层次去发现工具理性主义隐忧，并提出儒家情感哲学的伦理资源的尚属稀缺，因而本书具有一定的借鉴意义和前瞻性。

参考文献

中文著作

《马克思恩格斯全集》（第 3 卷），人民出版社 2002 年版。

《邓小平文选》（第 2 卷），人民出版社 1994 年版。

（唐）孙思邈：《千金方（上）》（备急千金要方），吉林人民出版社 1994 年版。

（明）王夫之：《船山全书》（第六册），岳麓书社 1991 年版。

（清）焦循：《孟子正义》，中华书局 1987 年版。

边林：《医患关系论—医患矛盾与冲突的医学人文社会科学思考》，河北人民出版社 2018 年版。

陈一凡：《实用医患关系学》，中国政法大学出版社 2017 年版。

陈鳗：《医学伦理学》，江苏凤凰科学技术出版社 2018 年版。

杜维明：《儒家思想以创造性转化为自我认同》，三联书店 2013 年版。

冯友兰：《中国哲学史》，重庆出版社 2009 年版。

葛延风等：《中国医改：问题·根源·出路》中国发展出版社 2007 年版。

古津贤：《多学科视角下的医患关系研究》，天津人民出版社 2009 年版。

顾昕：《民生中国·新医改的公益性路径》云南教育出版社 2013 年版。

郭沂：《郭店竹简与先秦学术思想》，上海教育出版社 2001 年版。

黄希庭：《心理学导论》，人民教育出版社 2007 年版。

黄顺玉：《儒学中的情感与理性》，现代教育出版社 2008 版。

韩启德：《医学的温度》，商务印书馆 2020 年版。

简海燕：《医患危机与媒体关系研究》，东南大学出版社 2014 年版。

金观涛，刘青峰著：《中国思想史十讲》，法律出版社 2015 年版。

江隆福：《被误解的医疗：改善健康从改变医疗观开始》，宁波出版社 2019

年版。

孔维民：《情感心理学新论》，吉林人民出版社 2007 年版。

刘云章：《医学伦理学理论与实践》，河北人民出版社 2014 年版。

梁漱溟：《中国文化要义》，上海人民出版社 2005 年版。

李泽厚：《美学 H 题议》（见：美学旧作集），天津社会科学院出版社 2002
　　年版。

李泽厚：《中国古代思想史论》，三联书店 2008 年版。

李泽厚：《哲学纲要》，北京大学出版社 2011 年版。

蒙培元：《情感与理性》，中国社会科学出版社 2002 年版。

蒙培元：《人与自然》，人民出版社 2004 年版。

钱穆：《中国思想史》，九州出版社 2012 年版。

钱穆：《中国文化精神》，九州出版社 2012 年版。

吴国盛：《什么是科学》，广东人民出版社 2016 年版。

王晓波：《我国和谐医患关系的建构》，西南交通大学出版社 2014 年版。

王一方：《临床医学人文纲要》，湖北科技出版社 2019 年版。

王一方：《医学人文十五讲》，北京：北京大学出版社 2020 年版。

许倬云：《中西文明的对照》，浙江人民出版社 2013 年版。

余小萍：《医患沟通理论与实践》，中国中医药出版社 2016 年版。

余英时：《余英时文集》（第四卷），上海人民出版社 2004 年版。

余英时：《中国思想传统及其现代变迁》，广西师范大学出版社 2004 年版。

张自宽：《论医改导向：不能走全面推向市场之路》中国协和医科大学出版社
　　2006 年版。

中国医学论坛报社：《死亡如此多情》，中信出版社 2019 年版。

翟宇：《现代理性的成长：科学革命与启蒙运动》长春出版社 2010 年版。

中文译著

[美] 阿瑟·克莱曼：《疾痛的故事：苦难、治愈与人的境况》，方筱丽译，
　　上海译文出版社 2010 年版。

[美] 保罗·卡拉尼什：《当呼吸化为空气》，何雨珈译，浙江文艺出版社
　　2016 年版。

[美] 查尔斯·罗森博格：《当代医学的困境》，张大庆译，北京大学医学出
　　版社 2016 年版。

［澳］狄波拉·勒普顿（Deborah Lupton）：《医学的文化研究：疾病与身体》，苏静静译，北京大学医学出版社 2016 年版。

［苏］大卫·休谟：《道德原则研究》，曾晓平译，商务印书馆 2001 年版。

［美］戴维·波普诺：《社会学》，李强等译，中国人民大学出版社 2002 年版。

［日］渡边纯一：《无影灯》，桑凤平、张宓、知非译，北京联合出版公司 2014 年版。

［美］多娜·J. 瑞思：《安宁疗护社会工作》，刘晓芳、方洁等译，社会科学文献出版社 2020 年版。

［法］福柯：《临床医学的诞生》，刘东主编，刘北成译，译林出版社 2011 年版。

［挪］G. 希尔贝克、N. 伊耶：《西方哲学史》，童世骏，郁振华，刘进译，上海译文出版社 2012 年版。

［法］古斯塔夫·勒庞：《乌合之众：集体心态的奥秘》，段力译，时事出版社 2014 年版。

［美］哈贝马斯：《后形而上学思想》，刘东主编，曹卫东译，译林出版社 2006 年版。

［美］赫伯特·马尔库塞：《审美之维》，李小兵译，广西师范大学出版社 2001 年版。

［美］怀特海：《科学与近代世界》，何钦译，商务印书馆 1959 年版。

［德］卡尔·雅斯贝尔斯：《生存哲学》，王玖兴译，上海译文出版社 2013 年版。

［澳］肯·希尔曼：《从容的告别：如何面对终将到来的衰老与死亡》，苑东明译，中国人民大学出版社 2019 年版。

［美］丽塔·卡伦：《叙事医学：尊重疾病的故事》，郭莉萍译，北京大学医学出版社 2015 年版。

［英］罗伊·波特：《剑桥插图医学史》，张大庆译，山东画报出版社 2007 年版。

［加］马尔库塞：《单向度的人》，刘继译，上海世纪出版集团 2010 年版。

［德］马克斯·韦伯：《经济与社会（上卷）》，林荣远译，商务印书馆 1997 年版。

［德］马克斯·韦伯：《经济与社会》（第一卷），阎克文译，上海人民出版社 2010 年版。

［法］米歇尔·福柯：《临床医学的诞生》，刘北成译，译林出版社 2011 年版。

［英］培根：《新工具》（第一卷），许宝骙译，商务印书馆 1984 年版。

［英］齐格蒙特·鲍曼：《共同体》，欧阳景根译，江苏人民出版社 2003 年版。

［美］乔纳森·特纳：《社会学理论的结构》（上），丘泽奇等译，华夏出版社
2001 年版。

［美］乔纳森 H. 特纳：《人类情感·社会学的理论》，孙俊才等译，东方出版
社 2009 版。

［美］苏珊·桑塔格：《疾病的隐喻》，程巍译，上海译文出版社 2020 年版。

［苏］索尔仁尼琴：《癌症楼》，姜明河译，译林出版社 2013 年版。

［美］图姆斯：《病患的意义：医生和病人不同观点的现象学探讨》，邱鸿钟、
李剑译，广东高等教育出版社 2020 年版。

［美］托马斯·内格尔：《利他主义的可能性》，应奇等译，上海译文出版社
2015 年版。

［德］乌尔里希·贝克：《风险社会：新的现代性之路》，张文杰、何博闻译，
译林出版社 2018 年版。

［古罗马］西塞罗：《论老年 论友谊 论责任》，徐译春译，商务印书馆 2017
年版。

［德］尤尔根·哈贝马斯：《交往行动理论》（第 1 卷），曹卫东译，上海人民
出版社 2004 年版。

［德］尤尔根·哈贝马斯：《交往行为理论》，曹卫东译，上海人民出版社
2018 年版。

［美］约翰·罗尔斯：《政治自由主义》，万俊人译，译林出版社 2011 年版。

期刊报纸

柏昕、刘霞：《生前预嘱及其在我国的实行建议》，《医学与法学》2019 年第
11 期。

陈琼霞：《西方生命医学伦理"施益原则"与当代儒家生命伦理"仁爱原则"
之对话》，《现代哲学》2017 年第 5 期。

成伯清、李林艳：《激情与社会——马克思情感社会学初探》，《社会学研究》
2017 年第 4 期。

董伟玮：《行政伦理决策的三重维度：内涵、取向与过程》，《学习与探索》2020
年第 8 期。

樊富珉：《"非典"危机反应与危机心理干预》，《清华大学学报（哲学社会科学版）》2003 年第 4 期。

郭先红：《"工具理性"的工具理性批判路径分析——以西方理性嬗变史为视野》，《云南社会科学》2016 年第 2 期。

惠永照：《论康德道德哲学中的道德情感》，《哲学动态》2018 年第 4 期。

吉丽君等：《中国古典文学作品中的医患关系》，《医学与哲学》2017 年第 8 期。

金寿铁：《医生开业是具体的哲学———论卡尔·雅斯贝尔斯的现代医学理念》，《社会科学战线》2018 年第 11 期。

李玲、江宇：《2006：我国医改的转折点》，《中国卫生经济》2007 年第 4 期。

李玲：《北大课题组宿迁医改调研报告》，《中国卫生》2007 年第 1 期。

李路路、王鹏：《转型中国的社会态度变迁（2005—2015）》，《中国社会科学》2018 年第 3 期。

李仪：《医疗专业利益自给与扩张中的国家角色——从魏则西事件切入》，《中国卫生事业管理》2018 年第 1 期。

李义天：《感觉、认知与美德——亚里士多德美德伦理的情感概念及其阐释》，《哲学动态》2020 年第 4 期。

李云霄：《礼仪、道德与情感——〈理智与情感〉的文化内涵》，《国外文学》2019 年第 4 期。

林楠、吴佩婷：《伦理叙事激发情感共鸣的机理探究》，《道德与文明》2019 年第 1 期。

刘星、田勇泉：《科技异化是人性需求的扭曲——论现代医疗技术的伦理问题》，《伦理学研究》2014 年第 5 期。

卢春红：《从道德感到道德情感——论休谟对情感问题的贡献》，《世界哲学》2019 年第 4 期。

卢春红：《情感何以与理性相关联？—论情感在康德哲学中的三重功能》，《哲学动态》2020 年第 6 期。

卢文刚、王雅萱：《基于危机生命周期和 PPRR 理论的医患群体性事件应急管理研究——以 10 起典型个案为例》，《广州大学学报（社会科学版）》2019 年第 2 期。

陆宇晗：《我国安宁疗护的现状及发展方向》，《中华护理杂志》2017 年第 6 期。

吕金伟：《春秋战国时期医患关系初探》，《南都学坛》2017 年第 6 期。

吕小康：《从关系治理到共同体建设：重建医患信任的协同路径》，《南京师大学报（社会科学版）》2020 年第 4 期。

马育良：《先秦儒家对于"情"的理论探索》，《安徽大学学报》2001 年第 1 期。

潘新丽：《传统医德思想探析》，《南昌大学学报（人文社会科学版）》2011 年第 4 期。

彭红：《中国医患关系的历史嬗变与伦理思考》，《中州学刊》2007 年第 6 期。

齐晓霞：《医患纠纷"激化"的成因分析与法律应对——以三起暴力袭医事件为关切》，《求是学刊》2020 年第 1 期。

苏小凤、刘霖、韩继明：《生前预嘱中的优逝理念探讨》，《医学与哲学》2021 年第 13 期。

孙刚：《防御性医疗检查与医疗纠纷关系》，《中国公共卫生》2020 年第 5 期。

田孟：《医疗体制、临床医学与患者的伦理困境——"魏则西事件"的问题与启示》，《云南社会科学》2017 年第 2 期。

王冬秀：《医患关系：多重博弈和亲密相依》，《中国医院》2013 年第 3 期。

王亮：《系统思想的转向：从"工具理性"到"交往理性"——论乌尔里克的批判系统启发法》，《自然辩证法研究》2017 年第 9 期。

王宁：《中国医疗卫生改革的出路——对江苏宿迁医改的反思》，《湖北社会科学》2007 年第 7 期。

王永昌、李梦云：《世界大变局视野下的确定性与不确定性》，《人民论坛》2021 年第 10 期。

王贞：《医患矛盾和医疗费用增长：防御性医疗动机的解释》，《世界经济》2021 年第 2 期。

王治东、马超：《再论资本逻辑视阈下的技术与正义——基于"魏则西事件"的分析》，《南京林业大学学报（人文社会科学版）》2016 年第 2 期。

肖祥：《公民道德信任建立析论》，《中国特色社会主义研究》2019 年第 6 期。

谢琼：《死得其安：临终关怀服务体系的构建与完善》，《中国行政管理》2019 年第 12 期。

谢新水：《以共生共在的国际伦理促进人类命运共同体构建——以新冠疫情为分析背景》，《学术界》2020 年第 7 期。

谢瑜、李玉梅：《抗议中的价值理性与伦理关怀》，《道德与文明》2021 年第 4 期。

谢瑜：《循证医学中的工具理性主义导向及其困境》，《自然辩证法研究》2019
　　年第 11 期。

徐嘉：《儒家伦理的"情理"逻辑》，《哲学动态》2021 年第 7 期。

徐荣绘、刘燕：《中国古代医患和谐思想述略》，《辽宁医学院学报（社会科
　　学版）》2015 年第 1 期。

雅婷：《谁导演了"走廊医生"悲情剧》，《人民日报》，2014 年 5 月 9 日第
　　13 版。

颜峰：《论马克思人本观下核心家庭爱欲异化及矫治》，《求索》2013 年第 2 期。

杨守明：《人类命运共同体的文化内涵及其构建》，《学术界》2019 年第 8 期。

于赓哲：《汉宋之间医患关系衍论——兼论罗伊·波特等人的医患关系价值
　　观》，《清华大学学报（哲学社会科学版）》2014 年第 1 期。

余燕、黄胜开：《医疗自主权与患者家属决定权、医院特殊干预权的冲突与协
　　调——以陕西榆林孕妇跳楼事件为视角》，《西部法学评论》2018 年第
　　1 期。

郑劲超：《"工具化的理性"的概念与解读——论法兰克福学派论域转向的一
　　个契机》，《哲学研究》2015 年第 6 期。

郑劲超：《"工具化理性"的概念与解读——论法兰克福学派论域转向的一个
　　契机》，《哲学研究》2015 年第 6 期。

周建国、张秋丽等：《疾病的病痛反应面面观》，《医学与哲学》2012 年第 12
　　（B）期。

朱春艳等：《马尔库塞技术美学化的实现路径解析》，《自然辩证法研究》
　　2014 年第 11 期。

曾云：《爱与伦理共同体——胡塞尔的社会伦理现象学》，《安徽大学学报》
　　（哲学社会科学版），2016 年第 2 期。

电子文献

Admin：《新冠肺炎疫情，医患关系拐点？》，《医师报》2020 年 4 月 9 日，
http://www. mdweekly. com. cn/plus/view. php？aid = 27444。

催颂伊：《在重症监护室（ICU）门口等待，是一种什么心情？》，《知乎》2018
　　年 3 月 26 日，https://www. zhihu. com/question/269543230。

陈雪：《不畏疫情上门服务，勇敢守护感动赠旗》，《重庆宏仁医院微信公众号》
　　2021 年 2 月 7 日，https://mp. weixin. qq. com/s/dQEoVOdbIS-wByiS2_Ceag。

大连市第六人民医院：《应急病区里，医患之间那些动人的故事》，《大连市公
　　共卫生临床中心服务号》2020 年 2 月 16 日，https：//mp. weixin. qq. com/
　　s/Cg-q-fIMka8iniS6BZHxTg。

广州卫健委：《暖哭！医患之间的 9 个动人故事》，《健康界》2020 年 4 月 13 日，
　　https：//www. cn-healthcare. com/articlewm/20200410/content-1102430. html。

雷册渊：《职名单之外的武汉诊所医生》，《上观新闻》2020 年 3 月 7 日，ht-
　　tps：//mp. weixin. qq. com/s/v-6AXhUiVWVXoYYuQ-E6bA。

彭丹妮：《ICU 里的抉择：与死神作战的尊严和代价》，《中国新闻周刊》2019 年
　　5 月 31 日，https：//baijiahao. baidu. com/s？id = 1635002148756975085&wfr =
　　spider&for = pc。

澎湃号：《一场疫情，让我们看到了中国最真实的医患关系》，《光明网》（澎湃新
　　闻）2020 年 3 月 5 日，https：//www. thepaper. cn/newsDetail_forward_6361245。

澎湃新闻：《世卫总干事：新冠病毒继续进化，全球处在第三波疫情早期阶
　　段》，《澎湃新闻》，2021 年 7 月 15 日，https：//baijiahao. baidu. com/s？id =
　　1705318411878391420&wfr = spider&for = pc。

文梅：《安宁疗护为告别生命提供另一种可能：体面、有尊严地说再见》，《华
　　夏时报》2021 年 9 月 8 日，https：//baijiahao. baidu. com/s？id = 171031
　　1258630728914&wfr = spider&for = pc。

邬晓芳：《致敬白衣天使！高三学生在方舱医院用素描手绘美丽》，《极目新
　　闻》2020 年 3 月 1 日，https：//baijiahao. baidu. com/s？id = 1659907065
　　583457452&wfr = spider&for = pc。

疫情防控小组：《暖心：一封来自武汉出院患者的感谢信》，《阳泉市第三人民
　　医院微信公众号》2020 年 3 月 31 日，https：//mp. weixin. qq. com/s/
　　7YZYdCFhlBmrGCa3yMEHPg。

中央广电总台中国之声：《他拿记号笔在我们衣服后面写上"平安喜乐"》，
　　《天使日记》2020 年 2 月 4 日，https：//mp. weixin. qq. com/s/yq32WU6_
　　0bGSqzH2T5gtjg。

后 记

本书是国家社科基金（儒家情感主义视域下新型医患关系的伦理建构）的阶段性成果，从项目的申报、系统研究到书稿的撰写，获得了很多人的帮助，包括但不限于四川大学的杨顺利教授、西南交通大学的田永秀教授、江油市903医院的漆波主任、华西医院的张中伟主任和薛欣盛主任。本书也是师生共同努力、教学相长的结晶，谢瑜教授负责全书大纲设计、资料采集和人物采访，并撰写了第三、四、六章、前言和后记，博士生谢熠撰写了第一、二章，博士生李玉梅撰写了第五章。

不必讳言的是，我对医患共同体、死亡认知和生命教育的深入思考其实源自我母亲的"最后的告别"。2016年9月，她在一次例行体检中查出了胰腺癌晚期，2017年2月2日，于家中仙逝。整个陪伴母亲治疗乃至死亡的过程，让我身切地感受到，面对未知、不确定性和死亡，医患本是一体。

感谢我母亲的主治医生们，是他们在我一次次最不知所措的时候给了我带有温度的专业建议。母亲的主治医生在第一次查房的时候看错母亲的名字，我纠正道："是'端'，不是'瑞'。"他马上说："哦，'端'啊，很少有人起这个名字。"我解释道："因为母亲和她几个弟妹的名字是外公起的，连起来就是，端、方、宽、正。""端、方、宽、正，看样子，你外公很有文化啊！"短短几句话，我感觉到几个月以来在各种专家门诊长椅和各种检查中等待的那个怪兽首次退到了幕后，而美丽知性的母亲又站在了前面。当母亲全身性黄疸开始的时候，她从早到晚都或坐或躺补充着各种液体，每天都在小小的病房转圈，吃着并不可口的盒饭，一家人沉浸在某种愁苦忧伤的气息中。一个星期后，因看不出黄疸有所缓解，我问主治医生。"医生，这个输液好像没有什么用？"见我已经在重新评估每天待在医院输液的意义，医生和善地问："你有什么想法？"我迟疑地说："我想带她去旅游，她一直都想去看看杭州西湖，我想陪她去。但是，我担心这样会不会影响治疗？这样会不会加重病情？会不会有什么意外？"医生和善地看着我说："输液的确意义不大了，有什么心愿就抓紧时间去实现吧。"医生接着告诉我母亲可能的死亡结局，以及可能的选择方案。如果我们决定外出，母亲可能遇到的情况以及我们应该规避的问题。然后，我办理了出院，请了假带着母亲去了苏杭。所幸，一路平安，回家后一个月，母亲在家中溘然长逝。至今，我的手机都珍藏着一张照片，母亲虽带着病容但还是舒心地笑着，撑着油纸伞走在悠长的雨巷。于医生而言，每天进行各种诊疗只是日常工作，但于每个具体的病人，却正在经历着巨大的疾苦和恐惧，也许医生的一次小小的停驻、一个温暖的眼神和一句"多余"的话就能真正地安慰一个茫然失措的灵魂和一个陷于绝望的家庭。

在此，也深深感恩我的母亲，她一辈子都在身体力行地教导我，而她给我上的最后一课就是"如何面对死亡"。很悖谬的是，母亲居然最先得知这个噩耗，但从最初的错愕和恐惧之后，她就迅速地恢复了平静，成为了家中最坚强的人，带着一种"视死如归""顺其自然"的豁达和不要吓着家人的"仁爱"，安排了身后事。她颇具仪式感的"最后的告别"让我明白：生命既渺小又伟大，死亡虽无法避免，如何面对死亡却是可以选择的；人生的意义不是活着的时候得到什么物质财富或者名誉，而是你死后留给他人的回忆和温暖。

最后，由衷感谢我的医生同学和朋友们，多年以来，我都在从事医学与哲学领域的研究，在一次次访谈或是交流中，我深深地感到，面对各种现实的压力和职业的倦怠，他们也会无奈和抱怨，但他们一直都没有忘记特鲁多医生墓志铭的那句话："有时治愈，常常帮助，总是安慰。"

谢 瑜

2022 年 6 月于兰枫园